LANGE-FRICKE | REESE

YOGA
Kitchen

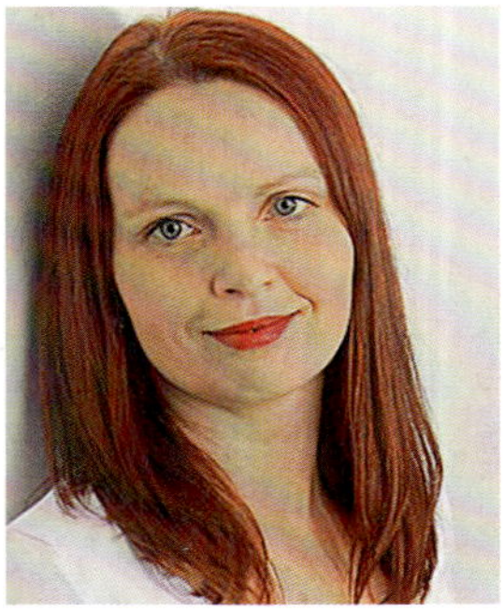

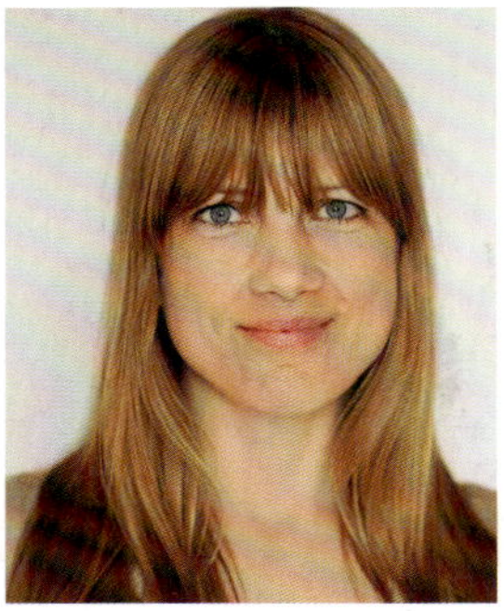

IRIS LANGE-FRICKE

{ die Ernährungswissenschaftlerin }

Über sich selbst sagt Iris Lange-Fricke: „Ich bin froh, sagen zu können, dass ich mein Hobby zum Beruf gemacht habe. Bereits als Kind verbrachte ich mehr Zeit in der Küche als auf dem Spielplatz. Und so wurde mir irgendwann klar, dass ich Köchin werden wollte." Das praktische Können dank ihrer Ausbildung zur Köchin schon in der Tasche, wollte sie aber auch alles über Inhaltstoffe und deren Wirkungen im Körperwissen und entschied sich, Ernährungswissenschaften zu studieren. Heute ist Iris Lange-Fricke Ernährungsberaterin und kreiert leckere Rezepte, die der Seele schmeicheln und rundum guttun. Bei TRIAS hat sie bereits die „Basische Genießer-Küche" und „Tofu küsst Steak" veröffentlicht.

NICOLE REESE

{ die Yogalehrerin }

In ihre erste Yogastunde geriet Nicole Reese während ihres Studiums eher zufällig – auf der Suche nach mehr Ruhe im Kopf. Fasziniert von der Gelassenheit, Kraft und Energie, die sich durch Yoga einstellten, begann sie 2008 die Kundalini Lehrerausbildung, um sich intensiver mit Yoga zu beschäftigen. Ihre Begeisterung für Vinyasa Yoga führte sie einige Jahre später zum Teacher Training im Vinyasa Stil bei Lance Schuler in Australien. „Ich liebe die Sonnengrüße, zu spüren, wie der Körper mit jeder neuen Runde wärmer und beweglicher wird und sich Atmung und Bewegung miteinander verbinden - großartig." Nicole Reese arbeitet als freie Autorin und Yogalehrerin in Hamburg.

IRIS LANGE-FRICKE | NICOLE REESE

YOGA Kitchen

Ernährung & Yoga perfekt kombiniert

YOGA UND ERNÄHRUNG

ACHTSAM ÜBEN ACHTSAM ESSEN

ENERGIE & POWER

ENTSPANNUNG & GELASSENHEIT

STRESS ADÉ

DETOX – NEUANFANG

STARKES IMMUNSYSTEM

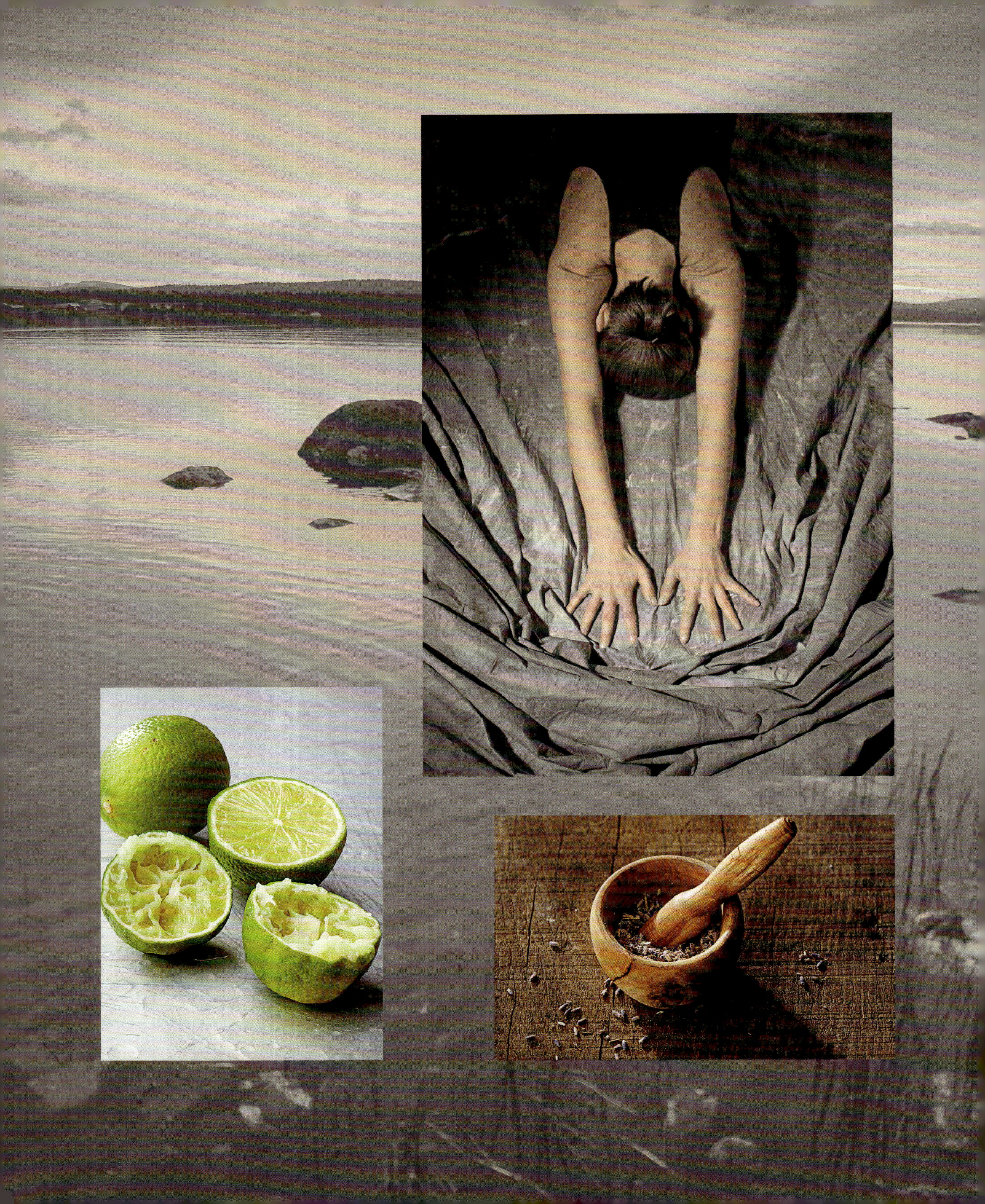

LIEBE LESERINNEN UND LESER,

wir möchten Ihnen mit diesem Buch Ideen und Inspiration bieten, damit Sie wieder zu mehr Ausgeglichenheit, Konzentration und einem gesunden Körpergefühl finden. Yoga und Ernährung bilden zusammen ein unschlagbares Team, das Sie bestens dabei unterstützen kann, gelassen, entspannt und mit Freude und Energie durch den Tag zu gehen. Frei von jedem Dogmatismus bieten wir Ihnen konkrete Vorschläge für Ihre individuelle Yoga-Praxis sowie zahlreiche Rezepte und Ernährungstipps.

Die Übungen und Rezepte sind nicht nach bestimmten Typen ausgerichtet, wie beispielsweise im Ayurveda üblich, sondern nach verschiedenen Phasen, die uns alle hin und wieder bekannt sind: Es sind dies Zeiten, in denen wir z. B. zu wenig Energie haben oder zu viel Stress, oder sehr anfällig für Erkältungskrankheiten sind usw. Mit klug ausgewählten Lebensmitteln und Yoga-Übungen können Sie dieses Ungleichgewicht körperlich, geistig und seelisch wieder ins Lot bringen. So finden Sie beispielsweise zum Detox-Yoga-Set, das die Entgiftung des Körpers anregt, Ernährungstipps und Rezepte, die den Reinigungseffekt des Körpers unterstützen. Zu den Übungen der Phase 1, die Ihre Energie aktivieren, werden entsprechend Gerichte empfohlen, deren Zutaten und Gewürze das Verdauungsfeuer und den Stoffwechsel anregen. Der Übungs- und Rezeptteil ist weit gefasst, sodass Sie ganz nach Ihren individuellen Bedürfnissen auswählen können.

Durch eine regelmäßige Yoga-Praxis werden Sie achtsamer sich selbst und Ihrem Körper gegenüber. Sie merken schneller, was Ihnen guttut und was nicht – das wirkt sich auch auf Ihre Ernährung aus. Sie werden immer häufiger feststellen, dass Sie nach der Yoga-Praxis automatisch mehr Appetit auf stärkende, nicht belastende Nahrungsmittel haben.

Das Buch möchte Impulse für beide Seiten setzen, ohne konkrete Vorgaben wie Diäten, Abnehmen etc. zu verfolgen. Stattdessen wollen wir Ihnen mit den Übungssets und den Rezepten die Lust an einer regelmäßigen Übungspraxis und die Freude an ausgewogener Ernährung vermitteln. Damit Sie wieder mehr auf Ihren Körper hören und zu Ihrer Mitte zurückfinden.

Ihre Nicole Reese und Iris Lange-Fricke

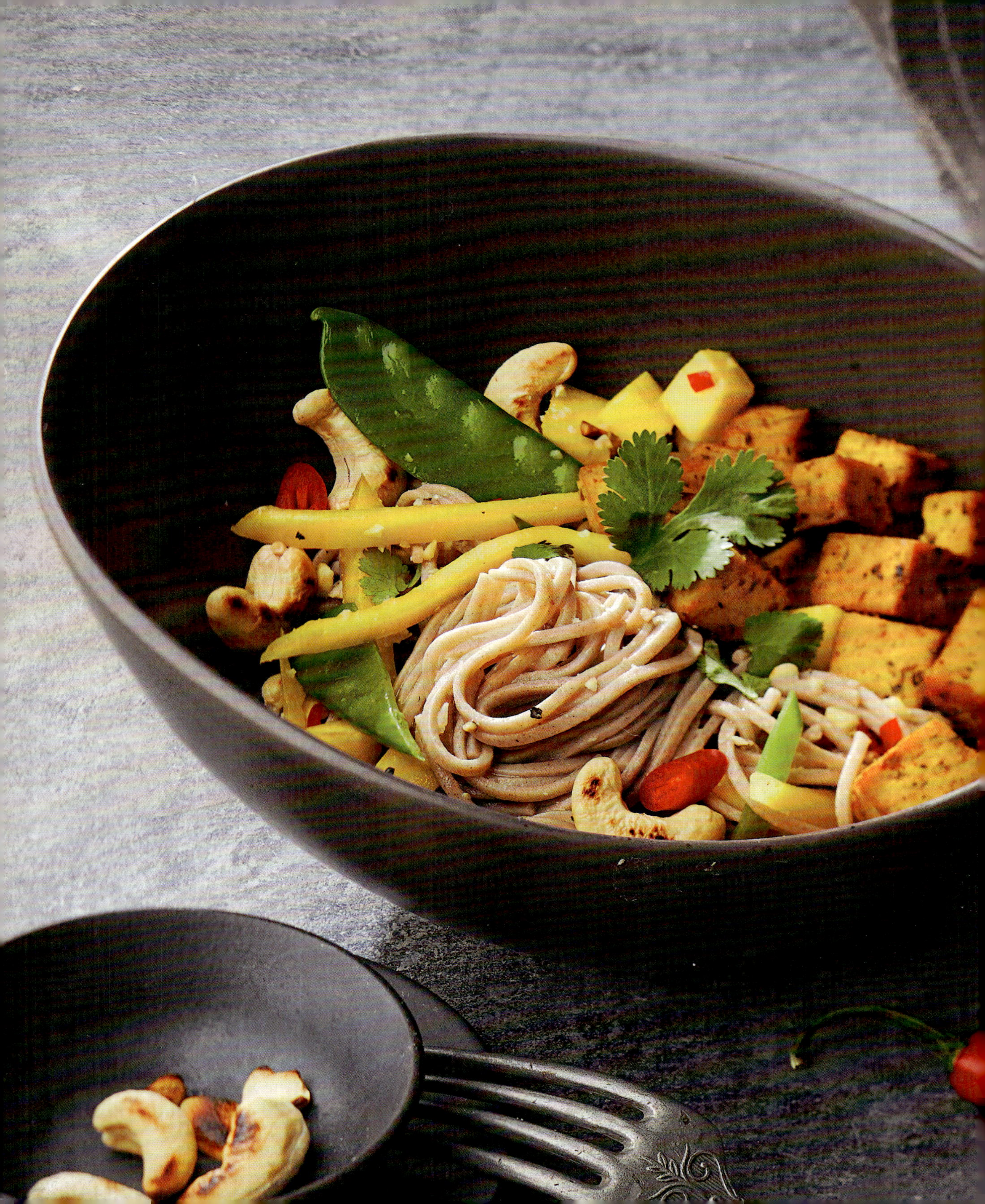

YOGA UND ERNÄHRUNG

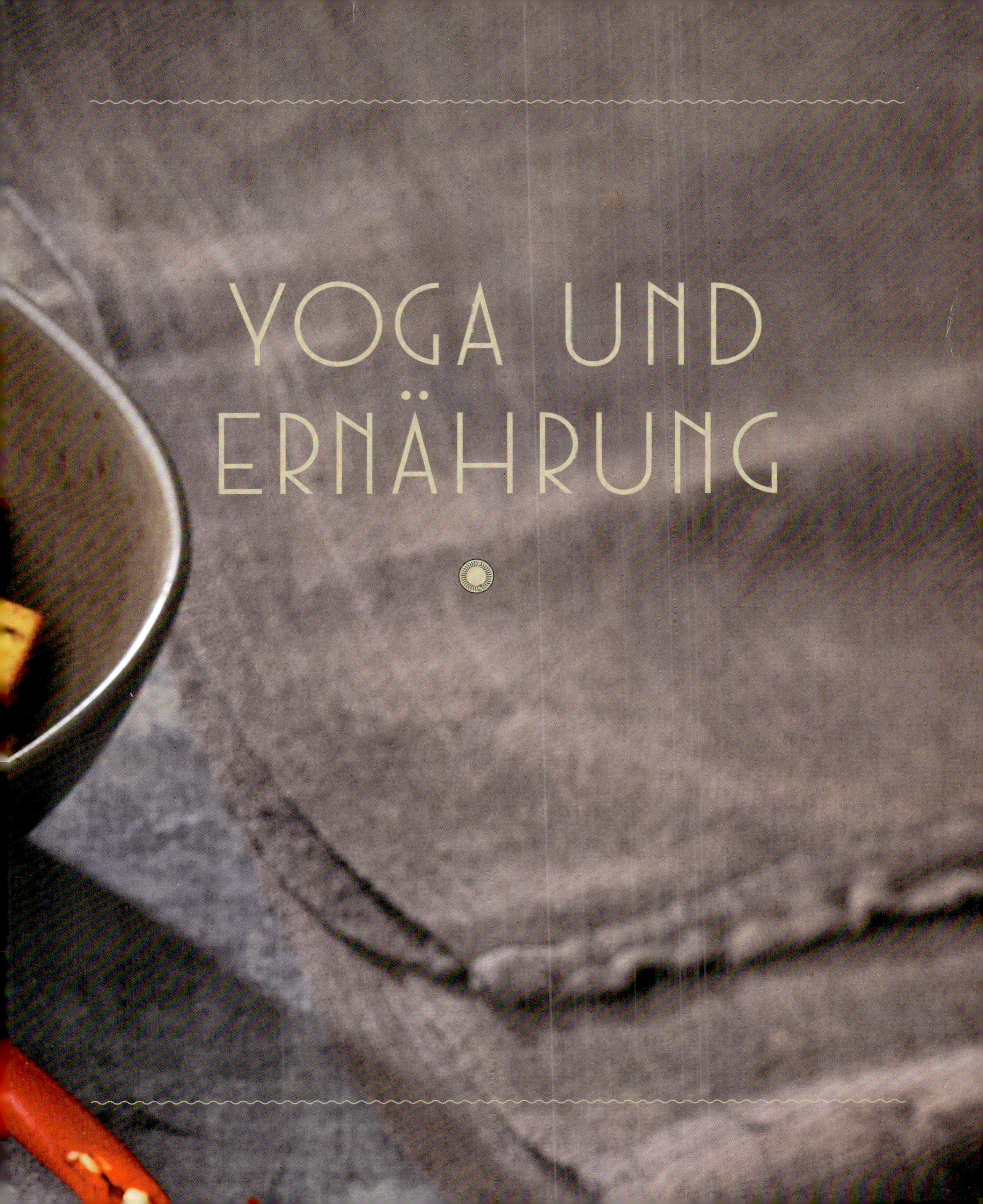

YOGA UND ERNÄHRUNG – DAS PERFEKTE DUO

Eine gezielte Lebensmittelauswahl und die passende Yoga-Praxis ergänzen sich optimal. Spüren und genießen Sie den Benefit für Körper, Geist und Seele: mehr Energie, Gelassenheit und Lebensfreude!

Der ganzheitliche Aspekt des Yoga und eine bewusste Ernährungsweise unterstützen uns dabei, gesund zu bleiben. Mit einer regelmäßigen Yoga-Praxis in Kombination mit ausgewählten Lebensmitteln und achtsamen Mahlzeiten fördern Sie Ihr Wohlbefinden in körperlicher und psychischer Hinsicht. Der Stoffwechsel wird positiv beeinflusst, die Verdauung reguliert sich. Funktioniert die nämlich nicht, da wir uns zu wenig bewegen und zu einseitig ernähren, fühlen wir uns erschöpft, träge und antriebslos – und werden schneller krank.

Unser Essen versorgt uns mit Nährstoffen, Mineralien und Vitaminen, die wir brauchen, um die unterschiedlichen Stoffwechselvorgänge zu aktivieren und um unsere Verdauung in Schwung zu halten: die Basis von Gesundheit und Wohlbefinden. Was und wie wir essen, wirkt sich auf unsere gesamten Körperfunktionen aus – und auf unseren Geist, unsere Konzentration und unsere Stimmung.

Yoga ...

Klarheit, Konzentration, Ausgeglichenheit und ein beweglicher, starker Körper: Eine regelmäßige Yoga-Praxis bringt Sie wieder in Balance und führt Sie zurück zu sich selbst – auf mehreren Ebenen.

Yoga, die jahrtausendealte indische Lehre, basiert auf einem ganzheitlichen Ansatz, um Harmonie von Körper, Geist und Seele zu schaffen. Das Ziel des Yoga ist das Erreichen eines ruhigen, entspannten Zustands des Geistes, losgelöst von inneren und äußeren Zwängen. Der Weg dorthin umfasst neben der regelmäßigen Asana-Praxis, die unseren Körper fit und flexibel macht, Atemübungen und Meditationen, bestimmte Reinigungsrituale und Vorschläge für einen bewussten Umgang mit anderen und sich selbst. Yoga ist als Suche nach der eigenen inneren Wahrheit zu verstehen, es ist keine Religionspraxis, die konkrete Götter anbetet. Yoga ist ein Weg, der den Blick nach innen richtet und die eigene Haltung reflektiert und beleuchtet. Auf dem Yoga-Weg geht es darum, Ängste und festgefahrene Verhaltensmuster zu erkennen und zu durchbrechen, um zum eigentlichen wahren, inneren Kern unseres Selbst zu gelangen, authentischer zu werden. Insofern ist Yoga – zumindest in unserer westlichen Welt – als ein Weg der persönlichen Entwicklung zu verstehen. Er soll uns unterstützen, unsere eigenen Bedürfnisse wie auch unsere Grenzen zu erkennen und zu respektieren. So ist der Yoga-Weg für jeden ein individueller, ganz persönlicher.

... und Ernährung

Harmonie und Ausgeglichenheit sind ein Ziel des Yoga. Unterstützung bietet dabei die richtige Ernährung: Nutzen Sie die Wirkung von Nahrungsmitteln um Ihr gesamtes System zu stärken und zu entspannen.

In den Yoga-Sutren von Patanjali, einem der ältesten indischen Yoga-Texte, wird Yoga als 8-gliedriger Pfad beschrieben, an dessen Ziel die Erleuchtung, Samadhi, steht. Am Anfang dieses Weges stehen die Yamas: Vorschläge für ein soziales Miteinander. Einer dieser ethischen Ratschläge ist das Prinzip von „Ahimsa“, Gewaltlosigkeit. Ahimsa beschränkt sich nicht allein auf die körperliche Ebene, sondern umfasst auch unsere Gedanken, Worte und Taten. Rücksichtnahme als Lebensprinzip sozusagen. Das schließt natürlich auch die Frage nach der yogischen Ernährungsweise mit ein, die im Sinne von praktizierter Gewaltlosigkeit letztlich zu einer vegetarischen oder veganen Lebensweise führt. Die Yoga-Lehre hat die innere Ausgeglichenheit zum Ziel, unsere Ernährung kann den Weg dorthin unterstützen. Die yogische Ernährungslehre zeigt, welche Eigenschaften verschiedene Lebensmittel haben und wie sie auf unseren Organismus auf der körperlichen und geistigen Ebene wirken. So kann das, was wir essen und trinken, unsere Konzentration stärken und uns einen klaren Geist verschaffen oder uns müde und träge machen.

Die traditionelle Yoga-Ernährung

Durch Beobachtungen und Erfahrungen wurde festgestellt, welchen Effekt die Nahrung auf den Körper und Geist hat. Daraufhin teilten die Yogis die Ernährung in die drei „Gunas“ ein. Gunas sind allgemeine Grundeigenschaften, sie beschreiben drei Qualitäten von Zuständen, in denen man sich selber oder die Umwelt sich befinden kann.

Die drei Gunas sind:

- Sattvas (Klarheit, Reinheit, Licht, Harmonie),
- Rajas (Aktivität, Rastlosigkeit, Energie) und
- Tamas (Trägheit und Dunkelheit).

So kann auch jedes Lebensmittel bzw. die Art der Zubereitung einem Guna zugeordnet werden. Ziel ist es, sich überwiegend mit sattvigen Lebensmitteln zu ernähren, damit man einen klaren Geist und körperlich harmonischen Zustand bewahrt. Nehmen wir verstärkt fettreiche und zu große Mahlzeiten auf, die viele leere Kalorien enthalten, werden wir schnell müde, schlapp und träge und kommen in einen rajasigen oder tamasigen Zustand. Körperliche Übungen und das Meditieren fallen so schwerer, der Geist ist in keinem klaren Zustand.

Sattvige (klare, reine) Nahrung

Die sattvige Ernährung soll den Menschen mit energiespendenden Nahrungsmitteln versorgen und Lebensmittel ausschließen, die den Körper schwächen und das Prana (Lebensenergie) stören. Sie ist frisch, nährt und baut auf, ist leicht verdaulich und belastet den Körper nicht. So entsstehen Harmonie und Energie auf allen

Ebenen und wir fühlen uns ausgeglichener und sind bereit für die Yoga-Praxis.

Lebensmittel-Beispiele:

- Vollkornprodukte, Getreide (z. B. Reis, Hirse, Hafer, Buchweizen)
- Kartoffeln, Hülsenfrüchte, Sojaprodukte
- leicht verdauliches, reifes Obst und Gemüse, Direktsäfte
- Nüsse, Kräuter und Samen
- Milch und Milchprodukte wie Joghurt, Frischkäse, geklärte Butter (Ghee)
- natürliche Süßungsmittel wie Honig, Agavendicksaft
- Milchvergorenes (z. B. Sauerkraut)
- Speisen aus Grundnahrungsmitteln zubereitet, frisch und naturbelassen
- schonende Zubereitung wie Dünsten, Blanchieren und Dämpfen
- Verwendung von Bio-Lebensmitteln, saisonal und regional

Rajasige (anregende, aufputschende) Nahrung

Hierzu zählen alle Lebensmittel, die eine anregende und stimulierende Wirkung auf Körper und Geist haben und eher unruhig machen und Stress fördern können. Nach der Yoga-Lehre sollten diese Lebensmittel stark reduziert werden.

Lebensmittel-Beispiele:

- Kaffee und schwarzer Tee
- scharfe Gewürze (Cayennepfeffer und Chili)
- saure und bittere Lebensmittel
- zu stark gewürzte und gesalzene Gerichte
- Zwiebel, Knoblauch
- Rettich und Radieschen
- weißer Zucker, Weißmehl und Produkte daraus
- Eier

Tamasige (ermüdende, träge, dunkle) Nahrung

Diese Lebensmittel wirken sich auf den Körper mit Trägheit und Schwere aus. Sie hemmen den Antrieb und gelten als „Gift" für Körper und Geist – und damit auch für die Yoga-Praxis. Aus diesem Grund sollen die tamasigen Nahrungsmittel streng gemieden werden.

Lebensmittel-Beispiele:

- faule, unreife oder überreife Nahrungsmittel
- Fleisch, Meeresfrüchte, Fisch
- alles Vergorene wie z. B. Essig
- Konserven, Tiefkühlkost, Fertiggerichte
- zu lang gekochtes und warm gehaltenes Essen
- stark gebratene, gegrillte oder frittierte Speisen
- Alkohol, Nikotin

Die moderne Yoga-Ernährung: nur vegan zur Erleuchtung?

Die richtige Ernährungsform ist für manche Yogis eine Glaubensfrage und wird oft dogmatisch mit nur vegan oder vegetarisch beantwortet. Andere schwören auf ayurvedisches Essen oder die Empfehlungen aus den yogischen Schriften.

Das Thema der „richtigen" yogischen Ernährung wird je nach Yoga-Tradition unterschiedlich streng ausgelegt. Eine wichtige Rolle spielt, neben dem kulturellen Kontext, auch immer die saisonale und regionale Verfügbarkeit bestimmter Speisen.

Einige Yogis setzen auf eine vegane Ernährung und verzichten, im Gegensatz zu den Empfehlungen der yogischen Schriften, komplett auf tierische Produkte wie Milchprodukte, Ghee (geklärte Butter), Honig und Eier. Der Verzehr von Fleisch soll müde, träge und nervös machen, was wohl an der langen Verweildauer im Magen-Darm-Trakt liegt, da Fleisch 12 Stunden benötigt, bis es verdaut ist. Der Körper verbraucht so viel Energie für die Verdauung, was wiederum müde macht. Die Ernährung soll aber Körper und Geist mit Lebensenergie versorgen, zur Konzentration und zu einem klaren Geist beitragen. Jedoch sollte jeder für sich selbst entscheiden, was er isst. So ist eine rein vegane Ernährungsweise relativ streng. Rigide Vorgaben und Verbote können auf uns jedoch Druck ausüben und uns ein schlechtes Gewissen bereiten. Das führt wiederum nur zu weiterem Stress, was sich negativ auf Körper und Geist auswirkt.

Aus diesem Grund verfolgen wir in diesem Buch eine etwas lockere vegetarische Lebensweise, da wir eine alltagstaugliche Yoga-Küche anbieten wollen. Deswegen sind die Rezepte zwar an die Yoga-Lehre angelehnt und beinhalten die yogischen Grundprinzipien, sie sind vor allem aber unseren westlichen Vorlieben und Gewohnheiten angepasst. Uns ist es wichtig, dass unser Essen ohne Gewalt auf den Teller kommt. Daher sind uns neben einer vegetarischen Ernährung auch ökologische und nachhaltige Aspekte wichtig. Essen soll nicht dogmatisch sein, sondern auch guttun und schmecken. Und es bedeutet nicht, dass Sie Vegetarier sein müssen, um Yoga zu praktizieren.

Zudem fördert eine ausgewogene Ernährungsweise unser Bewusstsein. Essen wir in Ruhe und mit Achtsamkeit und wählen wir die Lebensmittel mit Bedacht aus, unterstützt das unser Wohlbefinden in vielerlei Hinsicht. Wir merken schneller, wann wir satt sind, was uns Energie und Kraft schenkt oder wonach wir müde und träge sind. Ob wir uns ausreichend Zeit zum Essen und zum Kochen nehmen, hat ebenso eine Auswirkung auf unser Empfinden. Schon bei der Zubereitung können wir eine Verbindung mit den Zutaten eingehen, den Duft der Kräuter riechen, die Knackigkeit des Gemüses beim Schneiden hören oder beim Probieren den puren Geschmack des Obstes schmecken. Auch spüren wir den Unterschied sofort, wenn wir in Ruhe frühstücken, mittags eine Pause machen oder den kleinen Snack nicht nebenher essen, sondern Essen bewusst und in einer schönen Atmosphäre zu uns nehmen.

Ohnehin ist es schwierig, eine einzige Ernährungsweise für alle aufzustellen, denn abgesehen von den kulturellen, klimatischen und regionalen Unterschieden sind wir Menschen sehr individuell – und unser Darm ebenso! Für den einen sind Rohkost, Salate oder viel frisches Obst ein wahrer Hochgenuss, dem anderen bereitet gerade diese rohe Ernährung Bauchschmerzen und Verdauungsprobleme. Nicht jeder kann alles gut verstoffwechseln. Der eine braucht mehr Kohlenhydrate, um die Energie über den Tag konstant zu halten, der andere schafft dies mühelos mit viel Eiweiß. Auch das Alter spielt manchmal eine Rolle: meistens brauchen wir in der Mitte des Lebens weniger und andere Lebensmittel als in der Jugend. Vielleicht haben wir früher das Stückchen Torte einfacher weggesteckt als heute, wo es sich schneller auf der Hüfte ablegt. Nach einer Schwangerschaft oder längeren Erkrankung verlangt unser Körper manchmal auch andere Nahrung, um wieder zu Kräften zu kommen.

Wie diese Ernährung konkret aussieht, können nur Sie selbst erspüren, indem Sie in sich hineinhören und ein wenig experimentieren. Wir geben Ihnen in diesem Buch einige Empfehlungen, probieren Sie diese einfach aus. Testen Sie einige Tage oder Wochen, was die veränderte Ernährung mit Ihnen macht, vergleichen Sie, wie Sie sich früher nach dem Essen gefühlt haben. Was Ihnen guttut, behalten Sie bei, was nicht, variieren Sie einfach, tauschen etwas aus oder lassen es ganz weg. Wichtig ist allein Ihr Wohlbefinden – und das kann Ihnen keine Ernährungslehre vorgeben.

YOGA UND ERNÄHRUNG – CLEVER KOMBINIERT

Unterstützen Sie mit Ihrer Ernährung und den Yoga-Übungen Ihren kompletten Organismus: Lassen Sie Ihre Lebensenergie, Ihr Prana, ungehindert fließen – lösen Sie körperliche und mentale Anspannungen auf.

Prana, die Lebensenergie, spielt im Yoga eine wichtige Rolle: Prana kreist durch die Energiekanäle des Körpers, die sogenannten Nadis. Sind diese durch Stress und Anspannung blockiert, kann die Energie nicht mehr richtig fließen, was sich unter anderem in körperlicher, mentaler und emotionaler Anspannung manifestiert. Mit der Asana- und Pranayama-Praxis reinigen wir die Energiekanäle, lösen Verspannungen und Blockaden auf und versorgen die Zellen mit neuem Sauerstoff. Doch das ist nur die halbe Miete. Prana wird auch durch die Nahrung, die wir zu uns nehmen, gebildet. Je sattviger die Nahrung ausgerichtet ist, desto mehr Prana nehmen wir zu uns. Wenn wir uns dabei allerdings überessen, wird wiederum viel Energie verbraucht, um die Nahrung zu verdauen. Einen ähnlichen Effekt haben zu viele rajasige und vor allem tamasige Lebensmittel, die uns von Haus aus schon wenig Prana zuführen und noch mehr für die Verdauung abziehen. Diese sollten entweder gezielt eingesetzt (Ingwer oder Chili zur Stoffwechselaktivierung) oder möglichst gemieden werden.

Mit einer gezielten Kombination aus regelmäßiger Yoga-Praxis und aufbauender, nicht belastender Nahrung können wir unseren Körper also unterstützen, genügend Energie aufzunehmen, die ungehindert fließen kann. So kann der Körper all seinen lebenswichtigen Funktionen nachgehen, sämtliche Organe und die Verdauung arbeiten einwandfrei, wir fühlen uns voller Energie. Auch der Geist profitiert von genügend Prana, wir sind konzentrierter, guter Stimmung und begegnen den alltäglichen Herausforderungen gelassen.

Idealerweise haben wir unser Leben so eingerichtet, dass wir genügend auf uns achten und unsere Yoga-Praxis und unsere Ernährung danach auswählen, was uns stärkt und uns im Gleichgewicht leben lässt. Dennoch geraten wir hin und wieder aus dem Takt, sei es, dass wir z. B. durch eine Erkrankung oder auch eine Reise in andere Breitengrade aus unserem bisherigen

Alltag herausgenommen werden und den Fokus nicht mehr auf dem haben, was uns stärkt, oder dass die äußeren Anforderungen zunehmen, wir uns mehr um andere kümmern müssen, ein größeres Projekt vor uns haben und weniger auf uns achten. Der Tag scheint manchmal auf die Stunden in der Arbeit zusammenzuschrumpfen und wir finden kaum mehr Muße für ein bisschen Bewegung, die uns guttut, oder Zeit für eine selbst zubereitete frische Mahlzeit.

Wir merken, dass unser derzeitiger Lebensstil uns nicht wirklich bekommt. Wir stehen z. B. unter dauernder Anspannung, essen nur noch im Vorbeigehen, häufig zu süß oder zu fettig – und davon auch noch zu viel. Oder wir sind dauererschöpft, finden keine Zeit zur Regeneration oder plagen uns ständig mit Infekten, Kopfschmerzen oder Schlafstörungen. Diese Zeiten, in denen wir aus dem Takt sind, ziehen sich manchmal über mehrere Wochen oder sogar länger hin.

Wir haben diese unterschiedlichen Zustände des Ungleichgewichts in fünf Phasen eingeteilt. Jede Phase zeichnet sich durch besondere körperliche und geistige Befindlichkeiten aus.

In jeder Phase stehen andere Wünsche und Ziele im Vordergrund:

1. Kraft, Energie und Power – Sie sind dauererschöpft und wollen endlich wieder mehr Energie
2. Entspannung und Gelassenheit – Sie sind total ausgelaugt und brauchen zunächst einmal Ruhe
3. Stress ade! – Sie laufen permanent auf Hochtouren und wollen endlich wieder runterkommen
4. Detox: Platz für Neues – Sie fühlen sich übervoll und wollen wieder mehr Leichtigkeit
5. Starkes Immunsystem – Sie sind ständig erkältet und wollen Ihr Immunsystem dauerhaft stärken

Mit einer speziell auf die jeweilige Phase zugeschnittenen Kombination von Asanas, Atemübungen und Meditationen und der passenden Ernährung können Sie diese Zustände durchbrechen und sich wieder in Balance bringen.

In den einzelnen Phasen erläutern wir die Zusammenhänge der Yoga-Praxis und Ernährung und zeigen Ihnen, welche Lebensmittel sich auf die einzelnen Zustände positiv auswirken bzw. welche gemieden werden sollen. Sind Sie gerade besonders gefordert und fühlen sich erschöpft und ausgelaugt, kann eine stärkende Yoga-Praxis dabei helfen, wieder neue Kraft zu tanken, um auch in fordernden Situationen entspannt zu bleiben. Meist verlangen wir in solchen Zeiten nach den Geschmacksrichtungen süß, fettig und salzig, die unserem Körper Energie vorgaukeln. In Wahrheit machen sie unseren Körper aber noch müder, träger, energieloser. Der Weg auf die Matte wird noch beschwerlicher. Mit stärkender Nahrung, die aufbaut und nährt, ohne den Körper zu belasten, fällt es uns auch leichter, die Matte auszurollen und energiebringende Asanas zu üben.

In der Entspannungs-Phase ist es vorteilhaft, dem Körper nicht nur durch beruhigende Asanas und einer ausgeglichenen Atempraxis die nötige Regeneration zu schenken, sondern auch im Alltag mehr Raum für bewusste Auszeiten zu schaffen: beispielsweise durch einen Spaziergang oder eine erholsame Massage.

Wichtig ist auch das Wissen um die Ernährung und was sie im Körper bewirkt: Mit viel Kaffee und evtl. noch etwas Süßem vor der Yoga-Stunde putscht man den Körper künstlich auf und macht im Grunde die beruhigende Wirkung der Asanas schon im Vorfeld zunichte, der Körper kommt schwer zur Ruhe.

In der Detox-Phase zeigen wir Ihnen, wie Sie mit gezielten Übungen und fünf dazu passenden Rezepten Körper und Geist entgiften können. Auch Stress können Sie mit einer ausgewogener Ernährung und stabilisierenden Übungen ein Schnippchen schlagen und Ihre Abwehrkräfte mobilisieren.

ALLES FÜR EINE PERFEKTE PHASE

Bevor Sie in Ihre Phase starten, haben wir für Sie einige Tipps und Infos zum Üben und Essen zusammengestellt, die für alle Phasen gelten.

Dauer einer Phase

Wir empfehlen Ihnen, die Phase mindestens vier Wochen durchzuführen, um den gewünschten Zustand grundlegend aufzubauen und zu stabilisieren. Der Gewebestoffwechsel braucht diese Zeit, bis er sich an Neues gewöhnt. Auch der Geist benötigt bis zu 40 Tage, ehe er Veränderungen wirklich verinnerlicht hat und alte Gewohnheiten ablegen kann.

Am schwierigsten sind häufig die ersten Tage, vor allem, wenn Sie plötzlich auf Kaffee und Zucker verzichten oder Sie mehr Zeit in die Zubereitung der Speisen und den Einkauf investieren müssen. Geduld mit sich ist wichtig! Und Nachsicht, wenn etwas nicht so gut klappt oder Sie nach einigen Tagen spüren, dass die Ernährung (oder ein Bestandteil davon) für Ihre Verdauung leider nicht so verträglich ist. Hören Sie auf Ihren Bauch und tauschen Sie die Lebensmittel aus. Es kann hilfreich sein, einige Tage vor dem Start bereits die Menge an Kaffee, Süßigkeiten oder fettreichen Speisen zu reduzieren.

Üben Sie regelmäßig und kontinuierlich! Geben Sie nicht auf, wenn Ihnen manche Übungen nicht gelingen. Wählen Sie passende Varianten. Sie werden merken, dass Ihr Körper mit der Zeit flexibler und kräftiger wird und Ihr Atemvolumen zunimmt. Auch Ihre Meditationspraxis braucht Zeit, um sich zu etablieren: Bleiben Sie dran!

Die Mühe lohnt sich und Sie werden spüren, dass schon eine kleine Veränderung Ihres Ernährungs- und Lebensstils gut für Ihr Wohlbefinden sein kann.

Tipps für die Asana-Praxis

In den Asana-Sets verbinden wir die Asanas zu einer dynamischen Sequenz, in der die Positionen einige Atemzüge lang gehalten werden. Jene Übungen, die rechts und links ausgeführt werden, werden zunächst nur auf einer Seite geübt, aus der heraus sich gleich die nächste Übung anschließt. Starten Sie immer mit der rechten Seite, auch wenn die Asanas auf den Abbildungen zur besseren Verständlichkeit mit links ausgeführt werden. Danach werden die Übungen auf der anderen Seite ausgeführt.

Üben Sie moderat, zwingen Sie sich in keine der Haltungen hinein, sondern passen Sie die Übungen den Bedürfnissen Ihres Körpers und Ihrer Tagesform an. Sie dürfen sich natürlich herausfordern, aber keineswegs überfordern. Ein guter Hinweis, ob Sie über Ihre Grenzen gehen, ist Ihr Atem, der ruhig und gleichmäßig fließen sollte. Sobald Sie anfangen, Ihren Atem anzuhalten, verlieren Sie die Leichtigkeit. Bereits in den Yoga-Sutren wird die ideale Haltung als zugleich stabil und leicht beschrieben: „stira-sukhamasanam“*. Nutzen Sie Hilfsmittel, die Sie in den jeweiligen Positionen unterstützen, wie Decken, Bolster, Blöcke und Kissen, und machen Sie Pausen, wenn Sie welche brauchen. Yoga ist schließlich kein Wettkampf! Hier liegt eine der größten Herausforderungen, die Ihnen Yoga bieten kann: Sich anzunehmen, wie man ist – inklusive der persönlichen Einschränkungen, aber auch der individuellen Bedürfnisse. So finden Sie Ihren ganz persönlichen Yoga-Weg.

Üben Sie in einem gleichmäßigen Rhythmus, die Bewegungen sind dabei synchron mit Ihrer Atmung. Sie atmen während der Asanas durch die Nase ein und aus. Wenn Sie mit der Ujjayi-Atmung (S. 36) vertraut sind, bauen Sie diese am Anfang der Praxis auf und behalten Sie die Ujjayi-Atmung während der Übungen bei.

Zeitpunkt und Dauer

Sie können morgens oder abends üben – oder zu jeder anderen Tageszeit, die Ihnen persönlich zusagt. Schauen Sie einfach, wann die Yoga-Praxis am besten in Ihren Alltag passt. Achten Sie jedoch auf die Hinweise zu den Übungssets, da manche Übungen etwas stimulierender wirken (beispielsweise der Feueratem des Detox-Sets), was sich besser für den Morgen und Tag eignet und andere (u.a. das Set für Phase 2) Körper und Geist eher runterfahren.

Die Sets sind in der Regel ca. 15–25 Minuten lang. Beenden Sie Ihr Set immer mit 5–15 Minuten in der Entspannungshaltung „Totenstellung“ (Shavasana S. 131). Hinzu kommen, wenn Sie wollen, Atemübungen und Meditationen, die Sie vor oder nach den Sets einfügen können. Planen Sie dafür noch mal 5–15 Minuten ein. Wünschen Sie eine längere Praxis, üben Sie ein paar Sonnengrüße, halten Sie die Positionen der Asanas einige Atemzüge länger oder erhöhen die Wiederholungen, bevor Sie zur nächsten Position wechseln.

Häufigkeit

Generell sollten Sie versuchen, die Yoga-Praxis als regelmäßigen Bestandteil in Ihren Tagesablauf aufzunehmen. Üben Sie lieber täglich 10–15 Minuten, als nur einmal die Woche zwei Stunden einzuplanen. Vielleicht starten Sie mit zwei bis drei kurzen Übungseinheiten pro Woche und einer einstündigen Praxis am Wochenende? Oder beginnen mit einer Atemübung am Morgen vor dem Frühstück und einer Meditation vor dem Schlafengehen? Das Wichtigste ist die Kontinuität beim Üben. Bleiben Sie also dran, auch wenn es Ihnen an manchen Tagen schwerfällt sich aufzuraffen.

Setzen Sie sich jedoch nicht unter Druck. Seien Sie gnädig mit sich selbst, wenn Sie die angestrebten Übungszeiten mal nicht einhalten können. Sonst bauen Sie erneut Druck und Stress auf, und genau den gilt es ja mit der Yoga-Praxis zu verringern. Ärgern Sie sich nicht, sondern steigen Sie einfach am nächsten Tag wieder ein.

Vorbereitung

Wichtig ist, dass Sie für die Zeit, in der Sie üben möchten, Ruhe haben. Stellen Sie das Telefon aus und sorgen

* 2. Kapitel, zitiert nach: R. Sriram, Patanjali, Das Yogasutra, Theseus Verlag, 2006

Sie dafür, dass Sie nicht gestört oder abgelenkt werden, egal ob Sie 10 Minuten, 30 Minuten oder eine Stunde üben möchten.

Hilfsmittel – Legen Sie sich alles zurecht, was Sie für die Übungen brauchen:

- Matte
- Decke
- evtl. ein Kissen
- evtl. ein Bolster (dicke Yoga-Rolle)
- Block (Alternativ: ein dickes Buch)
- Gurt (alternativ: Schal oder Tuch)
- Wasser oder Tee

Gegenanzeigen

Üben Sie nicht, wenn Sie eigentlich keine Zeit haben oder sich krank fühlen. Vor allem nicht bei akuten Beschwerden wie Kopfschmerzen, Erkältungen oder Bauchweh. Achten Sie auf sich! Üben Sie moderat, machen Sie Pausen, wenn Sie welche brauchen, und versuchen Sie, die Balance zwischen zu viel und zu wenig zu finden.

Nach einer längeren Pause starten Sie mit sanften Übungen und machen Sie zwischendurch Pausen, wenn Sie sich erschöpft fühlen. Auch an den ersten Tagen Ihrer Periode wählen Sie lieber eine sanfte Praxis oder beschränken sich auf Atemübungen, wie beispielsweise die Wechselatmung (S. 64), oder eine Meditation wie die entspannende Dankbarkeitsmeditation (S. 65).

Fühlen Sie Schmerzen, gehen Sie bitte sofort aus der Position heraus. Bei Verletzungen in der Wirbelsäule, im Nackenbereich oder im Bauchraum sind die meisten Übungen nicht geeignet. Auch bei Bluthochdruck oder erhöhtem Augendruck gelten besondere Vorsichtsmaßnahmen. Bei den einzelnen Phasen weisen wir auch noch einmal darauf hin, welche Positionen auszulassen sind. Während der Schwangerschaft ist vor allem bei Drehungen, Bauchübungen und Rückbeugen Vorsicht angebracht. Wenn Sie unsicher sind, ob die Übungen und Atemtechniken für Sie geeignet sind, fragen Sie Ihren Arzt.

Atemübungen

Die Atemübungen können in Kombination mit den Asana-Sets geübt werden, davor, danach oder auch für sich alleine. Mit den Atemübungen stärken Sie Ihre Lungenkapazitäten, wodurch die Sauerstoffaufnahme im Blut erhöht wird, was wiederum den gesamten Organismus stabilisiert. Außerdem wirken die intensiven Atemübungen ausgleichend auf die Psyche, was die körpereigene Abwehr positiv beeinflusst. Diese Wechselwirkungen von Stimmung und Atmung kennen Sie sicher selbst: Sind Sie aufgeregt und nervös, atmen Sie flach und schnell, sind Sie ruhig und gelassen, entspannt sich auch Ihr Atem. Umgekehrt beruhigen Sie durch bewusste lange und tiefe Atemzüge Ihren Geist ganz automatisch. So können Sie über eine bewusste Atemführung auch in stressigen Situationen einen klaren Kopf bewahren. Probieren Sie es aus!

Und fangen Sie langsam an! Setzten Sie Ihren Körper bei den Atemübungen nicht unter Stress, sondern erweitern Sie nur schrittweise die Länge und Intensität Ihrer Atemzüge.

Meditation

Meditation kann Ihnen helfen, Abstand zu Ihrem hektischen Alltag zu finden und sich wieder mehr mit sich selbst zu verbinden. Um unseren zerstreuten Geist zu beruhigen, muss erst mal der Körper ruhig sein. Nur wenn wir ruhig sitzen können, kommt auch der Geist zur Ruhe. Deswegen üben wir Asanas, die den Körper auf die Meditationspraxis einstimmen.

Es geht beim Meditieren nicht darum, die Gedanken zu stoppen, sondern sie sich von außen anzuschauen. Versuchen Sie, die aufsteigenden Gedanken während

BANDHAS: ERKLÄRUNG, NUTZEN, ANWENDUNG

Im Yoga setzen wir Bandhas, sogenannte Körperverschlüsse, die durch eine sanfte Muskelkontraktion aktiviert werden. Dadurch unterstützen wir den Körper während der Asanas und halten die durch Übungspraxis und Atemübungen erzeugte Energie (Prana) im Körper. Bandhas helfen der Wirbelsäule, sich aufzurichten und schützen den unteren Rücken. Um Mula Bandha und Uddiyana Bandha während der Yoga-Praxis konstant aktiv zu halten, braucht es etwas Übung und Konzentration. Das Setzen der Bandhas ist subtil, doch mit ein wenig Routine werden Sie merken, wie unterstützend die Bandhas bei der Ausführung der Asanas sind!

1. *Mula Bandha gibt Ihnen Festigkeit und Stabilität, vor allem im unteren Rücken. Sie aktivieren Mula Bandha, indem Sie den Beckenboden am Ende der Einatmung mit Beginn der Ausatmung sanft nach innen und oben ziehen und dabei gleichzeitig Schambein und Steißbein zueinander führen. Dadurch schiebt auch das Kreuzbein nach unten, was wiederum mehr Länge im unteren Rücken schafft, die Wirbelsäule aufrichtet und hilft, ein Hohlkreuz zu vermeiden.*
2. *Uddiyana Bandha stabilisiert den Rumpf. Übersetzt heißt „uddiyana" so viel wie „hochfliegen". Hierin spiegelt sich auch die Qualität des „fliegenden Bandhas": Prana (Energie) wird aus dem Becken nach oben zum Herzen und zur Kehle gezogen und schenkt uns Leichtigkeit und Energie. Um Uddiyanan Bandha zu setzen, ziehen Sie am Ende der Ausatmung mit der Einatmung sanft Ihren unteren Bauch (ca. zwei Fingerbreit unterm Bauchnabel) nach innen und oben Richtung Wirbelsäule. Dadurch hebt sich das Zwerchfell und es entsteht ein leichter Zug nach oben. Uddiyana Bandha massiert durch die leichte Kontraktion sanft die Bauchorgane, was die Verdauung unterstützt und Wärme im Körper erzeugt, und aktiviert die tiefen Bauchmuskeln.*
3. *Jalandhara Bandha setzen wir vor allem bei Pranayama-Übungen und Meditation ein, um den Pranafluss zwischen Herz und Kopf zu regeln. Dabei senkt sich das Kinn sanft nach unten Richtung Brustbein und Schlüsselbeine, der Nacken wird lang gestreckt. Dadurch wird ein leichter Druck auf die Schilddrüse ausgeübt. Jalandhara Bandha hilft, Wirbelsäule und Brustkorb aufzurichten und Hals und Kehle zu öffnen.*
4. *Maha Bandha bezeichnet das gleichzeitige Setzen aller drei Bandhas.*

Versuchen Sie, bei den Übungen im Buch sanft Mula und Uddiyana Bandha zu sezten. Wenn Sie Jalandhara Bandha, die Nackenschleuse, beherrschen, können Sie diese bei den Meditationen und Atemübungen sanft aktivieren.

Achtung:

Setzen Sie keine Bandhas, wenn Sie schwanger sind, unter Bluthochdruck und ernsthaften Herz-Kreislauf-Problemen leiden oder Verletzungen im Bauchraum haben.

Tipp:

Übrigens, bei Husten setzen Sie automatisch Mula und Uddiyana Bandha: Ihr Becken kippt leicht nach vorne. Sie kontrahieren wie von selbst Beckenboden und unteren Bauch!

des Meditierens wahrzunehmen, anzugucken und wie eine Wolke am Himmel weiterzuschieben. Das gelingt vielleicht nicht sofort, aber mit ein wenig Übung werden Sie merken, dass es Ihnen jedes Mal ein wenig leichter fällt, aus Ihrem täglichen Gedankenkarussell auszusteigen. Nach und nach werden die Pausen zwischen den Gedankenströmen vielleicht länger, Ihr Kopf ruhiger und Ihr gesamter Zustand entspannter.

Tipps für die Ernährung

Schenken Sie Ihrer Ernährung besondere Aufmerksamkeit. Gerade in stressigen Zeiten konzentrieren wir uns auf viele Dinge, nur nicht auf das Essen. Auch wenn wir völlig erschöpft sind, bleibt der Genuss oft auf der Strecke und wir essen unbewusst und deutlich mehr.

Nutzen Sie die Ernährungsumstellung in den Phasen, um wieder zu einem bewussteren Umgang mit Ihren körperlichen Bedürfnissen zu gelangen. Beobachten Sie einmal genau, wie Sie sich nach einem Stück Obst fühlen, wie Ihre Verdauung auf ein Linsengericht reagiert, wie satt Sie sich nach einer eiweißhaltigen Mahlzeit fühlen, ob Ihnen ein Salat Energie schenkt. Jeder Mensch reagiert da anders. Versuchen Sie, achtsam dafür zu werden, was Ihnen guttut, und finden Sie Ihren persönlichen Ernährungsstil, den Sie, immer wieder an Ihre momentane Verfassung, Ihre jahreszeitlichen Vorlieben und an Ihre Bedürfnisse anpassen können.

Unterstützen kann Sie dabei, die Mahlzeiten achtsam vorzubereiten und mit Genuss und vor allem in Ruhe zu essen. Wer sorgsam Lebensmittel und Kräuter aussucht, mit frischen Zutaten kocht, die Speisen aromatisch zubereitet und sich auf das Essen konzentriert, wird vieles entdecken, was im sonstigen Trubel untergeht: Die Sättigungsgefühle werden schneller erkannt und dadurch oft weniger Kalorien verzehrt, wir spüren viel bewusster, was die Ernährung in unserem Körper bewirkt und wie sie sich auf unsere Stimmung auswirkt. Genussvoll Essen kann das ganze Essverhalten und die damit verbundenen Probleme verändern.

Verzichten bzw. stark reduzieren sollten Sie in allen Phasen Fast Food und Fertiggerichte, Produkte aus Weißmehl, viel Zucker, Alkohol und auch Kaffee oder andere koffeinhaltige Getränke! Diese Nahrungsmittel schenken uns nur kurzfristig Energie, machen uns jedoch langfristig meist träger als vorher. Und wenn Sie doch zu einem dieser Nahrungsmittel greifen, dann beobachten Sie auch hier ganz genau, wie Sie sich nach dem Konsum fühlen.

Damit Ihr Blutzuckerspiegel tagsüber möglichst konstant bleibt, empfehlen wir Ihnen bis zu 5 Mahlzeiten am Tag, inklusive kleiner Snacks vor- und/oder nachmittags. Das ist besonders in der Energie-Phase und in der Stress-ade-Phase wichtig.

SIEBEN GENUSSREGELN NACH LUTZ:

1. *Genuss braucht Zeit*
2. *Genuss muss erlaubt sein*
3. *Genuss geht nicht nebenbei*
4. *Wissen, was einem guttut*
5. *Weniger ist mehr*
6. *Ohne Erfahrung kein Genuss*
7. *Genuss ist alltäglich*

Quelle: modifiziert nach I. Diedrichsen (zitiert nach Lutz)

Der Einkauf

Bei jeder Phase finden Sie eine kleine Einkaufs- und Checkliste für die Lebensmittel und Dinge, die Sie für Ihre Phase benötigen. Machen Sie sich entsprechend

Ihrer Tagesplanung eine Einkaufsliste! Das erleichtert den Gang durch den Supermarkt und hilft Ihnen, nur die Sachen einzukaufen, die Sie jetzt benötigen.

Kaufen Sie frisches Obst und Gemüse vorwiegend biologisch, saisonal und regional ein, damit tun Sie Ihrer Gesundheit und der Umwelt gleichermaßen Gutes. Jede Saison hat etwas zu bieten. So gibt es im Frühjahr und Sommer mehr schmackhafte Tomaten, Beerenobst oder Kirschen, im Herbst und Winter schmecken alle Kohlarten, Kürbisse, Äpfel oder Birnen toll. Ein Saisonkalender hilft bei der Auswahl.

Schon der Einkauf kann zu einem Erlebnis werden. Lassen Sie sich bei der Auswahl der Produkte Zeit, schnuppern Sie an der Melone oder dem Basilikum, prüfen Sie, ob der Sellerie saftig und knackig ist, oder probieren Sie die frischen Erdbeeren.

Die Rezepte

Passend zu jeder Phase haben wir für Sie Rezepte für den Morgen, kalte und warme Mahlzeiten sowie leckere Snacks und Getränke für zwischendurch herausgesucht. Ideen für Variationen bei vielen Rezepten bieten Ihnen noch etwas mehr Kreativität. So können Sie das Essen nach Ihren Bedürfnissen anpassen und die Phase vielleicht länger durchführen.

Wenn Sie die Gerichte noch etwas erweitern wollen, weil beispielsweise jemand aus der Familie mitisst oder Sie größeren Hunger haben, suchen Sie sich Passendes aus der jeweiligen Top-Lebensmittel-Liste aus. Was immer geht, sind Vollkornprodukte, Kartoffeln sowie leicht verdauliches Gemüse und Obst.

Für jede Phase haben wir eine passende Gewürzmischung oder Gewürzpaste kreiert. Diese sind ganz leicht herzustellen und finden sich in einigen Rezepten wieder. Sie brauchen dafür nur Mörser oder Gewürzmühle. Wann immer Sie eine Extraportion Energie, Ruhe, Leichtigkeit usw. brauchen, verfeinern Sie Ihr Essen nach Geschmack mit der jeweiligen Würzmischung.

Viele der Mahlzeiten können Sie gut vorbereiten und z. B. zur Arbeit mitnehmen. Falls Sie doch mal auswärts essen wollen oder müssen, halten Sie sich am besten an reichlich Gemüse, Kartoffeln, Tofu, Gemüsesuppen und Salate. Damit liegen Sie immer richtig!

Die meisten Rezepte sind innerhalb von 20 bis 40 Minuten zubereitet. Planen Sie zum Kochen jedoch etwas mehr Zeit ein. So haben Sie mehr Ruhe zum Zubereiten und Abschmecken.

Kochen ist als Achtsamkeitsübung super geeignet. Mit der passenden Musik wird das Zubereiten mit den Händen zu einem Erlebnis der Sinne. Schnuppern Sie zwischendurch an den Kräutern und den Gewürzen, nehmen Sie ein Stück Karotte in den Mund und kauen Sie länger darauf. Spüren Sie dabei die Süße auf der Zunge. Lassen Sie Ihren Blick auch mal auf ein Salatblatt fallen und betrachten Sie die Form, Farbe und die Struktur des Blattes. So kann die Entspannung beginnen, bevor es mit dem Genießen losgeht.

Das brauchen Sie in Ihrer Küche:

- Mörser oder Getreidemühle
- kleine Schraubgläser (100 ml) für die Gewürzmischungen oder -pasten
- je ein gutes großes und kleines Messer
- Schäler, Schneebesen, Pfannenwender
- Stabmixer
- Blender oder Standmixer
- eine gute größere Pfanne oder Wokpfanne
- einen großen Krug für Tee oder Wasser
- eine Reibe für feine und grobe Raspel
- eine Zitruspresse
- Vorratsdosen oder größere Schraubgläser zum Mitnehmen der Speisen
- Kräuter auf der Fensterbank oder dem Balkon
- Lust am Kochen!

GEWÜRZE

für Leib und Seele

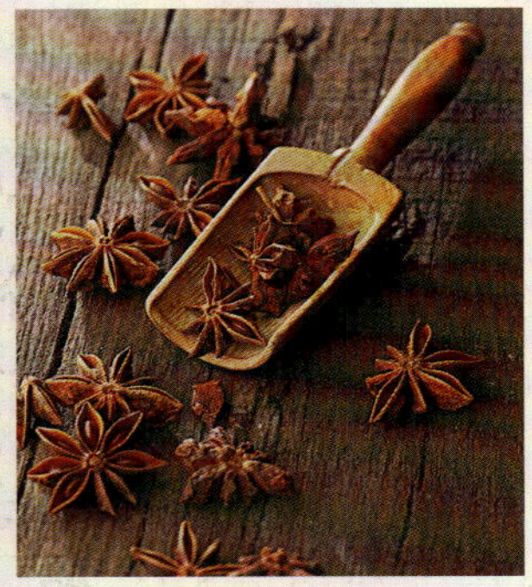

_ Gewürze sind nicht nur geschmacklich ein Highlight. Sie haben ungeahnte Kräfte, die den Stoffwechsel anregen, Körper und Geist entspannen oder entgiftend wirken können. Hier unsere Top-Gewürze:

Chili. Die feurig-scharfe Chilischote gibt jedem Essen und auch dem Stoffwechsel durch den Scharfmacher Capsaicin richtig Power. Chili wirkt entzündungshemmend und antioxidativ. Es gibt verschiedene Schärfegrade, daher: vorsichtig dosieren!

_ *Toll für Phasen 1, 4 und 5*

Fenchelsamen. Die leicht süßlich laktritzähnlich-schmeckenden Samen wirken entgiftend, gegen Blähungen und können Erkältungsbeschwerden lindern.

_ *Toll für Phasen 1, 3, 4 und 5*

Ingwer. Die frisch-scharf schmeckende Ingwerknolle ist ein Allrounder: Sie hilft bei Verdauungsbeschwerden, gegen Übelkeit und Erkältungsbeschwerden und stärkt das Immunsystem. Sie regt die Durchblutung und den Kreislauf an. Übrigens: Für Menschen mit Bluthochdruck ist Ingwer nicht gut geeignet, da dieser den Blutdruck erhöhen kann.

_ *Toll für Phasen 1, 4 und 5*

Kardamom. Die kleinen braunen Samen in den grünen Kapseln schmecken pikant, süßlich und spritzig mit einem leichten Feuer. Die ätherischen Öle wirken stoffwechselanregend und durchblutungsfördernd.

_ *Toll für Phasen 1, 4 und 5*

Koriander. Das grüne Kraut wie auch die kleinen hellbraunen Koriandersamen wirken reinigend, helfen beim Ausschleusen von Giftstoffen, bei Magen-Darm-Problemen und als natürliches Antibiotikum.

_ *Toll für alle Phasen*

Kreuzkümmel. Der würzig-süßliche Kreuzkümmel gibt wärmenden Gewürzmischungen eine besondere Note. Er wirkt stoffwechselanregend und gegen Blähungen.

_ *Toll für alle Phasen*

Kurkuma. Das „Gewürz des Lebens" besitzt ein würziges, leicht scharfes Aroma und eine schöne gelbe Farbe, die es an die Speisen abgibt. Es ist zellschützend, wirkt gegen Entzündungen, bei Magen-Darm-Beschwerden und hilft bei der Fettverbrennung.

_ *Toll für alle Phasen*

Lavendel wirkt beruhigend, entspannend, entzündungshemmend und krampflösend. Er fördert den Schlaf und wirkt gegen Verspannungen.

Toll für Phase 2

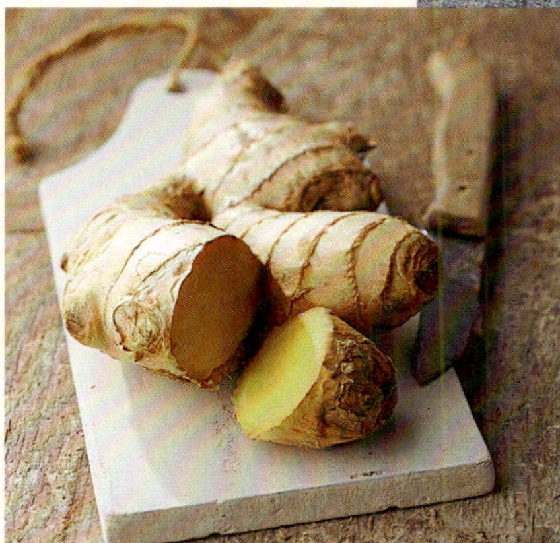

Piment. Aromen von Muskat, Nelke, Zimt und Pfeffer sind in den braunen Kügelchen vereint. Daher kommt auch der Name Allspice. Piment wirkt belebend, verdauungsfördernd und gegen Blähungen.

Toll für Phasen 1, 3, 4 und 5

Senf. Senföle wirken antibakteriell gegen Krankheitserreger, verdauungsfördernd und helfen bei Muskelbeschwerden.

Toll für Phasen 1, 4 und 5

Szechuanpfeffer. Das Aroma von Szechuanpfeffer ist zitronig-spritzig mit einer leichten Schärfe. So bekommt das Essen einen Frische-Kick. Der Pfeffer wirkt blutdrucksenkend, verdauungsfördernd und hilft bei Blasenentzündungen.

Toll für alle Phasen

Vanille wirkt appetithemmend und beruhigend auf Nerven. Zudem soll es erfrischend und leistungsfördernd sein.

Toll für Phasen 1, 2 und 3

Zimt. Die ätherischen Öle der Zimtrinde fördern die Speichel- und Magensaftproduktion und damit die Verdauung. Zimt wirkt außerdem stoffwechselanregend und wärmend. In Desserts, Frühstücksbreien und Getränken, aber auch bei wärmenden Speisen gibt Zimt ein besonderes Aroma.

Toll für Phasen 1, 2, 3 und 4

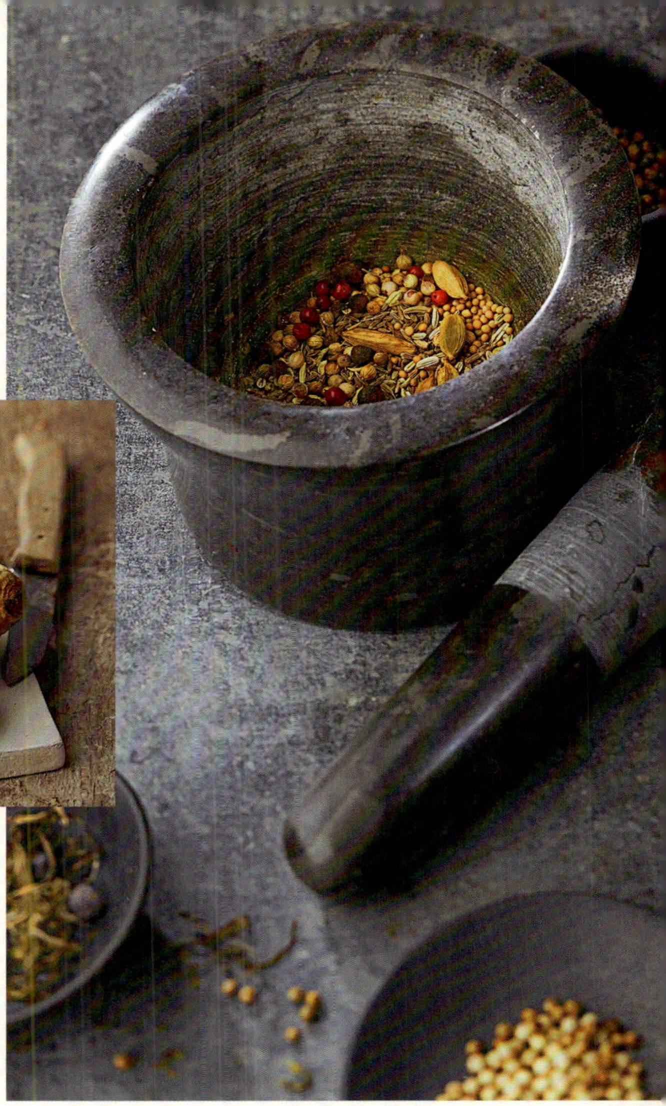

Tipp

Werden die Gewürze vor der Verarbeitung in einer Pfanne trocken angeröstet, verströmen die Duftstoffe ein herrliches Aroma in der Küche. So kann man schon in dem Duft schwelgen, und die Geschmackskraft der Würzmittel verstärkt sich. Beim Mörsern der ganzen Samen erwachen die ätherischen Öle, die im Inneren der Samen schlummern, und werden freigesetzt. So kommt noch mehr Geschmack und Power ins Essen.

Los geht's - So starten Sie in Ihre Phase

Grundsätzlich bestehen die Rezepte für die Tage immer aus drei Hauptmahlzeiten und zwei Snacks für zwischendurch. Wenn Sie morgens üben wollen, tun Sie dies auf jeden Fall vor dem Frühstück. Mit vollem Bauch übt es sich gar nicht gut. Tee oder warmes Wasser können Sie gerne vorher trinken. Falls Sie auf Ihren morgendlichen Kaffee nicht verzichten möchten, trinken Sie diesen bitte erst danach. Das Koffein stimuliert den Körper zu sehr und kann, gerade wenn Sie die Atemübungen praktizieren, die eigentliche Wirkung überdecken.

Sie können auch zwischendurch, z. B. am Mittag, eine Atemübung einlegen. So kommen Sie mit einer Runde Feueratem (S. 122) besser durchs Nachmittagstief als mit Kaffee und Kuchen, die nur kurzfristig aufputschen. Einige Runden Kamelritt (S. 39) oder Oberkörper kreisen (S. 152) entlasten die Wirbelsäule nach langem Sitzen und bringen neue Energie. Oder Sie entspannen mit einer kurzen Meditation vor einem herausforderndem Meeting.

Wenn Sie abends üben, sollten Sie entweder vor dem Abendessen üben oder nach dem Essen mindestens zwei Stunden warten, bevor Sie mit der Yoga-Praxis beginnen. Wenn Sie von der Arbeit kommen und sehr hungrig sind, helfen fürs Erste evtl. ein paar Nüsse oder etwas Obst, um Ihren Energielevel wieder anzuheben.

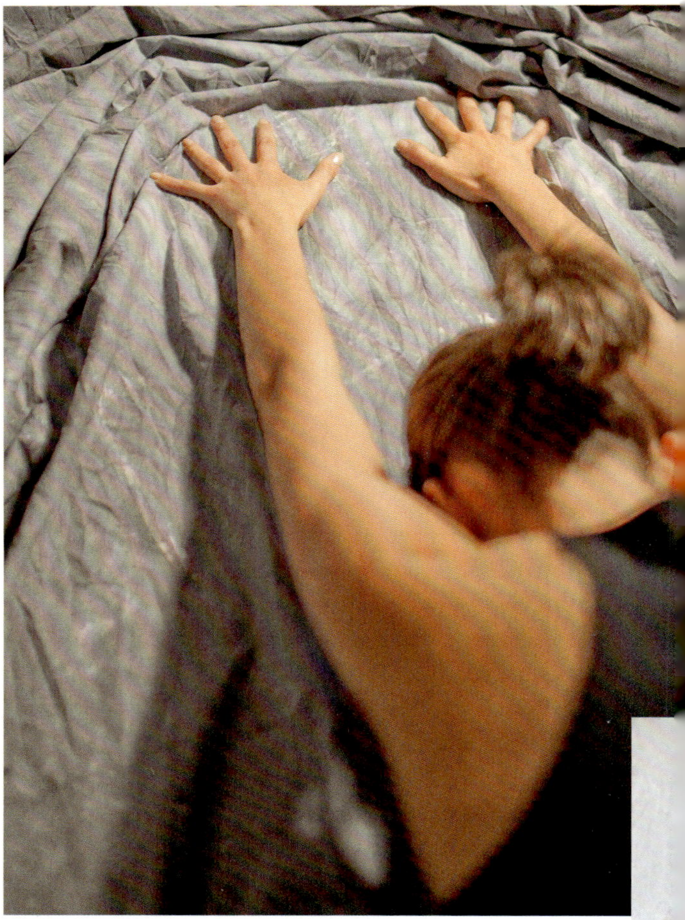

Start in den Tag

Beginnen Sie den Tag flüssig. Am besten direkt nach dem Aufstehen ein Glas zimmerwarmes Wasser trinken, das löscht den Durst und beugt einem Flüssigkeitsmangel vor, denn in der Nacht haben wir ca. 7 Stunden nichts getrunken.

Das Frühstück ist eine wichtige Mahlzeit, denn wir füllen die Energiereserven auf und starten so kraftvoll in den Tag. Für Leichtigkeit und ein angenehmes Magengefühl sorgt eine warme Morgenmahlzeit wie ein Brei aus Getreideflocken mit Nüssen und Trockenobst. Ein warmer Tee oder Milch mit Honig entspannt den Körper und Sie starten den Tag mit einem klaren Geist.

Snack

Ein kleiner Snack zwischendurch am Vormittag und am Nachmittag hält den Blutzuckerspiegel konstant und verhindert einen Leistungsabfall und Heißhungerattacken. Wasser, ungesüßter Tee oder Fruchtsaftschorlen aus Direktsaft (3:1 mit Wasser gemischt) gleichen den Flüssigkeitshaushalt aus.

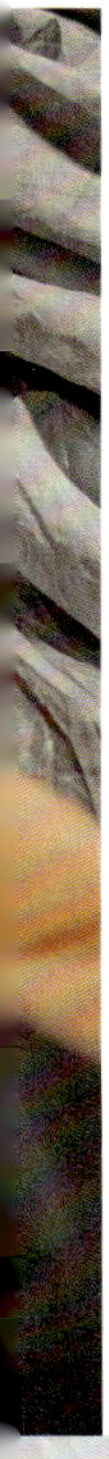

Snacks für zwischendurch

- 1 bis 2 Stücke Obst (Apfel, Birne, Banane, Ananas, Orange)
- 1 Portion Gemüse (1 Karotte, 1 Tomate, 5 Radieschen, ½ Kohlrabi, 1 Paprikaschote, ¼ Gurke)
- 1 Handvoll Trockenobst (Pflaumen, Aprikosen, Cranberries, Apfelringe)
- 1 Handvoll Nüsse oder Studentenfutter
- 1 Handvoll Wasabi-Erbsen
- 1 Handvoll Reis-Cracker
- 1 Smoothie
- 1 Becher Joghurt
- 1 Schale Obstsalat
- 1 Glas (200 ml) Buttermilch mit 100 ml Obstsaft

Mittags eine gute Pause

Nach den Aktivitäten am Vormittag benötigen wir eine Pause, um uns zu erholen und uns bei einem Mittagessen mit neuer Energie zu versorgen. Essen Sie ein leichtes und ausgewogenes Gericht mit etwas Rohkost, Gemüse, Kartoffeln und eine eiweißreiche Beilage wie Hülsenfrüchte, Tofu oder Milchprodukte. So bleiben Sie länger konzentriert, leistungsfähig und satt.

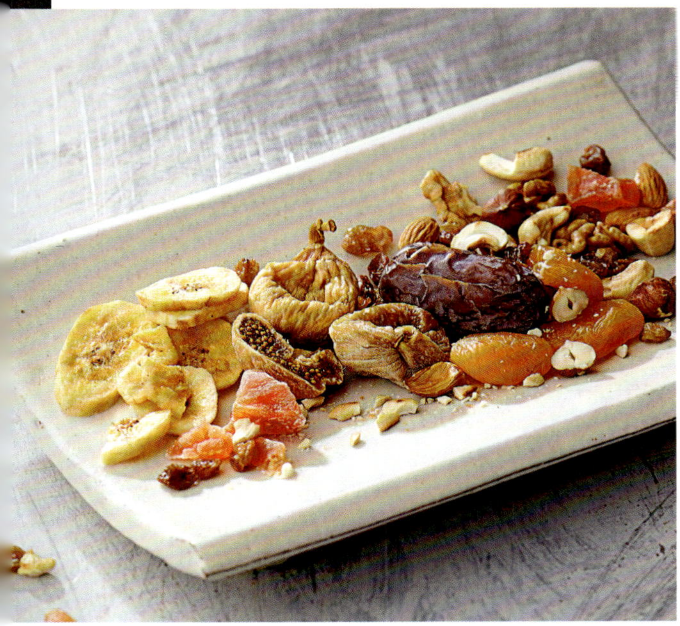

Zur Ruhe kommen

Nach einem langen aktiven Tag sollte der Hunger gestillt und der Energiespeicher wieder aufgefüllt werden, besonders, wenn das Mittagessen schon einige Stunden zurückliegt. Wenn das Mittagessen kleiner ausfiel, kann es am Abend eine größere Mahlzeit sein. Diese kann aus kohlenhydratreichen Lebensmitteln wie Gemüse, Getreide, Kartoffeln, Honig bestehen, das unterstützt die Regeneration und die Entspannung. Ein Salat mit gegartem Gemüse, eine Speise mit Reis oder Hirse oder eine warme Kartoffel-Gemüsesuppe ist die beste Wahl für den Abend.

Tipp. Essen Sie zwei Stunden vor dem Schlafen nichts Großes mehr, sonst kann der Schlaf negativ beeinflusst werden.

Essen vor und nach dem Yoga-Set

Größere Speisen unmittelbar vor der Yoga-Praxis machen müde und schlapp und belasten den Organismus. Außerdem können sie Bauchweh und Magendrücken verursachen. Grundsätzlich gilt: Die letzte große Mahlzeit sollte etwa 2 bis 3 Stunden zurückliegen, bevor Sie mit dem Üben beginnen. Besonders wichtig ist dies für die Asanas, aber auch Atemübungen und Meditationen üben Sie am besten nicht mit prall gefülltem Magen.

Damit Sie aber auch nicht mit Hunger und knurrendem Magen üben, können Sie spätestens 60 bis 30 Minuten vor dem Üben einen kleinen Snack zu sich nehmen. Leicht Verdauliches wie Obst, Joghurt, ein kleines Müsli oder eine Handvoll Mandeln sind optimale Energiespender vor dem Training und belasten den Organismus nicht so stark. Dies schützt auch vor Heißhunger und einer überhöhten Kalorienzufuhr nach einer längeren Übungsphase!

Meiden sollten Sie vor den Asanas, Meditationen und Atemübungen Kohl, Zwiebel- und Lauchgemüse, fettreiche Speisen und koffeinhaltige Getränke, die den Körper zu sehr belasten. Gewürze wie Chili und Ingwer pushen den Stoffwechsel und wirken anregend. Das ist zwar manchmal, wie in der Energie-Phase, gewünscht, Sie sollten diese Lebensmittel aber nicht direkt vor einer Meditation oder Atemübung konsumieren. Auch Weißmehlprodukte, Zucker und Süßigkeiten können durch die schnell verwertbaren Kohlenhydrate hibbelig machen. Das kann dazu führen, dass Sie sich in der Meditation nicht so gut konzentrieren können und Sie anschließend schneller wieder müde werden.

Wenn Sie vor der Meditation etwas Kleines essen möchten, setzten Sie dabei auf leichte Lebensmittel wie Obst und Gemüse oder auf Lebensmittel, die „erden" und „wärmen", wie gegartes Wurzelgemüse, Nüsse, Getreide, Avocado, Kartoffeln oder Maronen. Der wärmende Geschmack und die langsam verwertbaren Kohlenhydrate sorgen für ein stabiles Gefühl.

Wenn Sie vor den Atemübungen etwas zu sich nehmen wollen, wählen Sie eine leichte, reinigende Kost mit verschiedenen Blattsalaten, Gemüse wie Selleriestangen, Gurken und frischem Obst. So lässt es sich gut durchatmen.

Nach dem Yoga soll das Essen die entleerten Energiespeicher wieder auffüllen und zur Regeneration beitragen. Die Verluste an Wasser, Mineralstoffen und Kohlenhydraten müssen ausgeglichen werden. Sie werden merken, dass nach dem Yoga-Set die Lust auf eine deftige oder süße Mahlzeit verflogen ist und Sie stattdessen nach etwas Vitalisierendem verlangen. Eiweißreiche Speisen mit Hülsenfrüchten, Tofu und Milchprodukten und Getreide sind nach intensiven Yoga-Übungen besonders empfehlenswert, denn da haben die Muskeln gleich Nahrung für das Wachstum. Tee oder Wasser versorgen den Körper mit Flüssigkeit.

Planung des Tages und der Woche

Erstellen Sie sich nach Ihrem Bedarf und Alltag einen Plan mit den Übungen und den Rezepten. Das kann für die Organisation mehrerer Tage oder für die gesamte Woche hilfreich sein. Wichtig ist, dass Sie bei der Auswahl, was und wann Sie essen und üben, darauf achten, dass Sie sich dabei wohl fühlen und nicht gestresst werden. Als Unterstützung haben wir für Sie zwei Beispiel-Tagesabläufe zusammengestellt. Variieren Sie diese ganz nach Ihren Bedürfnissen. Die Einkaufs- und Checklisten zu Beginn jeder Phase erleichtern Ihnen das Einkaufen.

Tagesplan 1:

- 07:00 Uhr Aufstehen, ein Glas Wasser trinken
- 07:10 Uhr 5–10 Min. Atemübungen
- 07:30 Frühstück
- 10:30 Uhr evtl. Snack
- 12:45 Uhr kleine Meditation oder Atemübung (im Büro)
- 13:00 Uhr Mittagessen
- 16:00 Uhr Snack
- 18:00 Uhr 30 Min. Übungs-Set und Meditation
- 20:15 Uhr leichtes Abendessen

Tagesplan 2:

- 07:00 Uhr Aufstehen, ein Glas Wasser trinken
- 07:10 Uhr 30 Min. Übungs-Set und Atemübungen
- 08:00 Frühstück
- 13:00 Uhr Mittagessen
- 15:45 Uhr Atemübung (im Büro)
- 16:00 Uhr Snack
- 19:00 Uhr leichtes Abendessen
- vor dem Schlafengehen Meditation

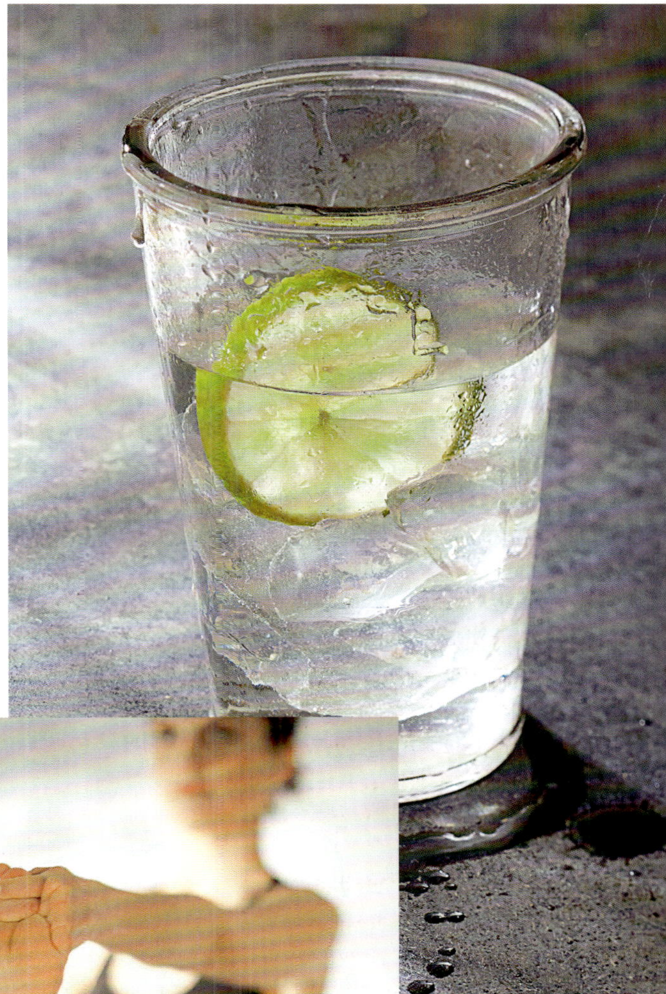

Ausblick

Haben Sie das Gefühl, dass Sie sich in zwei Phasen befinden, z. B. benötigen Sie einerseits mehr Energie und wollen gleichzeitig Ihr Immunsystem stärken, können Sie die Übungen und Rezepte dieser beiden Phasen (beispielsweise Phase 1 und Phase 5) auch miteinander kombinieren, indem Sie abwechselnd die Sets der zwei Phasen üben.

Ebenfalls passen „Detox“ und „Energiesteigerung“ bestens zusammen, wie auch „Stress ade“ und „Entspannung & Gelassenheit“ sich perfekt ergänzen.

Bleiben Sie ruhig mehrere Monate bei einer Übungsreihe, wenn diese Ihnen zusagt. Oder variieren Sie Übungssets aus verschiedenen Phasen, wenn Sie sich wohl fühlen und keine der Phasen momentan Ihr Grundgefühl bestimmt. Der ganzheitliche Ansatz des Yoga führt automatisch zu einem besseren Körpergefühl und einem entspannten Geist – und das kann man in jeder Phase seines Lebens gebrauchen und genießen.

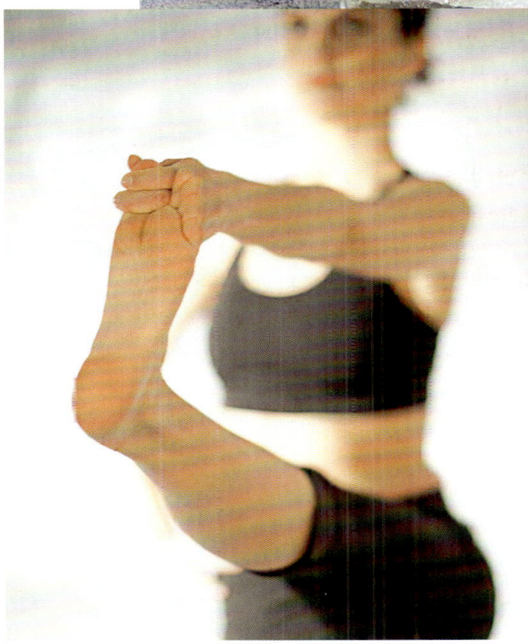

Versuchen Sie, nach der Phase nicht wieder sofort in Ihre alten Gewohnheiten zurückzufallen. Überlegen Sie sich stattdessen, welche Erfahrungen Sie in Ihren Alltag mitnehmen können. Was hat Ihnen gutgetan? Vielleicht essen Sie weniger Fleisch, trinken seltener Kaffee oder Alkohol und naschen weniger. Manchmal reicht es schon, eine Kleinigkeit zu verändern oder wegzulassen. Wie hat sich das Essen auf Ihre Asana-Praxis ausgewirkt? Und umgekehrt, wie hat die regelmäßige Asana-Praxis Ihre Essgewohnheiten verändert?

Das Wichtigste bei allem aber noch einmal zum Schluss: Zwingen Sie sich in nichts hinein, kommen Sie zu sich selbst zurück und hören Sie auf sich und Ihre Bedürfnisse.

Und nun einen guten Start in Ihre Phase!

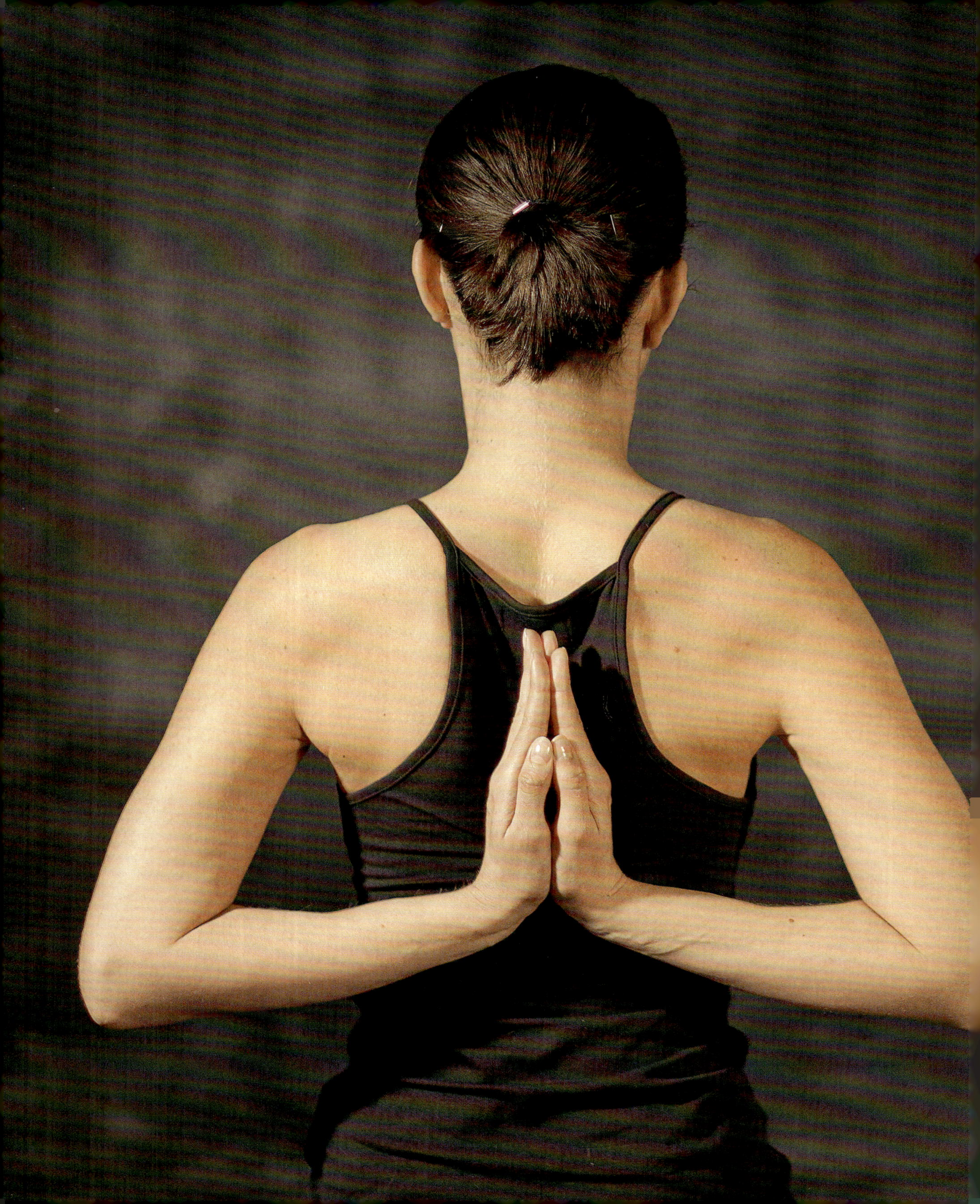

ACHTSAM ÜBEN

ACHTSAM ESSEN

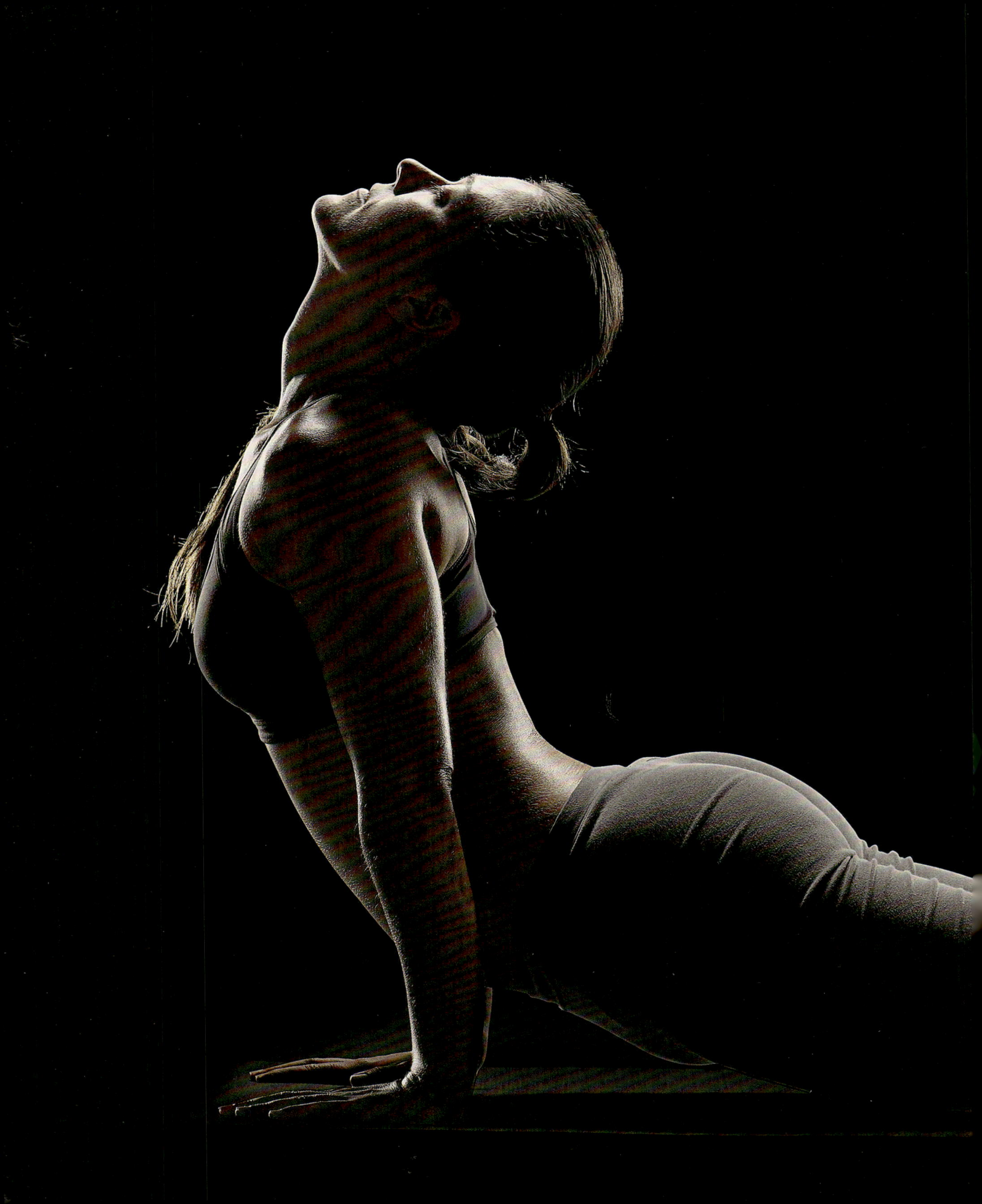

ENERGIE UND POWER

- NÄHREND UND VITALISIEREND
- KRAFT UND STÄRKE TANKEN
- MIT POWER DURCHSTARTEN

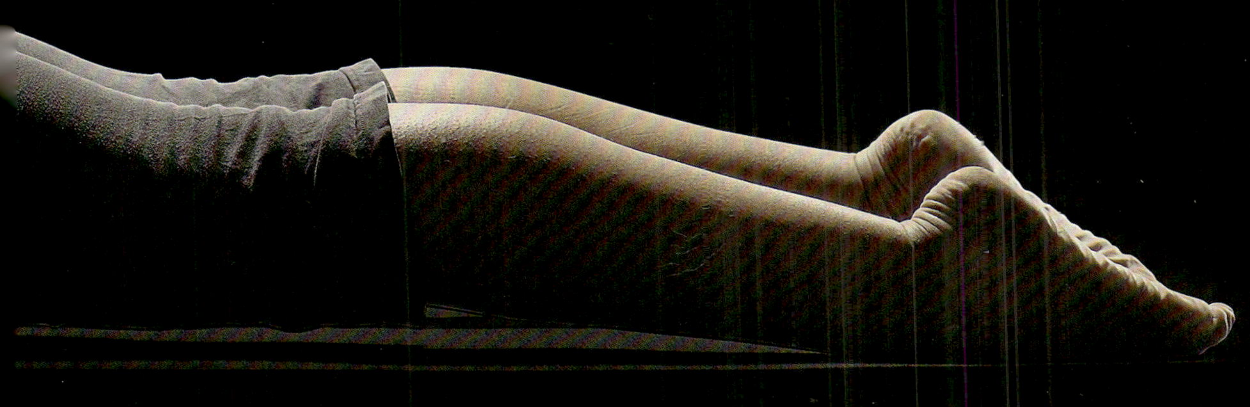

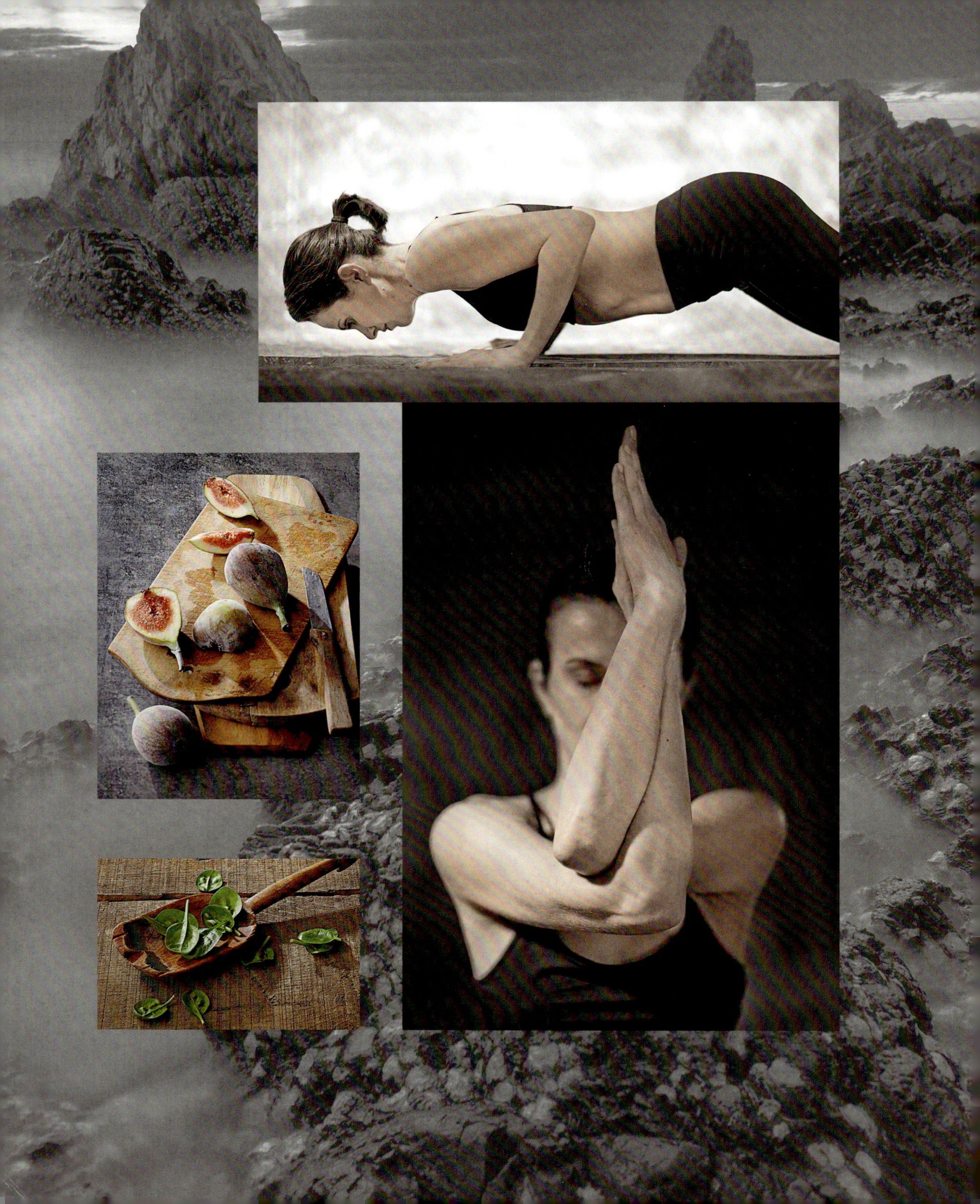

MIT VOLLER KRAFT VORAUS

Schluss mit schlapp! Füllen Sie Ihre Energiespeicher neu auf. Dabei helfen Ihnen unsere motivierenden Übungen und Rezepte mit Power. Und die Laune steigt plötzlich ganz von selbst!

Ihr Zustand

Sie fühlen sich schon länger energielos, träge und müde? Sie sind nach einer normalen Nacht noch immer erschöpft und schlapp, kommen kaum in die Gänge? Sie sind niedergeschlagen, lustlos und empfinden alles als anstrengend? Sie wollen einfach nur Ihre Ruhe und ziehen sich immer mehr zurück? Doch auch der Rückzug schenkt Ihnen keine Erholung? Sie haben zu nichts Lust – selbst an Dingen, die Sie sonst gerne machen, finden Sie keinen Spaß mehr? Das schlägt Ihnen immer mehr auf die Stimmung? Höchste Zeit, neue Energie zu tanken und wieder Freude und Power zurück in Ihren Alltag zu bringen.

Ihr Ziel

Wieder aktiv, fröhlich und glücklich zu sein. Indem Sie Ihre Energie stärken, kehren auch Ihre Leistungsfähigkeit und Ausdauer zurück und Sie können Ihre Wünsche und Ziele leichter in die Tat umsetzen. Starten Sie voller Elan in den Tag!

Übrigens: Dauern Ihre Erschöpfungssymptome und depressiven Stimmungen länger an bzw. verbessern sich nicht, sollten Sie einen Arzt aufsuchen. Yoga ersetzt keine Therapie oder Behandlung!

So geht's

Füllen Sie Ihre Energiespeicher neu auf. Die herzöffnenden Yoga-Positionen wirken energetisierend, heben die Stimmung und stärken Ihre Zuversicht. Hinzu kommen dynamische Bewegungsfolgen, mit denen wir das Herz-Kreislauf-System aktivieren und die müden Zellen mit neuem Sauerstoff versorgen. Das sorgt für Kraft und gute Laune.

EINKAUFS- UND CHECKLISTE ENERGIE

Lebensmittel:

- *Hirse-, Hafer- und Buchweizenflocken, Sobanudeln, Vollkornmehl, Basmatireis, Vollkornspaghetti*
- *Kartoffeln, Süßkartoffeln; Rote Linsen, Beluga- oder Berglinsen, Kichererbsenmehl*
- *Obst wie Apfel, Papaya, Mango, getrocknete Feigen und Datteln, Heidelbeeren, Limetten, Zitrone, Orange, Granatapfel, Avocado*
- *Gemüse wie Mangold, Spinat, Brokkoli, Paprika, Karotten, Pak Choi, Staudensellerie, Feldsalat, Zuckerschoten, Rotkohl, passierte Tomaten, Hokkaidokürbis, Rote Bete, Schalotten*
- *Naturjoghurt, Ziegenfrischkäse, Milch, Mandelmilch, Tofu, Sahne, Kokosmilch*
- *Gewürze wie Ingwer, Chilischote, Koriander-, Kardamom-, Senf-, Kreuzkümmel-, Piment- und Fenchelsaat, Szechuanpfeffer, Vanille- und Kurkumapulver*
- *Kräuter wie Petersilie, Korianderblätter, Thymian, Rosmarin, Lorbeer, Basilikum*
- *Cashewkerne, Walnüsse, Sesamsaat, Mohnsamen*
- *Kakao, Schokolade mit hohem Kakaoanteil*
- *Honig, Agavendicksaft, Rohrzucker*
- *Aceto balsamico bianco, Senf, Sojasoße, Apfelsaft*
- *Olivenöl, Walnussöl, Kokosöl, Ghee*

Diverses:

- *Duschgel mit Pfefferminze oder Eukalyptus*
- *Notizblätter und Stift*

Die Inhaltsstoffe der Lebensmittel regen den Stoffwechsel an, stärken den Körper und sorgen dafür, dass die Zellen mehr frischen Wind bekommen. Die kohlenhydratreichen Zutaten schenken Ihnen lang anhaltende Energie und heben Ihre Stimmung.

Wir empfehlen Ihnen, die Phase mindestens vier Wochen durchzuführen, um Ihre Kraft und Energie grundlegend aufzubauen und zu stabilisieren.

Tipps für mehr Energie

Energieräuber. Was bzw. wer raubt Ihnen die Kraft? Machen Sie Ihre Energieräuber dingfest und überlegen Sie, wie Sie diese Dinge verändern können.

Schlafen. Für eine erholsame Nacht: 18 Grad Raumtemperatur, keine Elektrogeräte, evtl. Schlafmaske und Ohrstöpsel, 7 bis 8 Stunden Schlaf, keine aufregenden Filme oder Bücher kurz vor dem Schlafengehen. Kreisende Gedanken aufschreiben.

Rituale. Feste Zeiten im Alltag sorgen für Struktur. Abweichungen können den Tag durcheinanderbringen und so Energie rauben. Ein Plan oder To-do-Listen unterstützen Sie, in Ihrem Takt zu bleiben.

Wechselduschen. Durch den Wechsel aus kalt und heiß ziehen sich die Gefäße zusammen, Blutdruck und Stoffwechsel werden angeregt.

Pflege. Ein Duschgel mit Pfefferminze oder Eukalyptus kann belebend auf das Gehirn wirken.

Regelmäßig trinken. Haben Sie Durst, liegt bereits ein Flüssigkeitsmangel vor, der sich in Müdigkeit, Unkonzentriertheit und Schwindel äußert. Trinken Sie über den Tag verteilt ca. 1,5 bis 2 Liter Wasser.

ÜBEN IN DER ENERGIE-PHASE

Yoga ist Meditation in Bewegung: Konzentrieren Sie sich während der Übungen immer wieder auf Ihren Atem.

Die Übungen lösen Verspannungen in Flanken (Rippen), Rücken, Becken und entlang der Wirbelsäule. Sie stärken das Nervensystem und aktivieren die Nebennieren, wodurch Stress besser abgebaut werden kann. Die dynamischen Abfolgen zentrieren die Gedanken und lenken den Geist vom Grübeln ab. Sie heben die Stimmung und schenken Ihnen Ausgeglichenheit.

Rückbeugen wie die Heuschrecke, die Kobra oder die Schulterbrücke öffnen die Vorderseite unseres Körpers, unser Herzzentrum. Sie schaffen Weite in der Brust, hellen unsere Seele auf, stärken unseren Mut und Vertrauen. Rückbeugen wirken belebend – auch auf mentaler und emotionaler Ebene.

Umkehrpositionen wie der Schulterstand oder die umgekehrte Haltung schenken uns Vitalität und Entspannung gleichermaßen: Herz und Lunge werden intensiver durchblutet und die Venen der Beine, die gesamten Organe und der Herzmuskel entlastet. Umkehrpositionen ändern die Perspektive. Vielleicht entdecken Sie so neue Wege oder kreative Optionen für eingefahrene Situationen.

Üben Sie das energetisierende Set am besten morgens oder am frühen Abend.

Achtung: Bei Problemen mit Wirbelsäule, Nacken und Schultern, hohem Blutdruck, erhöhtem Augeninnendruck, während der Schwangerschaft und wenn Sie Ihre Periode haben, üben Sie bitte KEINE Umkehrpositionen wie Schulterstand (S. 44) und Fisch (S. 45). Kommen Sie stattdessen in die Umgekehrte Haltung (S. 71) oder in die Liegende Winkelposition (S. 66). Die Umgekehrte Haltung empfiehlt sich auch nach einem langen Tag als kleine Entspannungsübung.

Üben Sie Rückbeugen wie Heuschrecke (S. 42) oder Kobra (S. 42) NICHT bei akuten Bandscheibenproblemen im unteren Rücken.

Los geht's: Beginnen Sie mit der Atemübung. Wärmen Sie den Körper mit 3 bis 5 Sonnengrüßen auf und starten Sie dann die Übungsreihe Happy Flow. Schließen Sie das Set mit der Meditation ab.

DER SIEGREICHE ATEM

{Ujjayi-Atmung}

1. Kommen Sie in eine bequeme Sitzposition mit gekreuzten Beinen, die Hände liegen locker auf den Oberschenkeln, die Wirbelsäule ist gerade aufgerichtet, die Sitzbeinhöcker schieben in den Boden. Schließen Sie die Augen und lassen Sie den Atem für einige Atemzüge durch die Nase fließen.
2. Atmen Sie durch die Nase in den Brustkorb ein und durch den Mund aus. Erzeugen Sie dabei einen „Haaaaaa“-Ton, als wenn Sie einen Spiegel anhauchen wollen.
3. Schließen Sie nach einigen Runden auf halber Strecke der Ausatmung den Mund und atmen Sie weiter durch die Nase aus, während Sie die Stimmritze weiterhin leicht verengen (als wenn Sie flüstern). Versuchen Sie, dieses Geräusch durchgehend in der Kehle zu erzeugen, während Sie durch die Nase ein- und ausatmen. Lassen Sie einen weichen, sanft fließenden Ton entstehen, ähnlich dem „Meeresrauschen“.
4. Aktivieren Sie mit der nächsten Ausatmung Mula Bandha und mit der Einatmung Uddiyana Bandha (S. 19) und dehnen Sie Ihre Atmung im Brustkorb aus.
5. Verlängern Sie nach und nach die Atmung und dehnen Sie den Atem aus: erst nach vorne in die Rippenbögen, weiter in die Flanken, nach hinten in den oberen Rücken und bis in die Schlüsselbeine hinein. Ein- und Ausatmung sind gleich lang, die Atmung fließt gleichmäßig. 3 bis 5 Minuten.

→ ***Für mehr Energie, Kraft und Konzentration***

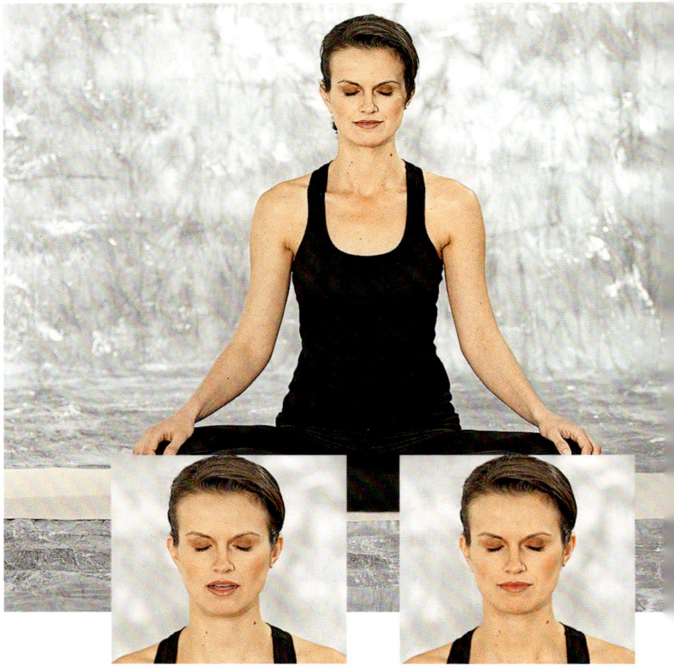

+ ***Tipp:*** Die Ujjayi-Atmung braucht etwas Übung. Lassen Sie sich Zeit und üben Sie die Ausatmung so lange mit geöffnetem Mund, bis Sie das „Meeresrauschen“ ohne Anstrengung und ohne Kratzen in der Kehle erzeugen können. Ziel ist eine entspannte, sanft fließende Atmung. Nehmen Sie bewusst die natürlichen Pausen zwischen der Ein- und Ausatmung wahr.

Die Ujjayi-Atmung ist eine hervorragende Übung, um die Gedanken zu beruhigen und den Fokus nach innen zu richten. Die Ujjayi-Atmung hilft dabei, den Atem zu verlängern und Ihr Atemvolumen zu vertiefen. Sie belebt den Organismus, erzeugt Wärme, fördert die Konzentration und wirkt ausgleichend auf Körper und Geist. Ujjayi kann zu jeder Tageszeit geübt werden. Versuchen Sie, auch während der Asana-Praxis einen gleichmäßigen, natürlich fließenden Ujjayi-Atem zu etablieren

MEDITATION MASTER YOUR LIFE!

{Body-Scan}

1. Kommen Sie in eine bequeme Sitzposition mit gekreuzten Beinen. Wirbelsäule gerade aufrichten (evtl. auf eine gefaltete Decke oder einen Block setzen). Legen Sie die Hände auf den Oberschenkeln ab, Handflächen zeigen nach oben, Ellenbogen sind durchgestreckt. Daumen und Zeigefingerkuppen berühren sich sanft (*Chin Mudra*), die anderen Finger sind lang ausgestreckt.
2. Schicken Sie nun Ihre ganze Aufmerksamkeit zu Ihren Füßen: Wie fühlen sich diese an? Was berühren sie? Stoff, Luft? Beobachten Sie jeden einzelnen Zeh, die Fußballen, die Fersen, die Gelenke. Versuchen Sie, nur zu beobachten und nicht zu bewerten. Atmen Sie in Ihre Füße.
3. Wandern Sie mit Ihrer Aufmerksamkeit weiter zu Ihren Händen. Beobachten Sie diese wie zuvor Ihre Füße. Wo liegen Ihre Hände auf? Spüren Sie Wärme in Ihren Handflächen? Wie berühren sich die Finger? Wie fühlen sich die Handgelenke an?
4. Kommen Sie dann mit Ihrer Aufmerksamkeit zu Ihrem Mund. Beobachten Sie, ob Ihre Lippen aufeinanderliegen oder geöffnet sind, wie sich die Mundwinkel anfühlen, ob Sie die Atmung auf Ihren Lippen spüren.
5. Beobachten Sie dann für 3 bis 5 Minuten Ihren Atem!
6. Lassen Sie abschließend den Atem einige Minuten natürlich fließen, strecken Sie Arme und Beine aus.

→ ***Atemlenkung für Stabilität, Vertrauen und neue Energie***

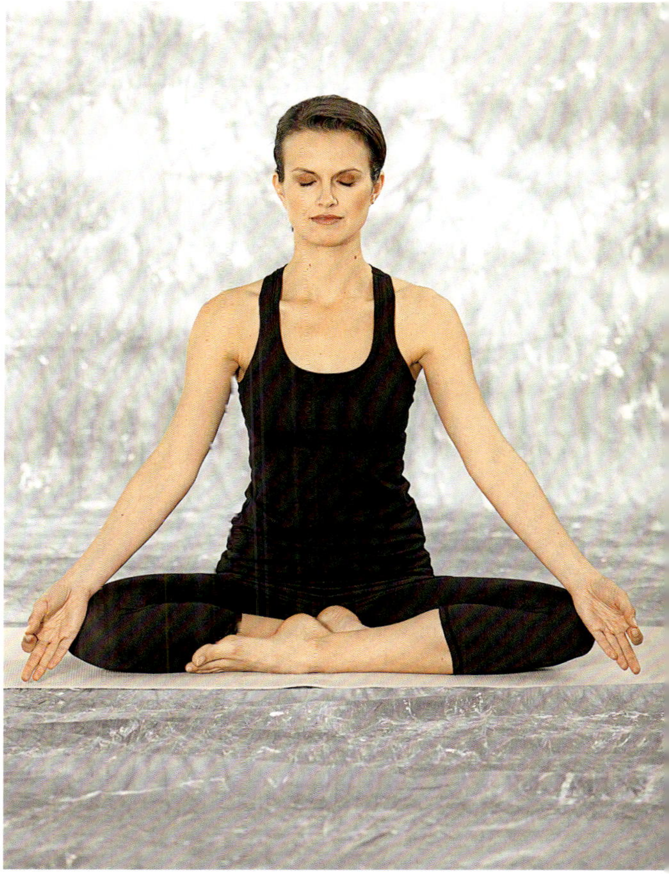

Diese Meditation hilft Ihnen, sich zu konzentrieren und Ihren Atem zu intensivieren. Die gleichmäßige, intensive Atmung lädt den Körper mit Prana (Lebensenergie) auf – für Extrakraft und -energie. Durch die Fokussierung auf die verschiedenen Bereiche des Körpers schulen Sie Ihre Körperwahrnehmung. Das hilft Ihnen, mehr Achtsamkeit zu entwickeln und Ihre Bedürfnisse klarer zu erkennen. Sie verbessern Ihre Fähigkeit, die Herausforderungen des Alltags zu meistern, und stärken Ihre Lebensfreude.

HAPPY FLOW – VITALITÄT UND LEBENSFREUDE

Mit dem Energie-Set öffnen wir sanft den Schulterbereich, weiten das Herz und den Brustraum. Kreislauf und Stoffwechsel werden durch die dynamischen Abfolgen auf Trab gebracht. Das macht Laune!

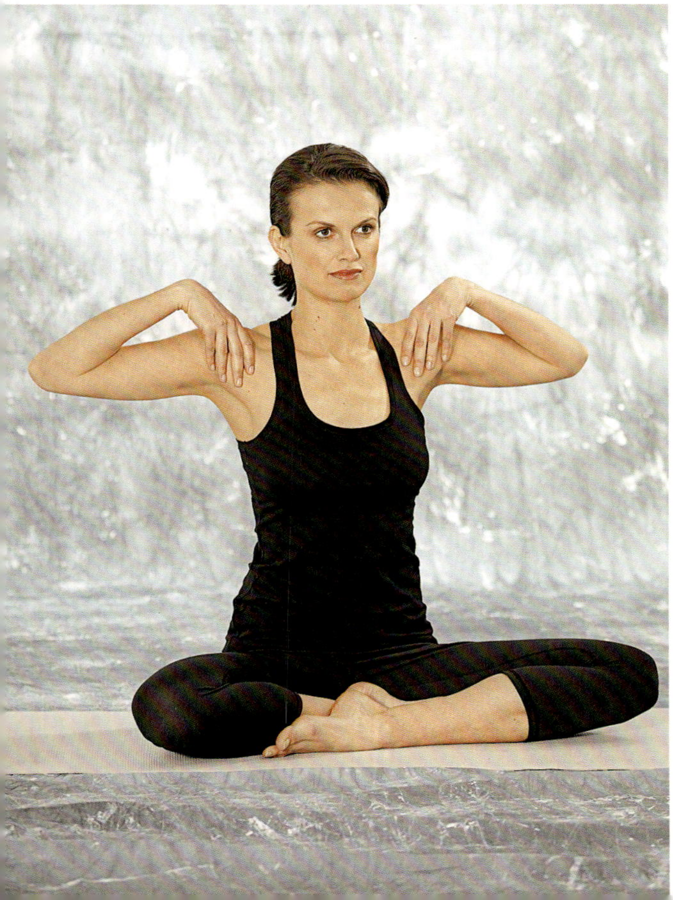

1. SCHULTERKREISEN

{Shoulder Twist}

Kommen Sie in eine bequeme Sitzposition. Augen schließen, den Atem fließen lassen. Legen Sie die Hände auf Ihre Schultern, Ellenbogen auf Schulterhöhe zur Seite ausgestreckt, Finger zeigen nach vorne, Daumen nach hinten. Einatmend Ellenbogen nach vorne kreisen (dicht zusammenbringen), ausatmend nach hinten. 5 bis 8 Runden, danach in die andere Richtung wiederholen. Hände lösen und nachspüren.

→ ***Wärmt die Schultern auf, lässt die Energien fließen, intensiviert die Atmung***

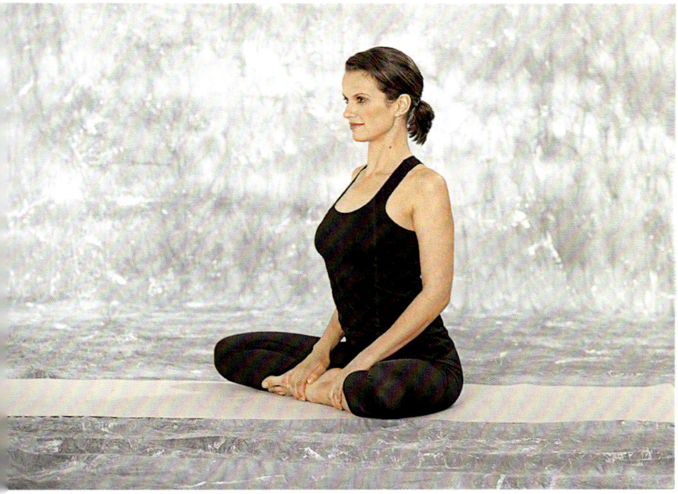

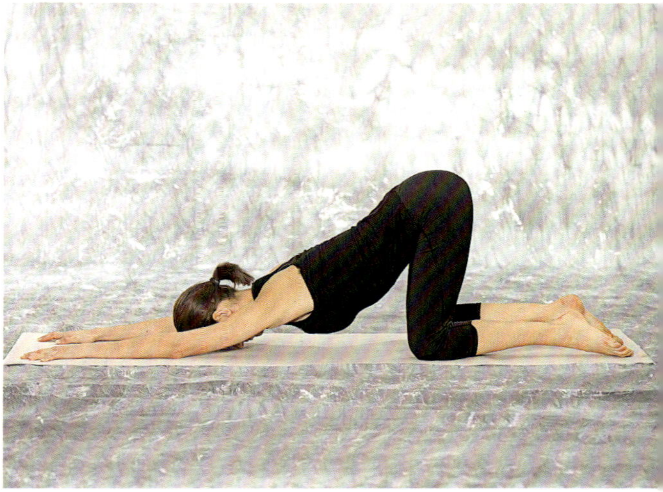

2. KAMELRITT
{Spinal Flex}

Bleiben Sie im Schneidersitz. Umgreifen Sie Ihr vorderes Fußgelenk mit beiden Händen. Wirbelsäule und Kopf bleiben gerade! Der Blick geht nach vorne. Einatmend Brustkorb nach vorn schieben und die Schultern zurück (sanftes Mula Bandha verhindert ein Hohlkreuz), ausatmend die Wirbelsäule rund machen, Brustkorb nach hinten ziehen. Der Kopf bleibt aufrecht! 15 bis 30 Runden.

+ ***Tipp:*** Schultern möglichst wenig bewegen, das Brustbein führt die Bewegung an.

→ ***Aktiviert die Wirbelsäule, löst Verspannungen, intensiviert den Atem***

3. POSITION DES HERZENS *{Anahatasana}*

Kommen Sie in den Vierfüßlerstand. Einatmend die gestreckten Arme nach vorne schieben, Oberkörper zum Boden senken, Unterarme auf die Matte. Das Becken bleibt über den Knien. Ausatmend Steißbein hochführen, Brustkorb und Schultern Richtung Boden senken, Stirn ablegen. 5 bis 8 Atemzüge. Po zu den Fersen schieben (Position des Kindes S. 157), einige Atemzüge ruhen.

+ ***Tipp:*** Wenn Sie beweglich genug im unteren Rücken sind und keine Nacken- und Wirbelsäulenprobleme haben, können Sie auch Kinn und Brustkorb am Boden aufsetzen und die Arme lang nach vorn ausstrecken.

→ ***Dehnt Brust- und Schulterbereich, schenkt Lebensfreude, öffnet das Herz für Dankbarkeit***

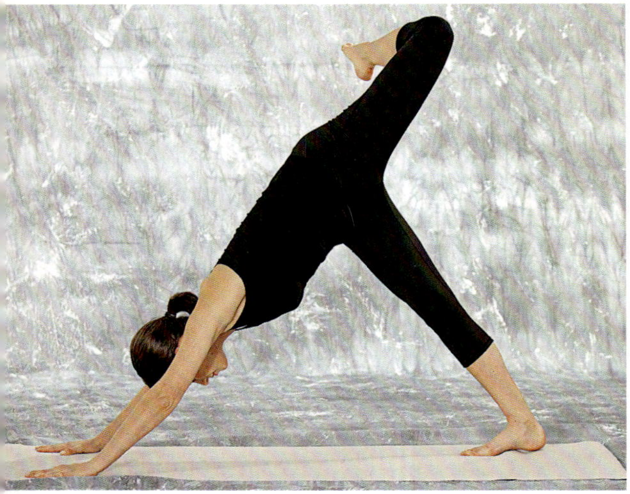

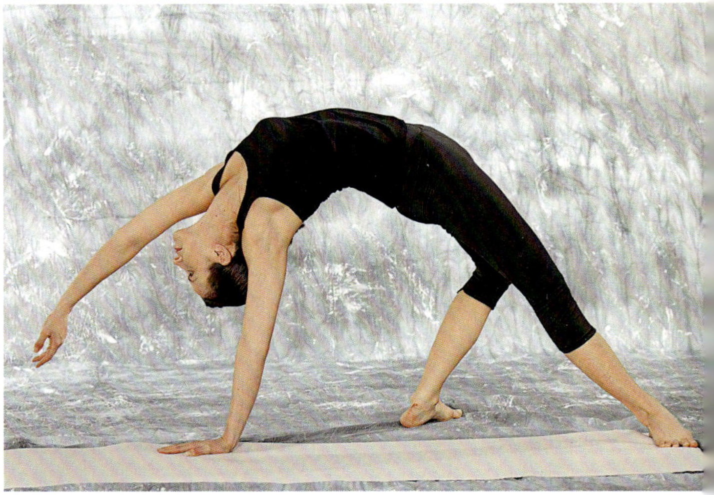

4. FLIP DOG FLOW

{Adho Mukha Variation}

Kommen Sie in den herabschauenden Hund. Einatmend linkes Bein nach hinten oben strecken, linke Hüfte zur Seite aufdrehen, Knie abwinkeln, Ferse zum Po. Knie schiebt Richtung Decke, Blick unter linker Achselhöhle nach oben. 5 bis 8 Atemzüge. Gewicht auf rechte Hand und Fußaußenkante verlagern, einatmend linke Hand vom Boden lösen, Oberkörper zur Decke aufdrehen. Linke Fußspitze am Boden absetzen (Knie bleibt im 90-Grad-Winkel), rechtes Bein strecken, Fußsohle zum Boden, Vorderseite öffnen. Linker Arm lang nach hinten, Blick zur Decke. 5 bis 8 Atemzüge. Einatmend wieder in den herabschauenden Hund. 2 bis 3 Runden, Seite wechseln.

→ ***Stärkt die Flexibilität in Kopf und Geist, sorgt für jede Menge Kraft, Energie und gute Laune***

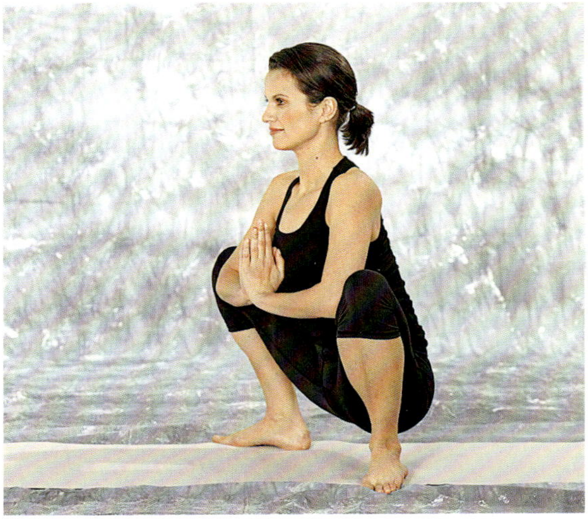

5. HOCKE

{Malasana}

Aus dem herabschauenden Hund Knie tief beugen, Po Richtung Boden senken, Oberkörper aufrichten und in eine weite Hocke kommen, Füße dabei mattenbreit öffnen. Wirbelsäule gerade aufrichten, Brustbein heben, Steißbein schiebt nach unten. Hände in Gebetshaltung (*Anjali Mudra*) vor dem Herzen zusammenlegen. Ellenbogen drücken von innen sanft gegen die Knie. Die Fersen sind am Boden! 10 bis 20 Atemzüge.

+ ***Tipp:*** Kommen Ihre Fersen nicht zum Boden, legen Sie sich ein flaches Kissen drunter oder rollen Sie die Matte auf und schieben sie unter die Fersen.

→ ***Löst Verspannungen in Rücken und Hüfte, hilft loszulassen, harmonisiert das Nervensystem***

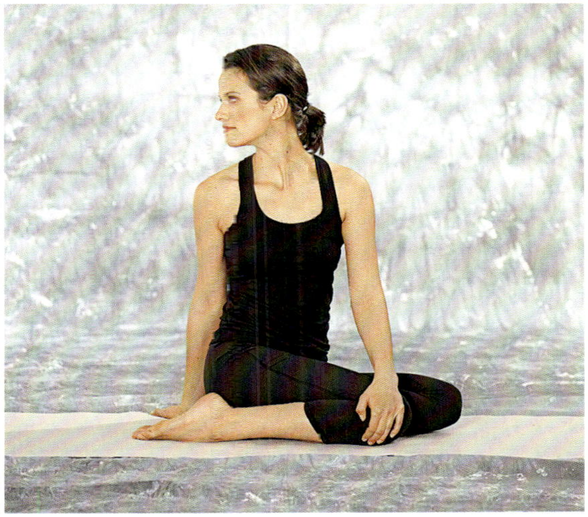

6. OFFENER DREHSITZ

{Bharadvajasana Variation}

Kommen Sie in den Fersensitz, Füße leicht nach rechts schieben, Po links daneben zum Boden senken. Linke Hand auf dem rechten Oberschenkel ablegen, die rechte Hand hinter sich am Boden aufstellen. Einatmend in der Wirbelsäule aufrichten und ausatmend zur rechten Seite twisten. 5 bis 8 Atemzüge, Seite wechseln.

+ ***Variante:*** In den halben Heldensitz kommen (linkes Knie anwinkeln, Unterschenkel an Außenseite des linken Oberschenkels ablegen, Fußspann am Boden). Rechten Fuß in die linke Leiste legen. Nach rechts drehen, rechte Hand fasst um den Rücken den rechten Zeh, linke Hand auf rechtes Knie.

→ ***Stärkt die Wirbelsäule, löst Anspannungen, beruhigt und harmonisiert***

7. HEUSCHRECKE MIT VERSCHRÄNKTEN ARMEN

{Salabhasana Variation}

Kommen Sie in die Bauchlage, Stirn am Boden ablegen. Beine hüftbreit öffnen, Fußspann liegt am Boden. Oberschenkel leicht nach innen drehen (Außenseiten zum Boden), Arme hinterm Rücken über dem Kreuzbein verschränken, Becken sanft in die Matte drücken. Einatmend Beine und Oberkörper vom Boden und Hände vom Kreuzbein heben. Bauchnabel nach innen ziehen, das Steißbein schiebt zurück. Oberkörper über die Krone des Kopfes lang nach vorn (Schultern an den Rücken schmiegen), Beine über die Zehen nach hinten strecken. Der Blick geht nach vorne, der Kopf bleibt gerade in Verlängerung der Wirbelsäule. Mit jeder Einatmung schaffen Sie Länge, mit jeder Ausatmung Platz im unteren Rücken. 5 bis 8 Atemzüge, 1 bis 3 Wiederholungen. Dazwischen einige Atemzüge in Bauchlage entspannen.

+ ***Tipp:*** Ist Ihnen diese Version zu intensiv, legen Sie die Arme neben dem Körper ab, Handflächen zum Boden, und lösen Sie abwechselnd nur den Oberkörper oder die Beine vom Boden.

→ ***Stärkt die komplette Körperrückseite, vitalisiert die Wirbelsäule, lindert Rückenschmerzen***

8. KOBRA

{Bhujangasana Variante}

Bleiben Sie in der Bauchlage, die Beine liegen dicht aneinander am Boden. Oberschenkel sanft nach innen drehen (Außenseiten zum Boden). Das schafft Platz im unteren Rücken. Beine lang über die Zehen zurück schieben, Fußspann und Zehen am Boden auflegen. Hände neben dem Brustkorb aufsetzen, Ellenbogen und Oberarme sind dicht am Oberkörper. Einatmend Oberkörper sanft anheben, Brustbein zieht nach vorne. Schultern zueinander und zurück schieben. Das Becken bleibt am Boden, Beine sind aktiv! Sinken Sie nicht in den Schultern ein. 5 bis 8 Atemzüge, 3 Wiederholungen. Nach jeder Runde einige Atemzüge in Bauchlage entspannen. Abschließend kurz im Kind (S. 157) ausruhen, dann in den herabschauenden Hund zurückkommen.

+ ***Variante:*** Kommen Sie in die Sphinx, wenn die Kobra für Ihren unteren Rücken zu intensiv ist: Ellenbogen vorm Brustkorb unter den Schultern am Boden ablegen, Unterarme parallel zueinander. Einatmend Brustbein nach vorne schieben, Herzraum weiten.

→ ***Kräftigt Beine und Rücken, löst Verspannungen, belebt, steigert das Durchhaltevermögen***

7.

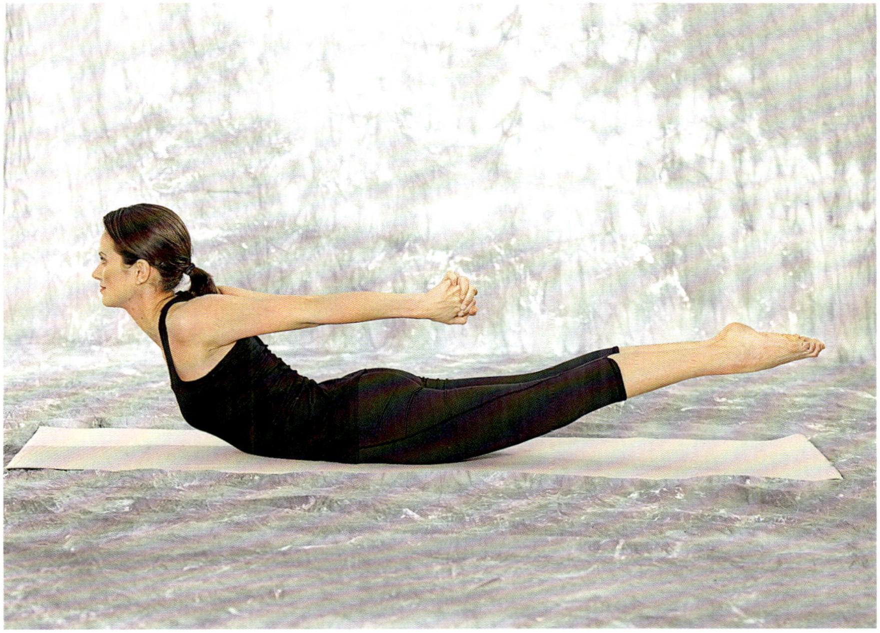

8.

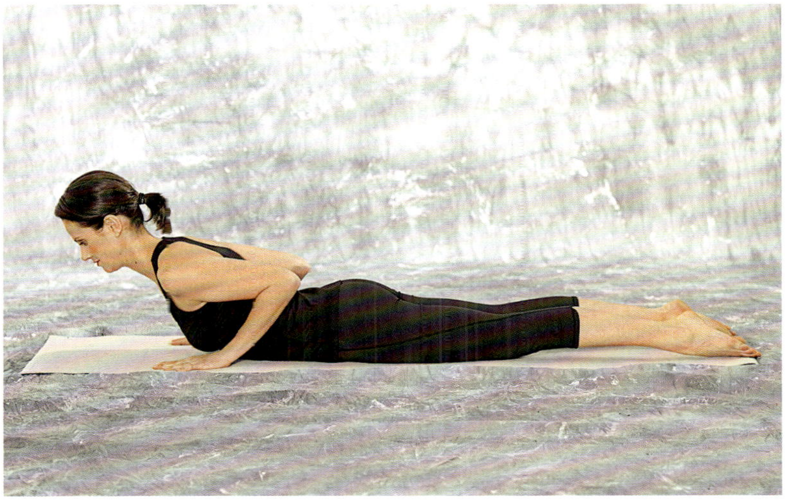

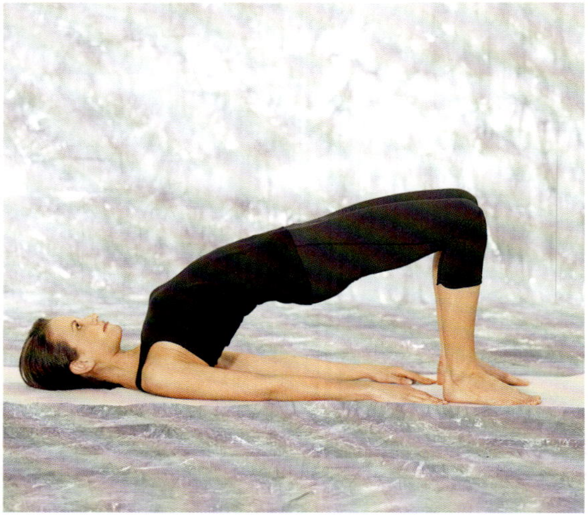

9. DYNAMISCHE SCHULTERBRÜCKE

{Setu Bandha Sarvangasana Variation}

⎵ In die Rückenlage kommen, Füße parallel hüftbreit aufstellen, Fersen an den Po. Arme lang neben Körper, Handflächen zum Boden. ⎵ Einatmend Füße in die Matte drücken, Becken Wirbel für Wirbel aufrollen. Knie bleiben parallel! Brustbein Richtung Kinn, Hinterkopf in die Matte schieben. ⎵ Ausatmend langsam zurück-, einatmend wieder hochrollen. Im Atemrhythmus wiederholen. 5 bis 8 Mal. ⎵ Letzte Runde: Position 5 bis 8 Atemzüge halten, ausatmend Becken Wirbel für Wirbel absenken. Füße mattenbreit aufstellen, Knie zueinanderbringen, Hände auf den Bauch. Einige Atemzüge entspannen, danach Knie sanft an die Brust ziehen.

→ ***Regeneriert, entspannt das Nervensystem, aktiviert den Stoffwechsel, hebt die Stimmung***

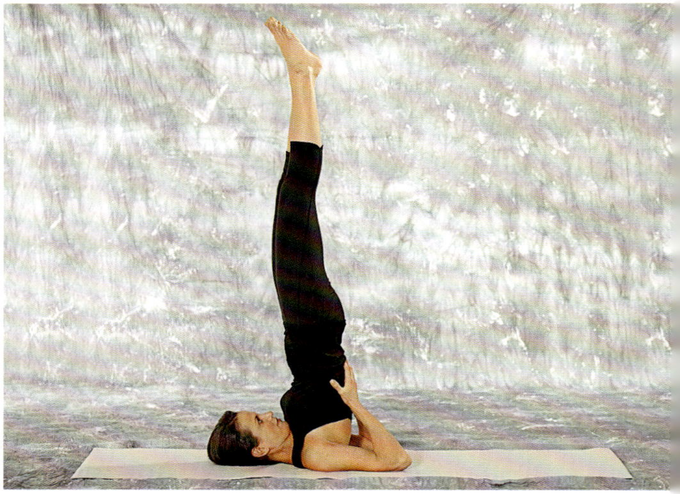

10. SCHULTERSTAND

{Salamba Sarvangasana}

⎵ In der Rückenlage Beine über den Kopf nach hinten schwingen. ⎵ Ellenbogen schulterweit aufsetzen, Schulterblätter zusammenziehen, Hände an den unteren Rücken. ⎵ Beine nacheinander lang nach oben strecken. Zehen sind gepointet (Ballerinafuß), die Beine schieben aktiv zueinander. ⎵ Kinn vom Brustkorb wegziehen. Schauen Sie in dieser Position NICHT nach links und rechts! ⎵ 15 Atemzüge. ⎵ Ausatmend Beine lang über den Kopf nach hinten strecken, achtsam in die Rückenlage zurückrollen. Sie können dafür die Beine beugen und mit den Händen die Außenkante Ihrer Matte greifen.

→ ***Entlastet die Beine, Organe und das Herz, stärkt den Kreislauf, klärt den Geist, entspannt***

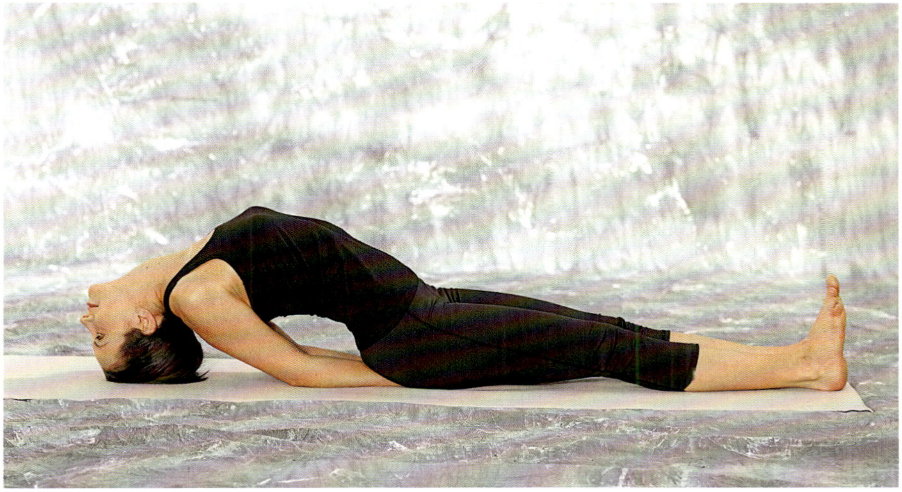

11. FISCH

{Matsyasana}

Beine lang ausstrecken, Hände flach unter den Po bringen (Handflächen zum Boden), Unterarme und Ellenbogen dicht nebeneinander aufsetzen. Aus der Kraft der Unterarme den Oberkörper anheben und Brustkorb öffnen (Geübte bringen die Krone des Kopfes zum Boden). Bei Nackenproblemen Kopf in Verlängerung der Wirbelsäule ausrichten. 5 Atemzüge. Einatmend Kinn zum Brustkorb ziehen, ausatmend Körper abrollen. Knie heranziehen, sanft auf dem unteren Rücken hin und her rollen. Kommen Sie zurück zum Sitzen mit gekreuzten Beinen, atmen Sie einige Runden Ujjayi, lassen Sie dann jede Atemkontrolle ziehen, 5 bis 10 Minuten entspannen. Hände liegen in *Jnana Mudra* (Daumen- und Zeigefingerkuppen berühren sich sanft) auf den Knien. Wenn Sie mögen, kommen Sie danach noch einige Minuten in die Endentspannung in Rückenlage (Shavasana, S. 131).

→ ***Entspannt und belebt, öffnet das Herz, stärkt die Zuversicht und das Vertrauen***

Essen in der Energie-Phase

Die Ernährung kann Sie in einen neuen energiesteigernden und fröhlichen Zustand führen. Es gibt verschiedene Lebensmittel, die Energie bringen, den Stoffwechsel anregen, glücklich, wach und fit machen.

Top-Energie-Booster und Gute-Laune-Lebensmittel:

- Vollkorngetreide, Hülsenfrüchte, Soja
- Kakao, dunkle Schokolade
- belebende Gewürze wie Ingwer, Chili, Kardamom, Senf, Vanille
- vitaminreiches Obst wie Granatapfel, dunkle Beeren, Zitrusfrüchte, getrocknete Feigen und Datteln, Beeren, Zitrusfrüchte
- Nüsse, Samen
- mineralstoffreiches Gemüse wie Mangold, Rotkohl, Spinat, Brokkoli, Paprika, Karotten

Komplexe Kohlenhydrate, die in Vollkornprodukten und Hülsenfrüchten reichlich vorkommen, sorgen für einen ausgeglichenen Blutzuckerspiegel und verhindern Heißhunger. So kommt gleich gute Stimmung auf.

Verwenden Sie häufig Ingwer, denn der heizt von innen ein und die ätherischen Öle wirken beruhigend auf den Körper. Auch der Scharfmacher Capsaicin, der in der Chilischote enthalten ist, regt den Stoffwechsel, die Fettverbrennung und das Gehirn an und lässt unser körpereigenes Glückshormon, die Endorphine, ausschütten. Kakao und Schokolade enthalten die Aminosäure Tryptophan, die wichtig für die Bildung von Serotonin ist, und sorgen so ebenfalls für Glücksgefühle.

Auch Granatapfel, Beeren und Zitrusfrüchte pushen die Stimmung. Das darin enthaltene Vitamin C sorgt dafür, dass Eisen vom Körper gut aufgenommen wird. So kann der Sauerstoff mühelos ins Gehirn gelangen, das macht wach. Auch Soja verbessert durch das enthaltene Lecithin die Gehirndurchblutung. Übrigens: Super Eisenlieferanten sind Getreidekörner, Hülsenfrüchte, grünes Gemüse, Nüsse und Trockenobst.

Wichtig in dieser Phase: Essen Sie regelmäßig (alle 3 bis 4 Stunden), damit Ihr Blutzuckerspiegel nicht schwankt und Ihre Energie konstant bleibt.

No-Go: Vermeiden Sie alles, was einen erholsamen Schlaf beeinträchtigt: zu viel Alkohol oder Kaffee, sehr fettiges oder zu üppiges Essen, Fast Food und zuckerreiche Lebensmittel. Letztere beiden bringen zudem den Blutzuckerspiegel zu sehr außer Balance, was uns ebenfalls matt und träge werden lässt.

Los geht's: Starten Sie mit einem Energie-Frühstück. Die Snacks zwischendurch geben neue Power. Ein leichtes Abendessen sorgt für Regeneration und guten Schlaf.

ENERGIE-GEWÜRZ-MISCHUNG

Für 1 kleines Schraubglas

– 1 getrocknete Chilischote – 2 TL Koriandersaat – je 1 TL Kardamom-, Fenchel- und Senfsaat – Szechuanpfeffer – ½ TL Kreuzkümmel – 4 Pimentkörner – je ¼ TL Vanille- und Kurkumapulver

Zubereitungszeit ca. 10 Min.

- Die Gewürze bis auf das Pulver kurz in einer Pfanne anrösten, bis sie leicht duften. Anschließend in einem Mörser zerstoßen oder mit einer Mühle mahlen.
- Vermischen Sie die zerstoßenen Gewürze mit dem Vanille- und Kurkumapulver.

→ ***Energie mit Pep***

PIKANTE NÜSSE

Für 2 Personen

– je ½ TL Koriander- und Senfsamen – 4 Pimentsamen – 60 g Nussmischung – 1 EL Olivenöl – 1 Msp. Thymian, getrocknet – je 1 Prise Kurkuma- und Vanillepulver – Meersalz

Zubereitungszeit ca. 10 Min

- Die Gewürze in einem Mörser zerstoßen. Öl in einer Pfanne erhitzen. Nüsse und Gewürze dazugeben und anrösten. Mit Salz würzen.

+ ***Variante:*** Liebhaber der süßen Variante karamellisieren die Nüsse in 1 TL Ghee in der Pfanne mit 1 EL Honig, 1 Prise Zimt und Vanillepulver.

→ ***Energiesnack für zwischendurch***

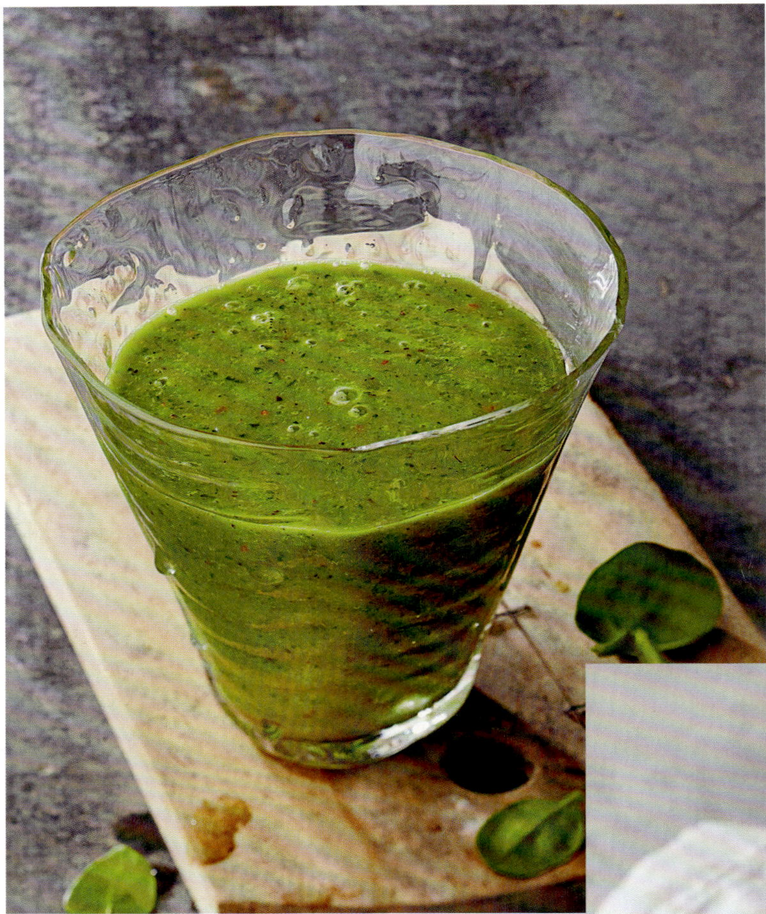

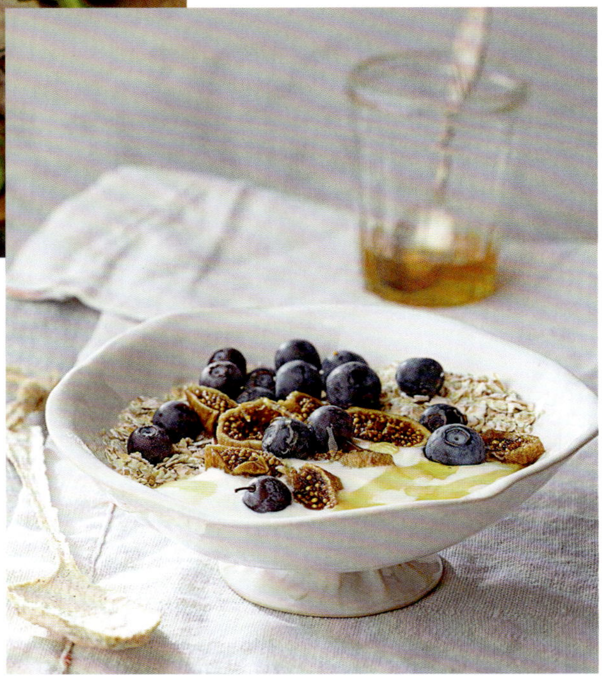

GRÜNER SMOOTHIE

Für 2 Personen

1 Handvoll Blattspinat — Fleisch einer ½ Avocado — 1 kleiner Apfel — 1 Bio-Orange — 1 Kiwi — 300 ml Apfelsaft — 1 EL Zitronensaft

Zubereitungszeit ca. 15 Min.

- Blattspinat waschen und trocken schütteln. Avocadofleisch in Stücke schneiden. Apfel waschen, halbieren, entkernen und in Stücke schneiden. Orangen halbieren und Saft auspressen. Kiwi schälen und in Stücke schneiden. Alles zusammen mit dem Apfel- und Zitronensaft in einem Standmixer pürieren. Smoothie in zwei große Gläser füllen.

(+) ***Variante:*** Probieren Sie den Smoothie mal mit Rote-Bete- oder Kohlrabiblättern, Mango, Ananas, Papaya, Melone, Birne etc.

(→) ***Booster für Körper und Geist***

ENERGIE-MÜSLI

Für 2 Personen

je 2 EL Hirse-, Hafer- und Buchweizenflocken — 1 EL Sesamsaat — 3 getrocknete Feigen — 200 g Heidelbeeren — 300 g Naturjoghurt — 1 EL Honig

Zubereitungszeit ca. 10 Min.

- Flocken und Sesam miteinander vermischen. Feigen in kleine Würfel schneiden und unter das Müsli heben. Beeren vorsichtig waschen.
- Joghurt mit Honig vermischen und in zwei Schalen geben. Je die Hälfte der Beeren und des Müslis auf dem Joghurt verteilen und servieren.

(+) ***Variante:*** Die Flocken können Sie nach Belieben austauschen. Im Winter schmecken die Flocken auch als Getreidebrei mit Sojamilch gekocht und geriebenen Birnen und Äpfeln.

(→) ***Stärkend am Morgen***

FRUCHTIGER ROTKOHLSALAT

Für 2 Personen

50 g Beluga- oder Berglinsen – 400 g Rotkohl – 1 Bio-Orange – 1 daumengroßes Stück Ingwer – 2 EL Olivenöl – Meersalz – Pfeffer, frisch gemahlen – 1 Prise Energie-Gewürz-Mischung – 20 g Cashewkerne

Zubereitungszeit ca. 20 Min.

- Linsen in der doppelten Menge Wasser ca. 20–25 Min. weich garen.
- Äußere Rotkohlblätter entfernen, Kopf halbieren, Strunk herausschneiden. Kohl waschen, in feine Streifen schneiden.
- Orangenschale samt der weißen Haut mit einem Messer abschneiden, aus den weißen Trennhäuten Filets schneiden, Saft dabei auffangen. Orangenreste ausquetschen, Saft beiseite stellen. Kohl mit Orangenfilets vermengen.
- Ingwer schälen, fein reiben. Mit Orangensaft, Öl und Linsen vermischen. Mit Salz, Pfeffer und Würzmischung abschmecken, mit Orangenkohl vermengen. Cashewkerne trocken anrösten, über den Salat streuen.

(+) ***Variante:*** Statt Rotkohl schmeckt der Salat auch mit Fenchel, Rettich oder in Scheiben gehobelten Gurken.

(→) ***Herb-süßliche Liaison mit Power-Nährstoffen***

NUSSIGER FELDSALAT

Für 2 Personen

100 g Feldsalat – 1 rote Paprikaschote – 200 g Kartoffeln (Frühkartoffeln mit dünner Schale) – 1 EL Olivenöl – Meersalz – Pfeffer, frisch gemahlen – Thymian, getrocknet – 2 EL Walnussöl – 2 EL Aceto balsamico bianco – 1 TL Honig – 1 TL Senf – 20 g Walnusskerne

Zubereitungszeit ca. 25 Min.

- Feldsalat waschen, putzen und trocken schütteln. Paprika waschen, putzen und in Streifen schneiden. Kartoffeln waschen und in kleine Würfel schneiden.
- Öl in einer Pfanne erhitzen, Kartoffelwürfel darin ca. 10–15 Min. braten. Mit Salz, Pfeffer und Thymian würzen.
- Für das Dressing Walnussöl, Essig, Honig und Senf vermischen. Nüsse grob hacken, in einer Pfanne trocken anrösten. Nüsse unter das Dressing geben, mit Salz und Pfeffer würzen.
- Feldsalat und Paprika vermengen und auf zwei Teller geben. Kartoffeln auf dem Salat verteilen. Vor dem Servieren mit Dressing beträufeln.

(+) ***Variante:*** Der Salat schmeckt auch mit Bataviasalat, Rucola, Tomaten, Karotten und Rettich. Diese Zutaten geben ebenfalls reichlich Eisen, Vitamin C und auch Vitamin A, das unsere körperliche Widerstandsfähigkeit fördert.

(→) ***Power-Salat mit Eisen und Vitamin C***

SCHARFER SOBA-NUDEL-SALAT MIT RÄUCHERTOFU

Für 2 Personen

- 100 g Soba-Nudeln (jap. Buchweizennudeln)
- Meersalz
- 1 Schalotte
- 250 g Zuckerschoten
- 4 EL Olivenöl
- 1 reife Mango
- 1 walnussgroßes Stück Ingwer
- 1 kleine Chilischote
- 2 EL Limettensaft
- 1 TL Sojasoße
- 1 TL Agavendicksaft
- Pfeffer, frisch gemahlen
- 200 g Räuchertofu
- 20 g Cashewkerne
- 1 Msp. Kurkumapulver
- ½ Bund Koriandergrün

Zubereitungszeit ca. 20 Min.

- Nudeln in kochendem Salzwasser in ca. 5 Min. bissfest garen, abgießen, auskühlen lassen. Schalotte abziehen, fein würfeln. Zuckerschoten waschen und putzen. 1 EL Öl in einer Pfanne erhitzen, Schalotte andünsten, Zuckerschoten dazugeben und 5 Min. dünsten.
- Mango schälen, Fruchtfleisch vom Kern lösen und in Würfel schneiden. Nudeln, Zuckerschoten und Mango miteinander vermengen.
- Für das Dressing Ingwer schälen und fein hacken, Chilischote längs halbieren, entkernen, die Schote ganz fein hacken. Ingwer und Chili mit 2 EL Öl, Limettensaft, Sojasoße und Agavendicksaft vermischen. Mit Salz und Pfeffer würzen. Dressing mit den Salatzutaten vermengen und ziehen lassen.
- Tofu in Würfel schneiden, restliches Öl erhitzen und Tofuwürfel mit den Cashewkernen kross anbraten. Mit Salz, Pfeffer und Kurkuma würzen. Koriander waschen, trocken schütteln, Blätter abzupfen. Koriander und Tofu mit den Kernen über den Salat streuen und servieren.

+ ***Variante:*** Bereiten Sie den Salat statt mit Soba-Nudeln mit Reisnudeln oder gegartem Naturreis zu. Diese bestehen ebenfalls aus komplexen Kohlenhydraten und sind eisenreich.

→ ***Erfrischend-fruchtiger Energie-Booster***

KICHERERBSENKÜCHLEIN MIT PAPAYA-SALSA

Für 2 Personen

- ½ Papaya
- 2 Stangen Frühlingszwiebeln
- 1 kleines Stück Ingwer
- 1 Stange Staudensellerie
- 2 Zweige Koriandergrün
- 2 EL Limettensaft
- 2 EL Olivenöl
- 1 TL Agavendicksaft
- 100 g Kichererbsenmehl
- 1 EL Sesamsamen
- 1 Msp. Natron oder Backpulver
- 150–170 ml Mandelmilch
- Meersalz
- Pfeffer, frisch gemahlen
- 1 Prise Energie-Gewürz-Mischung
- 2 EL Ghee
- 50 g Feldsalat
- 2 EL Joghurt

Zubereitungszeit ca. 20 Min.

- Papaya schälen, Kerne herauslöffeln und Frucht in kleine Würfel schneiden. Frühlingszwiebeln waschen, putzen und in kleine Ringe schneiden. Ingwer schälen und fein hacken. Selleriestange waschen, putzen und in kleine Stücke schneiden. Koriander waschen, trocken schütteln und fein hacken.
- Limettensaft, Öl, Agavendicksaft und Koriander gut miteinander vermischen. Mit Papaya, Frühlingszwiebeln und Sellerie vermengen und mit Salz, Pfeffer und der Energie-Gewürz-Mischung abschmecken.
- Kichererbsenmehl mit dem Backpulver vermengen. Mehl zu der Mandelmilch sieben und gut vermischen, bis ein zähflüssiger Teig entsteht. Mit Salz würzen. Ghee in einer Pfanne erhitzen und 8 Fladen goldgelb braten.
- Feldsalat waschen, putzen und trocken schütteln. Kichererbsenküchlein und Salat auf zwei Teller verteilen, darauf die Salsa und je 1 EL Joghurt geben.

+ ***Variante:*** Statt Kichererbsenmehl kann auch Weizenvollkornmehl verwendet werden. Dafür sollte aber ein Ei mit in den Teig verquirlt werden. Die Salsa ist auch mit Melone, Mango oder Nektarine ein Highlight.

→ ***Zum Kichern lecker, energiereich für mehr Power***

KNUSPER-TOFU MIT GRANATAPFEL-ROTKOHL

Für 2 Personen

- 350 g Rotkohl
- 1 Schalotte
- 5 EL Olivenöl
- 2 EL Aceto balsamico
- 2 EL Rohrzucker
- 50 ml Gemüsebrühe
- 1 Zweig Rosmarin
- 5 Pimentkörner
- ½ TL Koriandersaat
- 1 Lorbeerblatt
- 2 EL Kichererbsenmehl
- Meersalz
- Pfeffer, frisch gemahlen
- 3 EL Sesamsaat
- 200 g Tofu
- 2 EL Vollkornmehl
- 150 g Ziegenfrischkäse
- 150 ml Milch
- je 1 Prise Thymian und Kurkuma
- 4 EL Granatapfelkerne

Zubereitungszeit ca. 50 Min.

- Äußere Rotkohlblätter entfernen, Kopf halbieren, Strunk herausschneiden. Kohl waschen, in feine Streifen schneiden. Schalotte abziehen, in Streifen schneiden.
- 1 EL Öl in einem Topf erhitzen, Schalotte andünsten, Kohl zugeben, ca. 5 Min. dünsten. Mit Essig ablöschen, mit Zucker bestreuen, Brühe angießen.
- Rosmarinzweig waschen. Pimentkörner und Koriandersamen im Mörser zerstoßen, mit Lorbeerblatt und Rosmarin zum Kohl geben, zugedeckt ca. 20 Min. dünsten.
- Kichererbsenmehl in 4 EL Wasser anrühren. Auf drei Teller Vollkornmehl mit Salz und Pfeffer gemischt, das angerührte Kichererbsenmehl und den Sesam geben. Tofu in 4 Scheiben schneiden, nacheinander in Mehl, Kichererbsenflüssigkeit und Sesam wälzen. Panade fest andrücken. Restliches Öl in einer Pfanne erhitzen, Tofu von allen Seiten anbraten. Mit Salz und Pfeffer würzen.
- Ziegenfrischkäse und Milch in einem Topf erhitzen, mit Thymian, Salz und Pfeffer würzen.
- 3 EL Granatapfelkerne mit Kohl vermischen, mit Salz und Pfeffer würzen. Soße mit einem Schneebesen kräftig aufschäumen.
- Rotkohl und Tofu auf zwei Tellern anrichten, mit Schaum beträufeln und den restlichen Granatapfelkernen bestreuen.

→ ***Pinke Geschmack-Vielfalt mit Eisen, Eiweiß und Vitamin C***

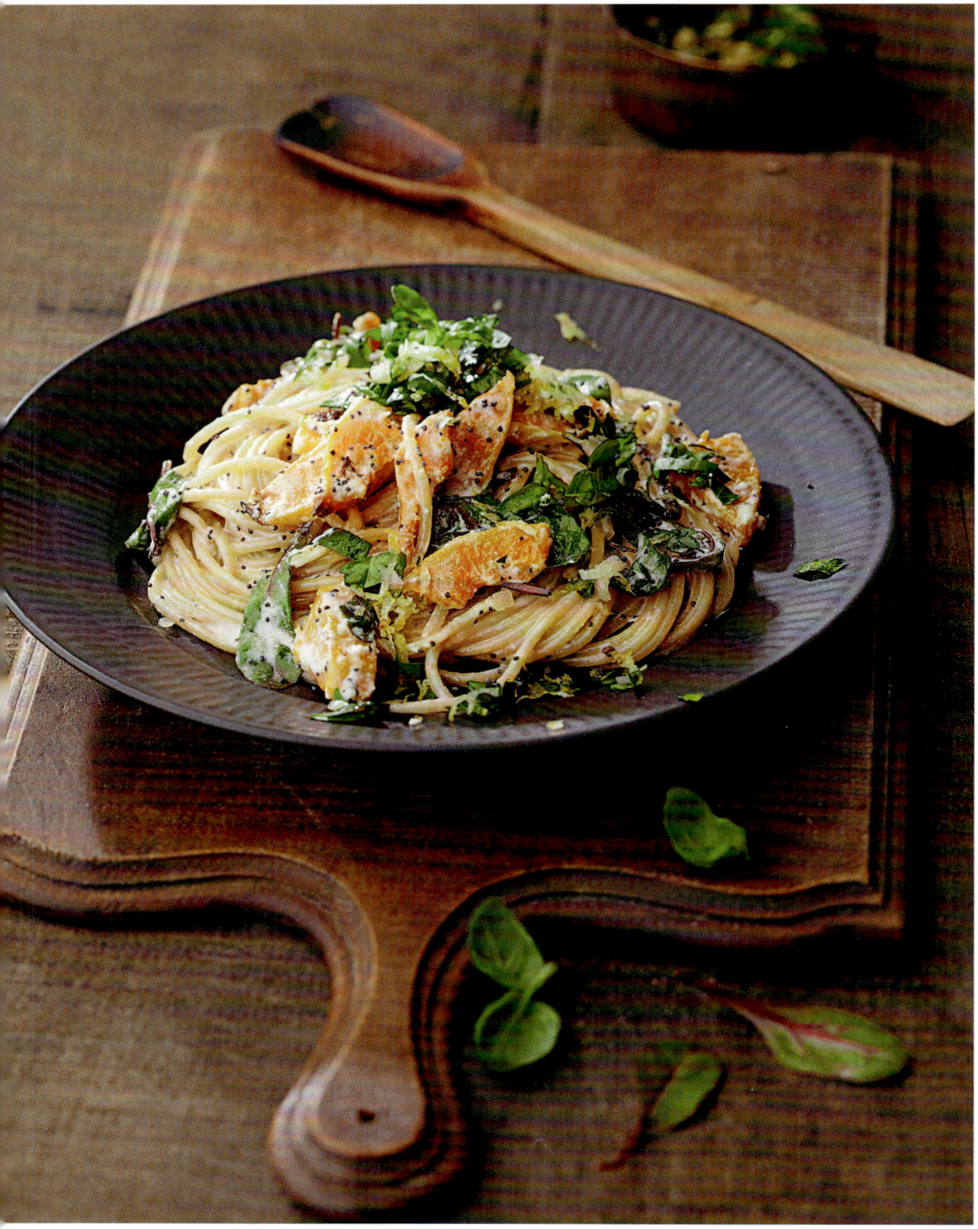

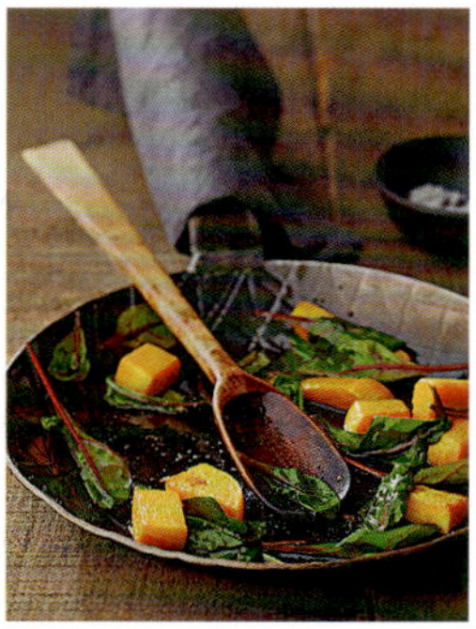

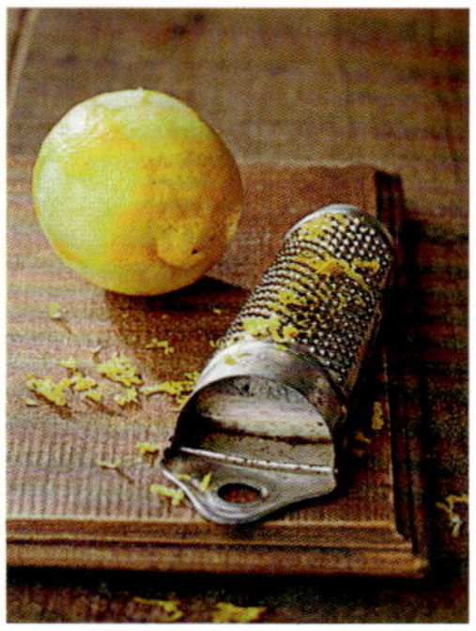

POWER-GEMÜSE-EINTOPF

Für 2 Personen

- 200 g Gemüse (Sellerie, Möhren, Lauch) - 1 walnussgroßes Stück Ingwer - 1 EL Ghee - 1 TL Energie-Gewürz-Mischung - 3 EL Haferschrot - 500 ml Gemüsebrühe - 4 EL Sahne - Meersalz - Pfeffer, frisch gemahlen - je ½ Bund Blattpetersilie und Schnittlauch

Zubereitungszeit ca. 20 Min.

- Sellerie und Möhren putzen, schälen und waschen. Lauch putzen, längs aufschneiden, waschen. Gemüse in kleine Stücke schneiden. Ingwer schälen und fein hacken.
- Ghee in einem Topf erhitzen, Würzmischung, Gemüse und Ingwer zugeben, andünsten. Haferschrot zugeben, weitere 5 Min. dünsten. Gemüsebrühe angießen, aufkochen lassen. Suppe ca. 5 – 8 Min. köcheln lassen.
- Sahne in einer Rührschüssel mit dem Mixer cremig schlagen. In die Suppe geben, mit Salz und Pfeffer abschmecken. Kräuter waschen, trocken schütteln und fein schneiden. Vor dem Servieren über die Suppe streuen.

+ ***Variante:*** Das Gemüse kann mit Blumenkohl, Kohlrabi, Pastinaken, Brokkoli oder Zucchini erweitert werden, das sind gute Eisen- und Vitamin-C-Lieferanten.

→ ***Energie zum Löffeln***

CREMIGE MANGOLD-KÜRBIS-PASTA

Für 2 Personen

- 200 g Vollkornspaghetti - Meersalz - 1 kleiner Mangold - ¼ Hokkaidokürbis (ca. 200 g) - 1 Bio-Zitrone - 2 EL Olivenöl - 100 ml Sahne - 100 g Ziegenfrischkäse - 1 Prise Energie-Gewürz-Mischung - 1 EL Mohnsamen - 1 Schalotte - je ½ Bund Basilikum und Blattpetersilie

Zubereitungszeit ca. 40 Min.

- Nudeln in Salzwasser in ca. 8 – 10 Min. (nach Zubereitungsangabe) garen.
- Mangold und Kürbis waschen, in Streifen schneiden. Zitrone waschen, Schale abraspeln, Saft auspressen.
- 1 EL Öl erhitzen, Kürbis und Mangoldweiß ca. 5 Min. dünsten. Mangoldgrün zugeben, weitere 5 Min. dünsten. Zitronensaft, Sahne und Frischkäse zugeben, mit Würzmischung, Mohn und Salz würzen.
- Schalotte abziehen, fein hacken. Kräuter waschen, trocken schütteln, hacken. Restliches Öl erhitzen, Schalotten glasig dünsten. Kräuter und Zitronenschale zugeben.
- Nudeln unter die Pasta-Soße heben, mit Kräutermischung bestreut servieren.

+ ***Variante:*** Mit Zucchini, Spinat, Tomaten und Auberginen wird das Gericht zu einem sommerlichen Vergnügen.

→ ***Energie pur***

SPICY GEMÜSECURRY MIT POWER-TOFU

Für 2 Personen

- 1 Süßkartoffel
- 2 Karotten
- 2 Stück Pak Choi
- 1 walnussgroßes Stück Ingwer
- 1 EL Kokosöl
- 1 EL Energie-Gewürz-Mischung
- 200 ml Kokosmilch
- 200 g passierte Tomaten
- Meersalz
- Pfeffer, frisch gemahlen
- 100 g Basmatireis
- ¼ TL Kurkumapulver
- ½ TL Koriandersamen
- 200 g Tofu
- 1 EL Ghee
- 30 g Cashewkerne
- 3 Zweige frischer Koriander

Zubereitungszeit ca. 30 Min.

- Süßkartoffel und Karotten schälen, waschen und in Würfel schneiden. Pak Choi waschen, putzen, in Streifen schneiden. Ingwer schälen und fein hacken.
- Kokosöl in einem Wok oder Pfanne erhitzen. Süßkartoffel, Karotten und Ingwer darin anbraten. Nach ca. 5 Min. die Gewürzmischung zugeben und mit anrösten. Gemüse mit Limettensaft ablöschen. Pak Choi zugeben, weitere 5 Min. dünsten. Kokosmilch und Tomaten-Passata zugeben, mit Salz und Pfeffer abschmecken. Weitere 5 Min. zugedeckt köcheln lassen.
- Inzwischen Reis mit Kurkuma in der 2,5fachen Menge Salzwasser in ca. 15 Min. weich garen.
- Koriandersamen in einem Mörser zerstoßen. Tofu in Würfel schneiden. Ghee in einer Pfanne erhitzen, Tofu mit den Cashewkernen anbraten, mit Salz, Pfeffer und zerstoßenem Koriander würzen.
- Korianderzweige waschen, trocken schütteln, Blätter abzupfen. Curry mit Reis, Tofuwürfeln und Koriander servieren.

+ ***Variante:*** Mit Mangold, Pastinaken, Brokkoli oder Blumenkohl kann das Curry immer wieder neu erfunden werden. Statt Tofu können Sie 200 g gegarte Kichererbsen mit den Nüssen andünsten, so kommt noch eine Extraportion Eisen und Vitamin E in den Topf.

→ ***Stoffwechselaktivator in einem Topf***

PINK POWER IM KNUSPERMANTEL

Für 2 Personen

- 100 g Belugalinsen
- 1 Knolle Rote Bete
- 2 EL Kichererbsenmehl
- 3 EL Vollkornmehl
- Meersalz
- Pfeffer, frisch gemahlen
- 2 EL Mohnsamen
- 2 EL Sesamsamen
- 4 EL Olivenöl
- 2 Karotten
- 1 Schalotte
- ½ TL Energie-Gewürz-Mischung
- 50 ml Apfelsaft
- 1 TL Agavendicksaft
- 1 EL Aceto balsamico

Zubereitungszeit ca. 40 Min.

- Linsen unter fließendem Wasser abspülen und in der doppelten Menge Wasser ca. 30 Min. weich garen.
- Rote Bete schälen und in dünne Scheiben schneiden. Kichererbsenmehl mit 8 EL Wasser anrühren. Auf drei Teller einmal Vollkornmehl mit Salz und Pfeffer, auf den nächsten das angerührte Kichererbsenmehl, auf den dritten Mohn mit Sesam gemischt geben. Rote-Bete-Scheiben nacheinander im Mehl, in der Flüssigkeit und in der Samenmischung wälzen, Panade fest andrücken. 3 EL Öl in einer Pfanne erhitzen, Scheiben von beiden Seiten anbraten. In eine Auflaufform geben und im Ofen bei ca. 100 °C warm halten.
- Karotten schälen, waschen und würfeln. Schalotte abziehen, fein hacken. Restliches Öl in einer Pfanne erhitzen. Schalotte darin kurz glasig dünsten. Karottenwürfel und die Würzmischung zugeben, ca. 5 Min. mitdünsten. Linsen und Apfelsaft zugeben. Linsengemüse mit Agavendicksaft und Essig abschmecken, mit Salz und Pfeffer würzen. Rote-Bete-Scheiben auf dem Linsengemüse servieren.

+ ***Variante:*** Panieren Sie doch mal Aubergine, Süßkartoffel oder Sellerieknolle zum Anbraten.

→ ***Extra Mineralstoffe für mehr Energie***

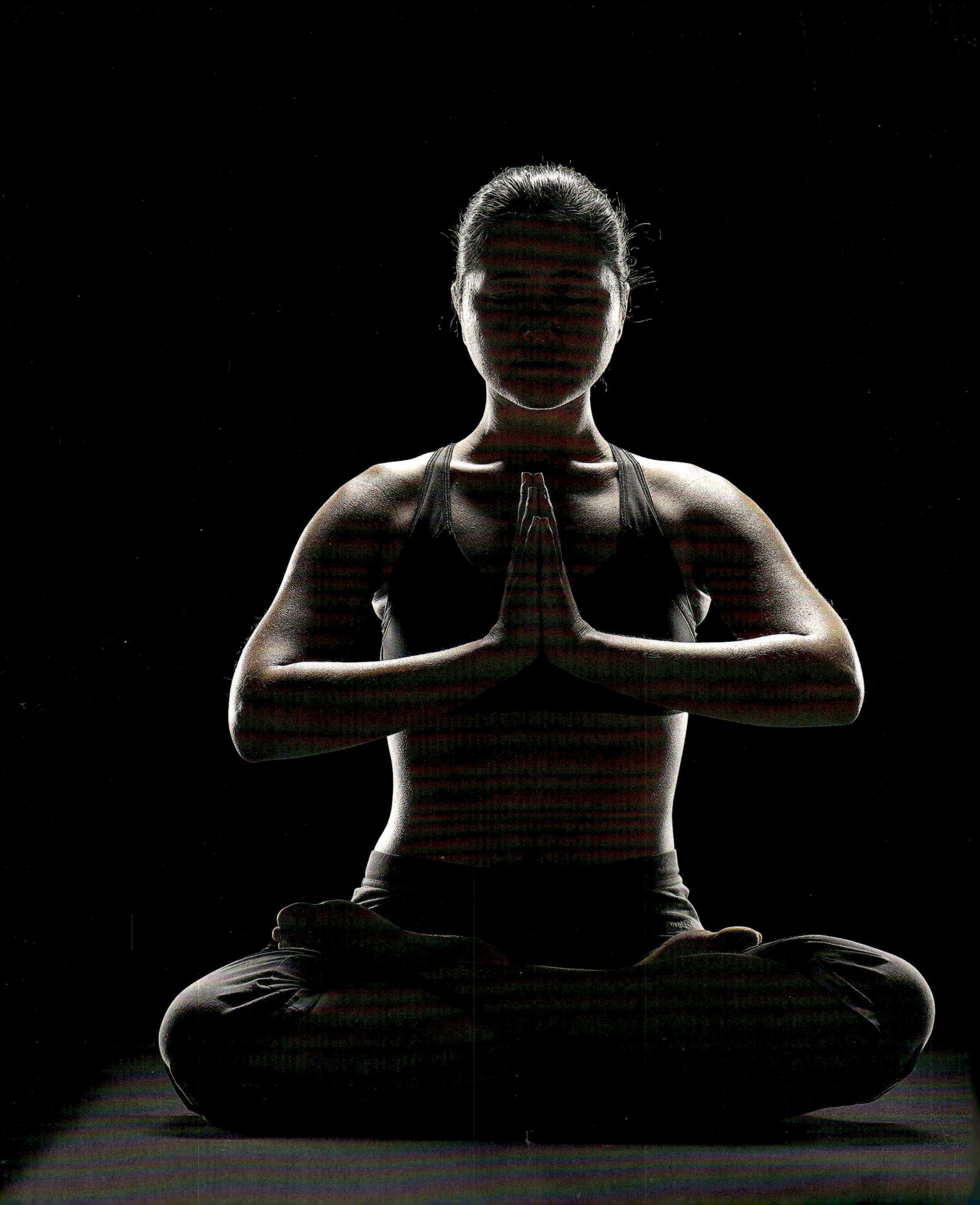

ENTSPANNUNG UND GELASSENHEIT

- ANKOMMEN UND ABSCHALTEN
- BALSAM FÜR KÖRPER UND SEELE
- REGENERATION UND ERHOLUNG

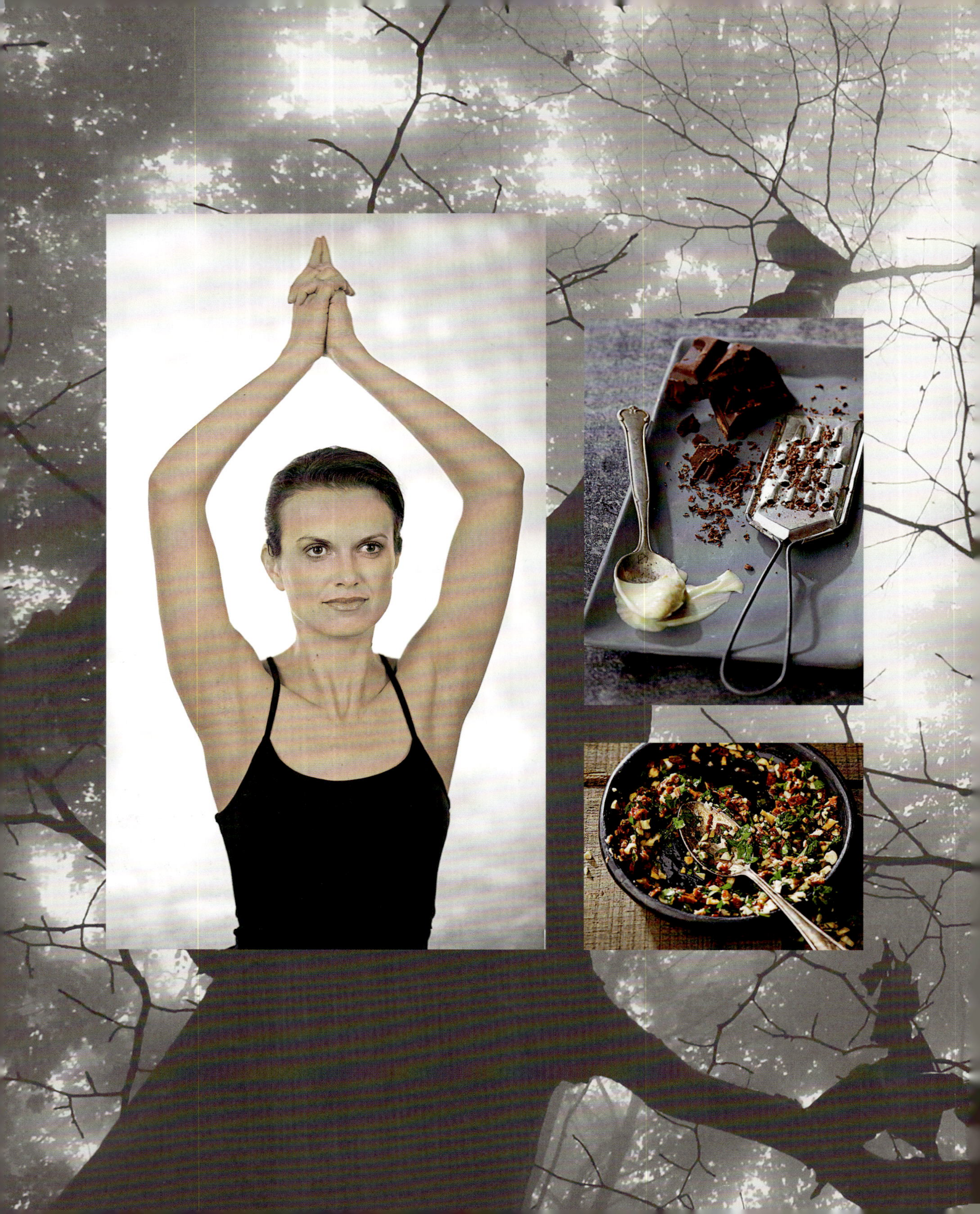

ZEIT FÜR ERHOLUNG

Schaffen Sie Abstand zum Alltag. Mit ausgleichenden Yoga-Übungen und wohltuenden Rezepten schenken Sie Ihrem angestrengten Körper und Geist die nötige Ruhe.

Ihr Zustand

– Sie sind angespannt, gehetzt und unruhig? Fühlen sich nervös und unkonzentriert? Machen sich um alles Sorgen und schlafen vor lauter Grübeln schlecht ein oder durch? In diesem Zustand verspannen sich auch Ihre Muskeln immer mehr: Sie ziehen die Schultern hoch, können nicht in Ruhe sitzen, wippen unruhig mit den Beinen. Ihre innere Unruhe treibt Sie an und Sie fühlen sich gehetzt, werden immer gereizter. Und wie steht es um Ihr Essverhalten? Schnürt Ihnen die dauernde Anspannung den Magen zu? Oder essen Sie alles, was Ihnen zwischen die Finger kommt, um Ihre Nerven zu beruhigen?

Ihr Ziel

– Entspannung, Ruhe und Regeneration! Sie brauchen jetzt dringend Erholung und Stärkung für Ihr Nervenkostüm und Ihren Körper. Steigen Sie aus dem Strudel aus Nervosität, Anspannung und Unruhe aus!

So geht's

– Starten Sie ganz langsam in die Phase! Planen Sie Ihre Tage: Mit einer klaren Struktur fällt es leichter, Ihre Aufgaben zu bewältigen. Planen Sie auch genügend Zeit ein für Dinge, die Sie gerne machen! Was bereichert Ihr Leben? Und was raubt Ihnen den Schlaf? Die regelmäßige Yoga-Praxis schult Ihre Wahrnehmung gegenüber den eigenen Verhaltensweisen und deckt negative Glaubenssätze schneller auf. Verschieben Sie den Fokus auf die Dinge, die Ihr Leben wertvoll machen.

Üben Sie am besten täglich die Wechselatmung (S. 64) und möglichst alle zwei Tage das Yoga-Set Silent Flow. Die Atmung beruhigt Ihre Nerven und schenkt Ihnen ein Gefühl von Ruhe, Kraft und Ausgeglichenheit.

EINKAUFS- UND CHECKLISTE FÜR DIE ENTSPANNUNGSPHASE

Lebensmittel:

- *Haferflocken, Hirseflocken, Amaranthpop, roter Quinoa, Vollkornfladenbrot, Vollkornmehl, Buchweizenmehl, Risottoreis*
- *Kartoffeln, Maronen, Süßkartoffeln; Kichererbsen, Kichererbsenmehl*
- *Naturjoghurt, Halloumi-Käse, Milch, Crème fraîche, Sahne, Tofu, Seidentofu, Eier*
- *Obst wie Bananen, Mango, Avocado, Birne, Feigen, Granatapfel, Orange, Limette, Zitrone, Himbeeren; Trockenobst wie Sultaninen, Aprikosen, Feigen, Cranberries*
- *Gemüse wie Rote Bete, Karotten, Kürbis, Süßkartoffeln, Rucola, Rotkohl, Spinat, Feldsalat, Butternusskürbis, Knoblauch, rote Zwiebel, Schalotte*
- *Gewürze wie Lavendelblüten, Kreuzkümmel-, Koriander-, Pimentsamen, Kurkuma, Nelken-, Zimt- und Vanillepulver, Muskat; Kräuter wie Minze, Thymian, Petersilie*
- *Kakao, Schokolade, Agavendicksaft, Honig, Rohrzucker*
- *Cashewkerne, Mandeln, Mandelmus, Sesamsamen und -paste, Pinien-, Pistazien- und Walnusskerne, Nussmischung*
- *Olivenöl, Ghee; Kokosmilch; Senf, getrocknete Tomaten, Tomatenmark, Gemüsebrühe, Trauben- und Apfelsaft, Aceto balsamico*

Diverses:

- *Lavendelkörperöl*
- *Notizbuch und Stift*

Die Yoga-Übungen unterstützen Sie dabei, abzuschalten und Verspannungen auf körperlicher und mentaler Ebene zu lösen. Gleichzeitig stärken sie Ihre Kraft und schenken neues Selbstvertrauen.

Lebensmittel, die voller beruhigender und klärender Inhaltstoffe stecken, stärken Ihre Nerven. Nehmen Sie sich genügend Zeit für die Mahlzeiten!

Bleiben Sie dran, auch wenn Sie sich erschöpft fühlen! Bewegung hilft, sich zu entspannen, denn die Aufmerksamkeit wird vom Grübeln zum Körper gelenkt. Blitz-Entspannung: Legen Sie kurz die Beine hoch (Umgekehrte Haltung, S. 71), um neue Kraft zu tanken.

Tipps für mehr Entspannung und Gelassenheit

Pausen. Machen Sie bei der Arbeit regelmäßig Pausen. Spazieren Sie draußen, lassen Sie den Blick in die Ferne schweifen, das entspannt.

Achtsamkeit. Nehmen Sie Ihre Umwelt bewusst wahr, achten Sie auf die kleinen Dinge.

Langmachen. Stehen Sie zwischendurch vom Schreibtisch auf, strecken Sie sich: Dehnen Sie die Muskeln, lockern Sie die Gelenke. Das löst Verspannungen in Schultern und Nacken.

Auszeit für die Augen. Reiben Sie die Handflächen aneinander, bis sie warm sind. Legen Sie die warmen Hände sanft über die Augen. Entspannt und beruhigt.

Massagen. Eine Selbstmassage mit Lavendelöl nach dem Duschen entspannt Muskeln und Geist.

Notizen. Schreiben Sie alles auf, was Sie gerade belastet. So brauchen Sie nicht mehr darüber nachzudenken.

Ausschalten. Lassen Sie vor dem Schlafengehen TV & Co. aus. Schmökern Sie lieber in einem schönen Buch.

ÜBEN IN DER ENTSPANNUNGS-PHASE

Verzichten Sie in dieser Phase auf das Üben von extra Sonnengrüßen, vor allem, wenn Sie schlecht ein- oder durchschlafen. Genießen Sie stattdessen die entspannenden, regenerierenden Übungen.

Die Übungen in der Rückenlage und die gestützten Asanas helfen Ihnen, Ballast abzuwerfen. Nutzen Sie Hilfsmittel wie Decken, Kissen, Blöcke und Gurt, um Ihren Körper in den Positionen zu entlasten. Gehen Sie mit Hingabe in die intensiven Dehnungen hinein und lassen Sie mit jeder Ausatmung mehr von Ihrer Anspannung und Nervosität los. Beobachten Sie Ihren Geist, wie er mit der Ruhe der Übungen umgeht – bewerten Sie alles sofort, langweilen Sie sich oder schweifen ab? Lassen Sie Ihre Gedanken ziehen, bleiben Sie mit Ihrer Aufmerksamkeit bei der Wahrnehmung Ihres Körpers und der Atmung.

Üben Sie das Set am besten abends. Sind Sie von der Arbeit noch sehr angespannt, kreisen Sie vor dem Set 4 Minuten den Oberkörper (S. 152, 2 Minuten pro Seite). Das hilft Ihnen, anzukommen, den Atem zu vertiefen und Ihren Körper, vor allem die Wirbelsäule, sanft aufzuwärmen. Mit den regenerierenden Übungen des Sets lösen Sie nach einem langen Tag die Belastungen des Alltags auf, lassen Verspannungen los und gewinnen Abstand zu Ihren Sorgen. Beste Voraussetzungen für eine erholsame Nacht.

Am Morgen helfen die Übungen, Ihre Energiespeicher wieder aufzuladen, vor allem, wenn Sie eine unruhige Nacht hatten. Planen Sie jedoch etwas Zeit danach ein, bevor Sie in Ihren Alltag starten, da Ihr Tempo durch die entspannenden Übungen etwas ruhiger ist.

Wir bleiben in allen Positionen mindestens 3 bis 5 Minuten. Erscheint Ihnen das anfangs zu lang, starten Sie mit 1,5 Minuten pro Übung. Stellen Sie einen Wecker, dann brauchen Sie während der Übungen nicht ständig auf die Uhr zu schauen. Fühlen Sie sich in einer der Positionen unwohl, kommen Sie bitte sofort raus oder variieren die Haltung.

Sie brauchen für das Set einige Hilfsmittel: Legen Sie sich Wolldecken, Kissen und Blöcke (oder ein dickes Buch), Bolster (alternativ eine dicke Rolle oder eine zusammengefaltete Decke) und evtl. ein Augenkissen (oder ein Tuch) bereit.

Los geht's: Starten Sie täglich mit der ausgleichenden Atemübung und üben Sie wenigstens alle zwei Tage das Set Silent Flow. Schließen Sie das Set mit der Dankbarkeitsmeditation ab.

WECHSELATMUNG

{Nadhi Sodhana}

1. Kommen Sie in eine einfache Sitzhaltung. Legen Sie Ihre Hände auf den Knien ab. Schließen Sie die Augen. Atmen Sie einige Atemzüge ruhig.
2. Beugen Sie Zeige- und Mittelfinger der rechten Hand zur Handfläche, Ringfinger und kleiner Finger sind lang ausgestreckt (*Vishnu Mudra*). Heben Sie den rechten Arm auf Schulterhöhe, beugen Sie den Ellenbogen. Die linke Hand liegt auf dem Oberschenkel, Finger in *Chin Mudra* (Daumen- und Zeigefingerkuppen berühren sich sanft).
3. Atmen Sie durch beide Nasenlöcher ein und aus. Nach einer Ausatmung schließen Sie mit dem rechten Daumen sanft das rechte Nasenloch, atmen Sie durch das linke Nasenloch vier Takte ein.
4. Verschließen Sie nun mit dem rechten Ringfinger das linke Nasenloch und atmen Sie rechts aus. Linkes Nasenloch verschlossen halten, rechts wieder einatmen. Rechts verschließen, links ausatmen, usw.
5. Behalten Sie diesen Rhythmus 3 bis 5 Minuten bei. Wenn Ihr Atemvolumen es zulässt, erweitern Sie Ihre Ein- und Ausatmung auf bis zu acht Takte. Halten Sie nach jeder Ein- und Ausatmung kurz den Atem an.
6. Abschließend atmen Sie links aus, legen die rechte Hand auf dem Knie ab und lassen Ihren Atem einige Runden natürlich durch beide Nasenlöcher fließen. Spüren Sie nach.

Tipp: Fällt es Ihnen schwer, Zeige- und Mittelfinger zu beugen, können Sie die Fingerkuppen auch sanft zwischen den Augenbrauen platzieren.

Variante: Fortgeschrittene können den Atemrhythmus ändern: vier Zähleinheiten einatmen, sechzehn Atem halten, acht ausatmen.

Zurück ins Gleichgewicht

Die Wechselatmung beruhigt das Nervensystem und hilft, unsere umherspringenden Gedanken zu zentrieren. Sie wirkt harmonisierend auf beide Gehirnhälften. Sind Sie überdreht und unruhig, bringt die wechselnde Nasenlochatmung Sie runter und entspannt. Fühlen Sie sich sehr erschöpft, wirkt sie wie ein kleiner Energiekick. Unser körpereigener Energielevel wechselt über den Tag zwischen dem aktiven und passiven Modus hin und her. Unser Tagesablauf lässt aber selten zu, dass wir darauf reagieren. Die Wechselatmung gleicht dieses Ungleichgewicht wieder aus und bringt uns zurück in Balance.

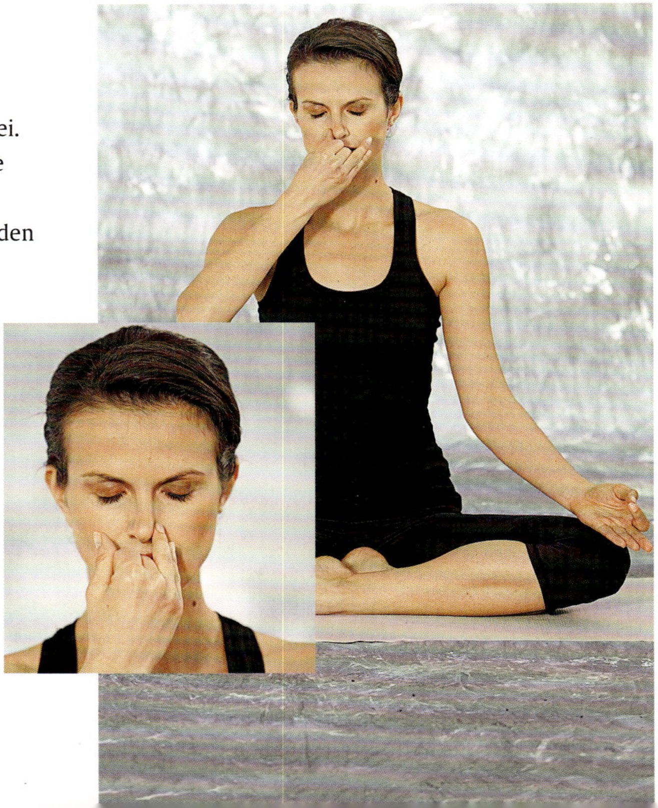

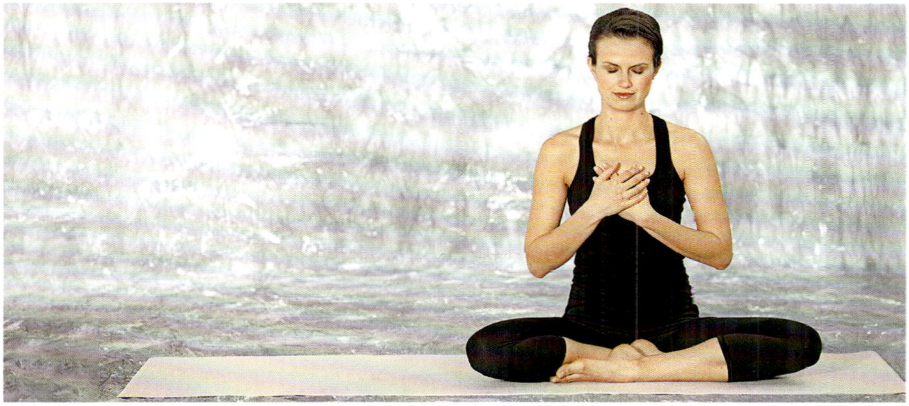

DANKBARKEITS-MEDITATION

{Kleine Metta-Meditation}

1. Kommen Sie in eine bequeme Sitzposition, in der Sie Ihre Wirbelsäule gut aufrichten können. Legen Sie Ihre Hände über Kreuz sanft auf Ihren Brustkorb (die aktive Hand liegt auf der passiven). Schließen Sie Ihre Augen, lassen Sie Ihren Atem sanft durch die Nase ein- und ausfließen.
2. Atmen Sie bewusst erst in den Bauch ein und dehnen Sie die Atmung weiter nach oben in den Brustkorb aus. Ausatmend geht's andersrum: Erst den Brustkorb leeren, dann den Bauch.
3. Bringen Sie Ihre Aufmerksamkeit zu Ihrem Brustkorb, zum Herzzentrum. Nehmen Sie wahr, wie sich Ihre Rippen mit der Atmung heben und senken, wie der Brustkorb sich ausdehnt und öffnet. Schaffen Sie Platz und Weite für Ihre Lungen und öffnen Sie Ihr Herz. Spüren Sie den sanften Druck der Hände.
4. Denken Sie nun an alles, wofür Sie in Ihrem Leben dankbar sind. Das kann Ihre Gesundheit, können Ihre Freunde und Familie sein, oder auch die blühenden Blumen vor Ihrem Fenster oder dass die Sonne scheint. Halten Sie dabei den Fokus auf Ihrer Atmung und verlieren Sie sich nicht in Tagträumen. 3 bis 5 Minuten oder länger.
5. Abschließend reiben Sie Ihre Handflächen aneinander, bis diese warm sind. Legen Sie die warmen Handflächen leicht auf Ihre Augen und das Gesicht. Spüren Sie die Wärme. Öffnen Sie Ihre Augen unter den Fingern, nehmen Sie die Hände zur Seite und strecken Ihre Arme in alle Richtungen aus.

→ ***Ruhe, Kraft und Lebensfreude***

Diese Meditation hilft Ihnen, Abstand zum stressigen Alltag zu gewinnen. Indem Sie an die Dinge, Momente, Menschen und Erfahrungen denken, für die Sie dankbar sind, verschieben Sie Ihren Fokus weg von Termindruck, Überforderung und Sorgen hin zu allem, was Ihnen Freude bereitet. Ihr System entspannt sich und wird ruhiger. Das gibt Ihnen Kraft und vor allem Gelassenheit und Ruhe. Mit der Meditation sind Sie offener für neue Eindrücke, Situationen und Optionen. Ihr Blick auf die Dinge wird wieder weiter und Sie schaffen neuen Platz für Ihre Kreativität und Lebensfreude.

SILENT FLOW – ERDEN UND ZENTRIEREN

Regeneration für Körper und Seele. Alles, was Sie unterstützt und entlastet, ist erlaubt: Nutzen Sie Decken, Kissen, Blöcke und Gurt in den Positionen. Schenken Sie sich Zeit.

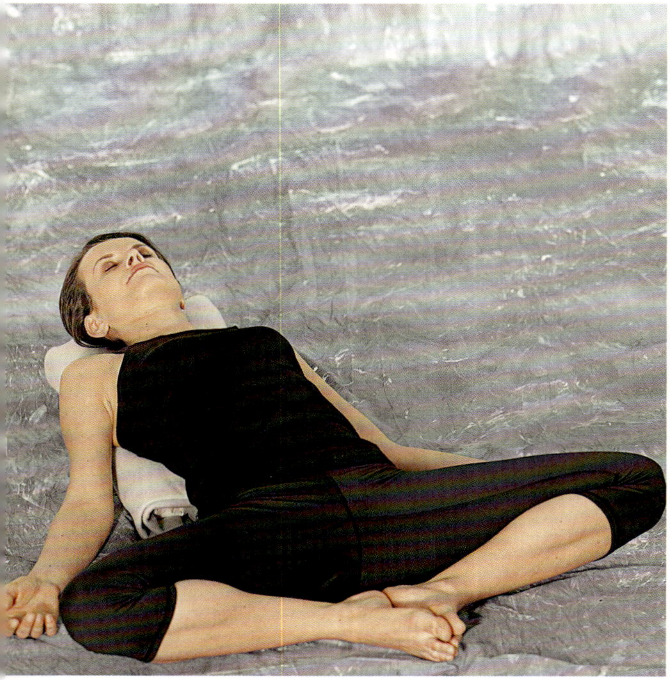

1. (GESCHLOSSENER) LIEGENDER WINKEL

{Supta Baddha Konasana}

⎵ Legen Sie Ihren Rücken längs auf einem Bolster ab (alternativ eine Wolldecke zu einer dicken Rolle einrollen). ⎵ Fußsohlen aneinanderlegen, Knie sanft nach außen sinken lassen. Sie intensivieren die Dehnung, indem Sie die Fersen ans Steißbein heranziehen. ⎵ Hände liegen neben dem Körper, Handflächen nach oben drehen. Augen schließen. ⎵ Atmen Sie tief und lang in den Bauch. ⎵ 3 bis 5 Minuten (oder länger).

+ ***Tipp:*** Lösen Sie die Position auf, indem Sie Ihre Knie zusammenbringen und sich auf die Seite rollen. Strecken Sie sich lang auf dem Rücken aus, spüren Sie einige Atemzüge nach.

→ ***Öffnet Hüften, Brustkorb und Schulterbereich, beruhigt die Nerven, hebt die Stimmung***

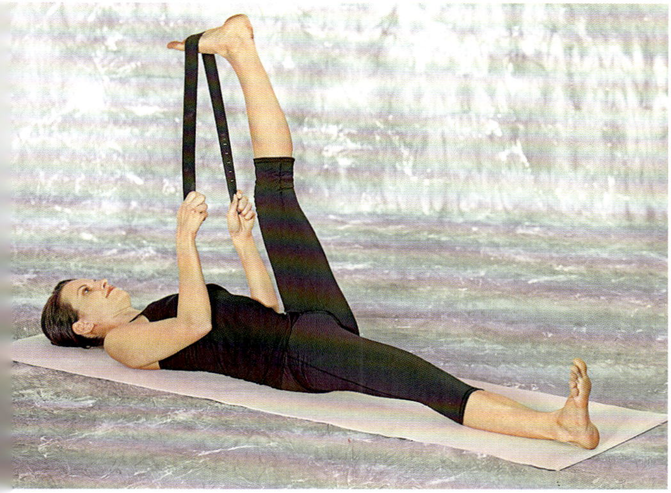

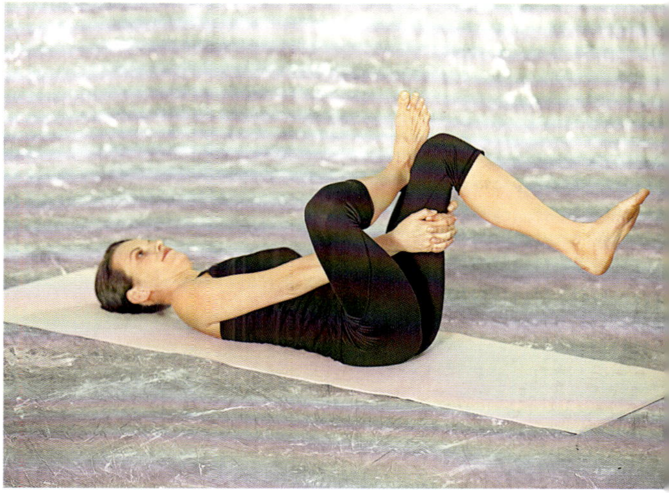

2. LIEGENDE BEINDEHNUNG

{Supta Padangusthasana}

In der Rückenlage linkes Bein beugen, zur Brust ziehen. Einen Gurt (oder ein Tuch) um die Fußsohle legen. Mit beiden Händen die Gurtenden greifen, einatmend Bein lang nach oben strecken. Fußsohle schiebt zur Decke, Zehen geflext. Linke Hüfte in den Boden drücken, rechtes Bein am Boden lang ausgestreckt aktiv halten, Fuß flexen. Ausatmend linkes Bein sanft dichter zum Körper ziehen, um die Dehnung zu intensivieren. Schultern und Oberarme Richtung Boden ziehen. 3 bis 5 Minuten, Bein ausgleiten lassen, kurz nachspüren. Seite wechseln.

→ ***Entspannt den Ischiasnerv, entlastet die Beine, schafft Platz im Becken, erdet und beruhigt***

3. NADELÖHR IM LIEGEN

{Sucirandhrasana Variation}

In Rückenlage Knie beugen, Füße hüftbreit aufstellen. Rechtes Bein angewinkelt vom Boden heben, rechten Fußknöchel auf linkem Oberschenkel ablegen. Der Unterschenkel ist parallel zum Boden, das Knie zeigt nach rechts außen. Mit beiden Händen linken Oberschenkel fassen (der rechte Arm geht unter dem rechten Unterschenkel durch), Finger verschränken. Linken Fuß vom Boden heben, ausatmend linkes Knie dichter an Oberkörper heranführen, rechtes Knie von sich wegschieben. 3 bis 5 Minuten halten, lösen, kurz nachspüren. Seite wechseln.

→ ***Öffnet die Hüfte, dehnt die Beinrückseite, löst Anspannungen im Becken***

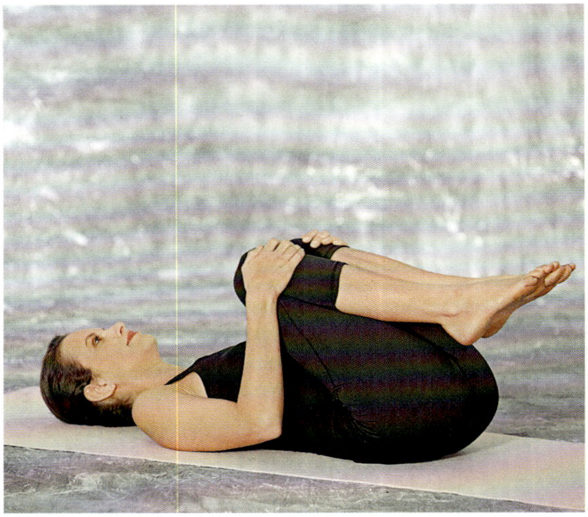

4. KNIE ZUR BRUST

{Apanasana}

In Rückenlage Füße hüftbreit parallel aufstellen. Mit den Händen die Knie umfassen, ausatmend beide Knie dicht zur Brust heranziehen. Becken, Schultern und Kopf dabei entspannt am Boden lassen. Einatmend strecken Sie die Arme und schieben die Knie wieder von sich weg. Ausatmend ziehen Sie sie wieder an den Bauch heran. Fahren Sie so im Rhythmus Ihres Atems fort. 5 bis 8 Runden, danach ziehen Sie die Knie dicht an den Oberkörper, umfassen sie mit den Armen und lassen Kopf, Schultern und Oberkörper am Boden. 3 Minuten halten.

→ ***Reguliert die Verdauung, dehnt den unteren Rücken, beruhigt und zentriert***

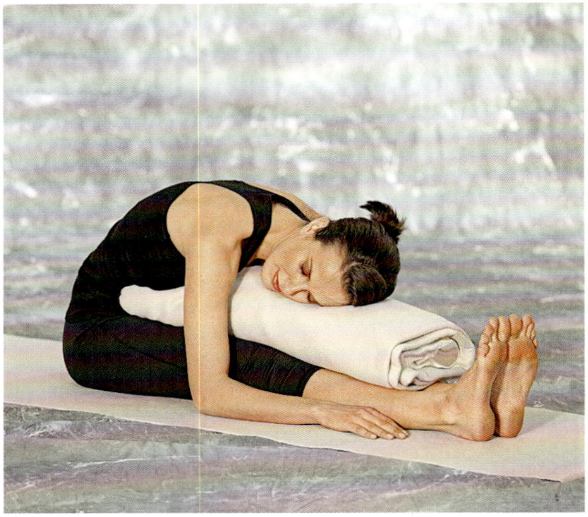

5. UNTERSTÜTZTE VORBEUGE IM SITZEN

{Salamba Pashimottanasana}

Kommen Sie in den Sitz, Beine lang nach vorne ausstrecken. Bolster oder Decke auf die gestreckten geschlossenen Beine legen. Ausatmend aus den Hüften den Oberkörper nach vorne beugen, Stirn oder Wange auf Bolster oder Decke ablegen, mit Armen Bolster umfassen. Denken Sie sich in die Länge. Ausatmend Anspannung in Körper und Kopf loslassen, einatmend Länge in der Wirbelsäule schaffen. 3 bis 5 Minuten.

+ ***Tipp:*** Unterstützen Sie Ihren unteren Rücken, indem Sie sich auf die Kante einer gefalteten Decke setzen.

→ ***Dehnt Beinrückseiten und Wirbelsäule, fokussiert die Gedanken, entspannt und vitalisiert***

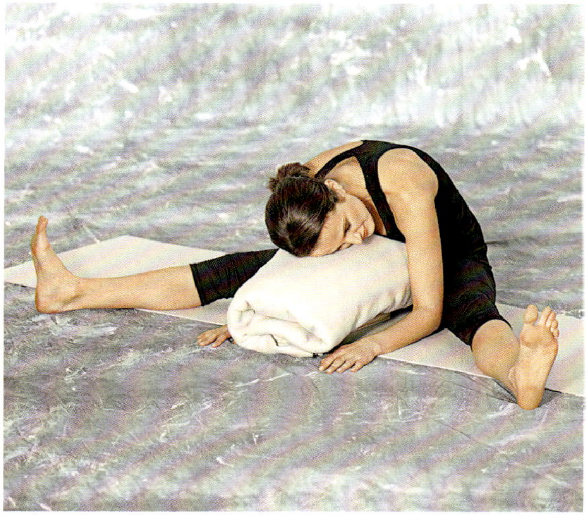

6. GESTÜTZTE WEITE GRÄTSCHE

{Salamba Upavishta Konasana}

Kommen Sie zum Sitzen, Beine in eine weite Grätsche zur Seite öffnen. Stapeln Sie Kissen, Decken, Bolster vor sich auf und legen Sie Ihre Wange oder Stirn darauf ab. Der Nacken bleibt dabei entspannt. In dieser regenerativen Sequenz geht es vor allem ums Loslassen. Genießen Sie das Hineinsinken in die Übungen, dehnen Sie bewusst Ihren Atem im Körper aus. 3 bis 5 Minuten.

Tipp: Sie können die Dehnung im unteren Rücken intensivieren, wenn Sie sich eine dicke Wolldecke aufs Kreuzbein legen (gilt auch für Positionen 5. und 7.).

→ ***Löst Spannungen im Becken, beruhigt, lenkt die Aufmerksamkeit nach innen***

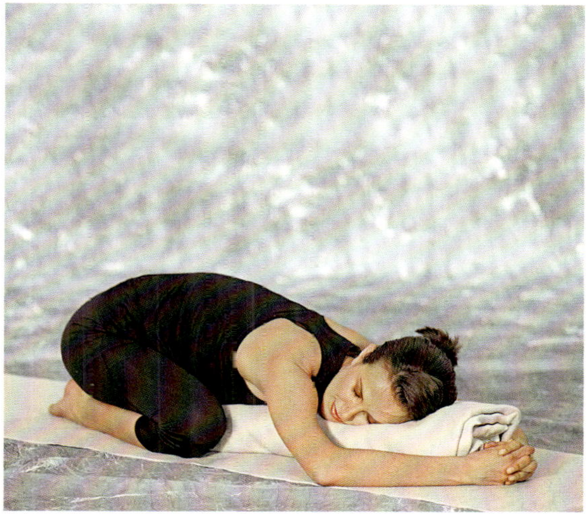

7. UNTERSTÜTZTE POSITION DES KINDES

{Salamba Balasana}

Kommen Sie in den Fersensitz. Öffnen Sie Ihre Knie weit und bringen Sie Ihre Zehen zusammen. Stapeln Sie Bolster und Decken vor sich auf und legen Sie Ihren Kopf darauf ab (Gesicht zur Seite drehen). Die Arme liegen neben dem Körper oder umarmen den Bolster-Decken-Stapel. Dehnen Sie Ihre Einatmung in den Rücken aus und sinken Sie ausatmend tiefer. Augen schließen, das Gesicht nach der Hälfte der Zeit zur anderen Seite drehen. 3 bis 5 Minuten.

→ ***Hilft bei Schlafstörungen, beruhigt und entspannt, löst Spannungen im Rücken, massiert die Bauchorgane***

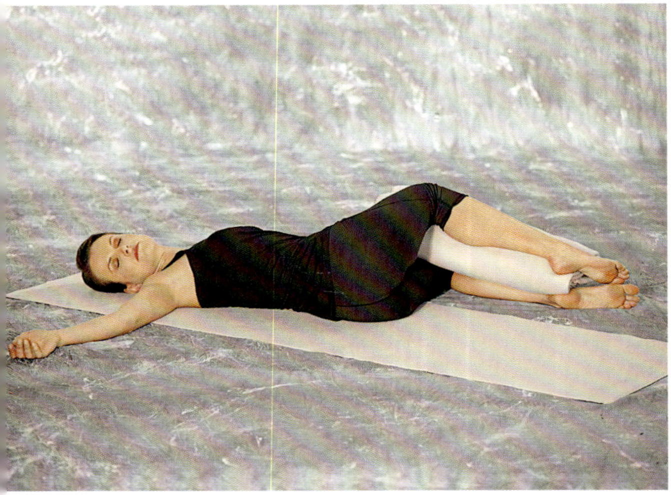

8. UNTERSTÜTZTE WIRBELSÄULENDREHUNG

{Jathara Parivartanasana}

Auf den Rücken legen, Arme auf Schulterhöhe zur Seite ausstrecken, Handflächen zeigen zur Decke. Knie zur Brust ziehen und links am Boden ablegen. Legen Sie ein Kissen oder eine Decke zwischen die Knie oder unter die Unterschenkel. Kopf sanft nach rechts drehen. Nur so weit, wie es sich für Ihren Nacken gut anfühlt. Dehnen Sie Ihre Atmung weit in Ihre Seiten und Ihren Brustkorb aus. 3 bis 5 Minuten, Seite wechseln.

Tipp: Wenn Ihr Nacken im Liegen zu sehr geknickt wird, legen Sie sich eine Decke unter den Kopf.

→ ***Massiert die Bauchorgane, löst Spannungen in der Wirbelsäule, beruhigt die Nerven***

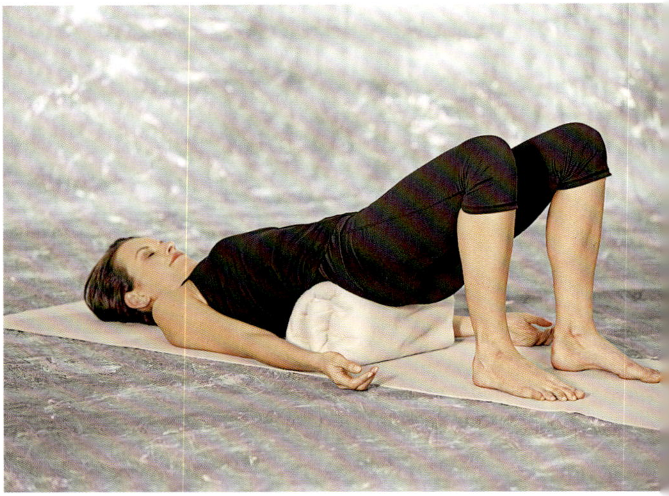

9. GESTÜTZTE SCHULTERBRÜCKE

{Salamba Sethu Bandha Sarvangasana}

In Rückenlage Füße hüftbreit aufstellen, Fersen dicht am Po, Fußaußenkanten parallel zueinander. Arme lang neben dem Körper, Handflächen zum Boden. Knie nicht nach außen fallen lassen. Einatmend Becken langsam heben. Einen Block (oder gefaltete Decke) quer unter das Kreuzbein legen, geben Sie Ihr Gewicht daran ab. Arme liegen neben dem Körper, Handflächen jetzt nach oben aufdrehen. Schulterblätter sanft zueinanderschieben. Mit der Einatmung Weite schaffen, mit der Ausatmung Körper mehr entspannen. 3 bis 5 Minuten.

→ ***Entlastet die Bauchorgane, öffnet Brustkorb und Hüften, bringt Ruhe und Weite***

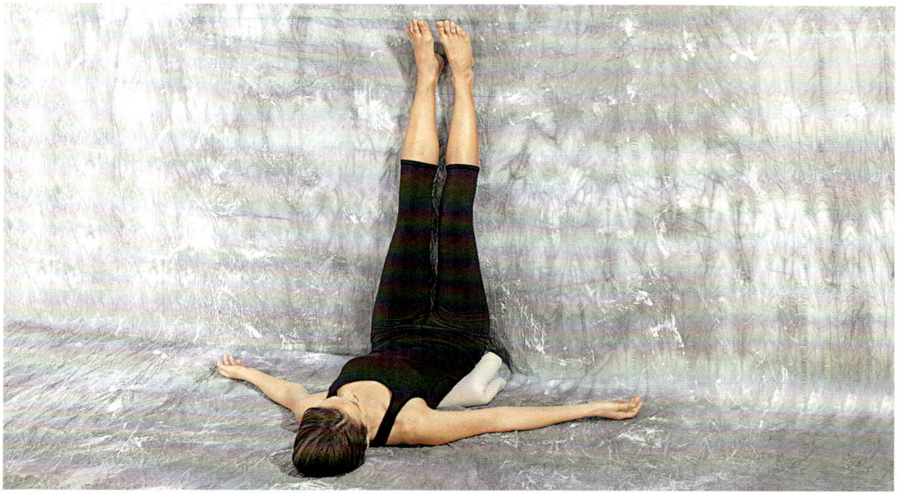

10. GESTÜTZTE UMGEKEHRTE HALTUNG AN DER WAND

{Viparita Karani Variation}

Mit der Matte an die Wand rücken. Mit angewinkelten Beinen auf die Seite legen, Po an die Wand schieben, langsam den Körper auf den Rücken rollen, Beine an der Wand entlang nach oben strecken. Die ganze Rückseite der Beine berührt die Wand, der Oberkörper liegt im rechten Winkeln dazu am Boden (wie ein L). Einatmend Becken heben, einen Block (oder gefaltete Decke) unter Ihr Becken legen. Bei Bedarf Decke unter den Kopf legen. Schulterblätter zueinanderbringen. Augen schließen (oder Kissen auf die Augen legen). Lassen Sie alle Schwere aus den Beinen fließen. Mindestens 5 Minuten (gern auch länger).

+ ***Tipp:*** Um die Position zu verlassen, Knie anwinkeln, auf die rechte Seite rollen, einige Atemzüge so liegen. Langsam zurück zum Sitzen kommen. Strecken Sie sich in alle Richtungen aus.

→ ***Entlastet die Beine, stärkt den Kreislauf, entspannt, vitalisiert***

ESSEN IN DER ENTSPANNUNGS-PHASE

Durch gezielte Auswahl der Zutaten wirken die Rezepte beruhigend und klärend. Sie geben uns Entspannung und bringen den Stoffwechsel in Balance.

Die Top-Entspannungsbringer:

- Haferflocken, Kartoffeln, Maronen, Kichererbsen
- kalium- und folsäurereiches Obst und Gemüse wie Bananen, Trockenobst wie Sultaninen, Aprikosen, Feigen, Rote Bete, grünes Gemüse
- sanfte Gewürze wie Koriander, Vanille, Zimt, Piment, Muskat, Lavendel
- Kakao, Schokolade, Honig, Nüsse

Die komplexen Kohlenhydrate der Kartoffeln, Gemüse und Haferflocken schützen vor Heißhunger und schlechter Laune. Sie helfen auch dabei, die Gute-Laune-Aminosäure Tryptophan ins Gehirn zu transportieren. Dort wird sie zu Serotonin umgewandelt und sorgt für gute Stimmung und Entspannung. Wertvolle Tryptophanquellen sind: Schokolade, Honig, Cashewkerne, Mohn, Sojabohnen und Bananen.

Trockenfrüchte und Bananen liefern viel Kalium. Das Mineral senkt den Blutdruck und wirkt ausgleichend. Auch Folsäure holt Sie aus dem Stimmungstief, denn sie ist entscheidend an der Produktion von Neurotransmittern wie Dopamin und Serotonin beteiligt. Enthalten ist Folsäure in Rote Bete, Kichererbsen, Tomaten und grünem Gemüse. Gewürze wie Lavendel und Vanille beruhigen, Muskatnuss und Nelke hellen die Stimmung auf. Zimt kann beides, beruhigen und anregen.

Besonders wichtig in dieser Phase: Essen Sie in Ruhe und ohne Ablenkung! Planen Sie Ihre Speisen für den Tag, das vermeidet Hektik.

No-Go: Vermeiden Sie Zutaten, die Sie in Wallung bringen können: Ingwer, Chili und andere Scharfmacher erhöhen den Blutdruck und regen den Stoffwechsel stark an. Das kann wieder zu Unruhe und Anspannung führen. Auch koffeinhaltige Getränke stören die innere Ruhe. Schwer verdauliche Lebensmittel wie Rohkost, Hülsenfrüchte (außer Kichererbsen), Kohl, Zwiebeln und Lauch können die Verdauung belasten und Sie ebenfalls unruhig machen. Vermeiden Sie auch stark Gebratenes, Frittiertes oder kross Gegrilltes (siehe hierzu auch die Liste der rajasigen und tamasigen Lebensmittel, S. 12).

Los geht's: Mit dem richtigen Frühstück starten Sie beschwingt in den Tag. Die Rezepte für mittags und abends wirken entspannend und ausgleichend. Die Snacks für zwischendurch halten den Blutzuckerspiegel in Balance, so bleiben Sie ruhig und konzentriert.

ENTSPANNUNGS-MISCHUNG

Für 1 kleines Schraubglas

- je 1 TL Kreuzkümmel-, Koriander-, Pimentsamen, Lavendelblüten
- ¼ TL Kurkuma- und Vanillepulver
- 1 Prise Zimt- und Nelkenpulver

Zubereitungszeit ca. 10 Min.

- Ganze Gewürze in einer Pfanne trocken anrösten, bis sie leicht duften, dann in einem Mörser fein zerstoßen.
- Mit den Gewürzpulvern mischen.

→ ***Eine Prise Entspannung bitte***

MOHNSÜßER CASHEW-AUFSTRICH

Für 2 Personen

- 60 g Cashewkerne
- 60 ml Wasser
- 2 EL getrocknete Cranberries
- ½ TL Mohnsamen
- 1 TL Honig
- 1 Prise Zimt

Zubereitungszeit ca. 5 Min., Einweichzeit ca. 30 Min.

- Cashewkerne in Wasser ca. 30 Min. einweichen. Anschließend mit einem Stabmixer sehr fein zu einem Mus pürieren.
- Mus mit Cranberries, Mohn, Honig und Zimt vermischen.

+ ***Variante für Schoko-Fans:*** 50 g Mandelmus mit je 1 TL Honig und Kakaopulver sowie je 1 Prise Zimt und Vanille vermischen.

+ ***Variante:*** Der Aufstrich kann auch herzhaft mit Kräutern, kleinen Paprikawürfeln, geriebenen Karotten und etwas Kurkuma, Salz und Pfeffer zubereitet werden. Beide Varianten passen zu deftigem Vollkornbrot.

→ ***Aufstrich mit Relax-Faktor***

MANGO-BANANEN-JOGHURT-DRINK

Für 2 Personen

- 150 g Mango
- 1 kleine Banane
- 150 g Joghurt
- 100 ml Milch
- 1 EL gemahlene Mandeln
- 1 EL Limettensaft

Zubereitungszeit ca. 10 Min.

- Mango schälen, Fruchtfleisch vom Kern lösen und in Stücke schneiden. Banane schälen und in Stücke schneiden.
- Mit den übrigen Zutaten zusammen in einen Standmixer geben und fein pürieren.

+ ***Variante:*** Mit Erdbeeren, Heidelbeeren, Himbeeren statt der Mango geben Sie dem Drink reichlich Eisen, Vitamin C und Antioxidantien.

→ ***Macht satt und gibt Energie***

KNUSPRIGES YOGA-MÜSLI

Für 2 Personen

- je 4 EL Hirseflocken und Hafervollkornflocken
- 2 EL Amaranthpops
- 8 Mandeln, grob gehackt
- 1 TL Ghee
- 2 EL Honig
- je 1 Prise Vanille und Zimt
- 2 getrocknete Aprikosen
- 1 EL Sultaninen
- 300 g Naturjoghurt

Zubereitungszeit ca. 10 Min.

- Flocken, Amaranthpops und Mandeln miteinander mischen. Ghee in einer Pfanne erhitzen, Mischung mit dem Honig darin anrösten, mit Zimt und Vanille würzen und anschließend abkühlen lassen.
- Getrocknete Aprikosen klein schneiden und mit den Sultaninen untermischen. Müslimischung mit Joghurt in zwei Schalen servieren.

+ ***Variante:*** Variieren Sie bei den Flocken, Nüssen und Trockenfrüchten ganz nach Belieben. Das Müsli schmeckt auch toll mit frischer Banane, Beeren und Quark oder Sojajoghurt.

→ ***Vitalisierendes für den Morgen***

GRÜNER WURZELSALAT

Für 2 Personen

– 1 große Rote-Bete-Knolle – 1 Karotte – 1 große Kartoffel – 3 EL Olivenöl – 30 g Nüsse – ½ TL Entspannungs-Gewürzmischung – Meersalz – Pfeffer, frisch gemahlen – 1 Prise Thymian, getrocknet – 50 g Babyspinat – 2 EL Zitronensaft – 1 TL Senf – 1 TL Agavendicksaft – 4 EL Granatapfelkerne

Zubereitungszeit ca. 35 Min.

- Rote Bete, Karotte und Kartoffel schälen, waschen, in Stifte schneiden. 1 EL Öl in einer Pfanne erhitzen, Gemüsestifte darin anbraten. Nach ca. 5 Min. Nüsse zugeben, bei kleiner Hitze ca. 10 Min. weiterdünsten, bis das Gemüse weich ist. Mit der Gewürzmischung, Salz, Pfeffer und Thymian nach eigenem Geschmack würzen.
- Währenddessen Spinat waschen und trocken schütteln. Für das Dressing restliches Öl mit Zitronensaft, Senf und Agavendicksaft vermischen, Granatapfelkerne zugeben, mit Salz und Pfeffer würzen.
- Spinat auf zwei Teller geben. Gemüse und das Dressing darüber verteilen und servieren.

+ ***Variante:*** Als Sommersalat mit Kopfsalat, gegarten Zucchini und klein geschnittenem Pfirsich oder Aprikose zubereiten.

→ ***Salat mit Entspannungsfaktor***

ROTE-BETE-SALAT MIT GLÜCKS-DRESSING

Für 2 Personen

– 2 Knollen Rote Bete – ¼ TL Koriandersamen – 4 Pimentkörner – 3 EL Olivenöl – 1 Prise Vanillepulver – Meersalz – Pfeffer, frisch gemahlen – 1 kleine Bio-Orange – ½ TL Kakaopulver – 1 TL Senf – 1 Msp. Entspannungs-Gewürzmischung – 200 g Halloumi-Käse

Zubereitungszeit ca. 35 Min.

- Rote Bete schälen, waschen, in feine Streifen schneiden. Ganze Gewürze im Mörser zerstoßen.
- 1 EL Öl in einer Pfanne erhitzen, Rote Bete mit zerstoßenen Gewürzen darin anbraten, ca. 10 Min. dünsten. Mit Vanille, Salz und Pfeffer würzen.
- Orange heiß abspülen, Schale abraspeln, Saft auspressen. Saft, Schale, restliches Öl, Kakao und Senf gut vermischen, mit Würzmischung, Salz und Pfeffer würzen.
- Halloumi in zwei Scheiben schneiden, auf Grill (oder in Grillpfanne) goldbraun grillen. Zum Salat geben, mit Dressing beträufelt servieren.

+ ***Variante:*** Für mehr Energie und Stimmung zusätzlich 50 g tryptophanreichen roten Quinoa 15 Min. garen.

→ ***Pinke Entspannung mit Schoko-Glück***

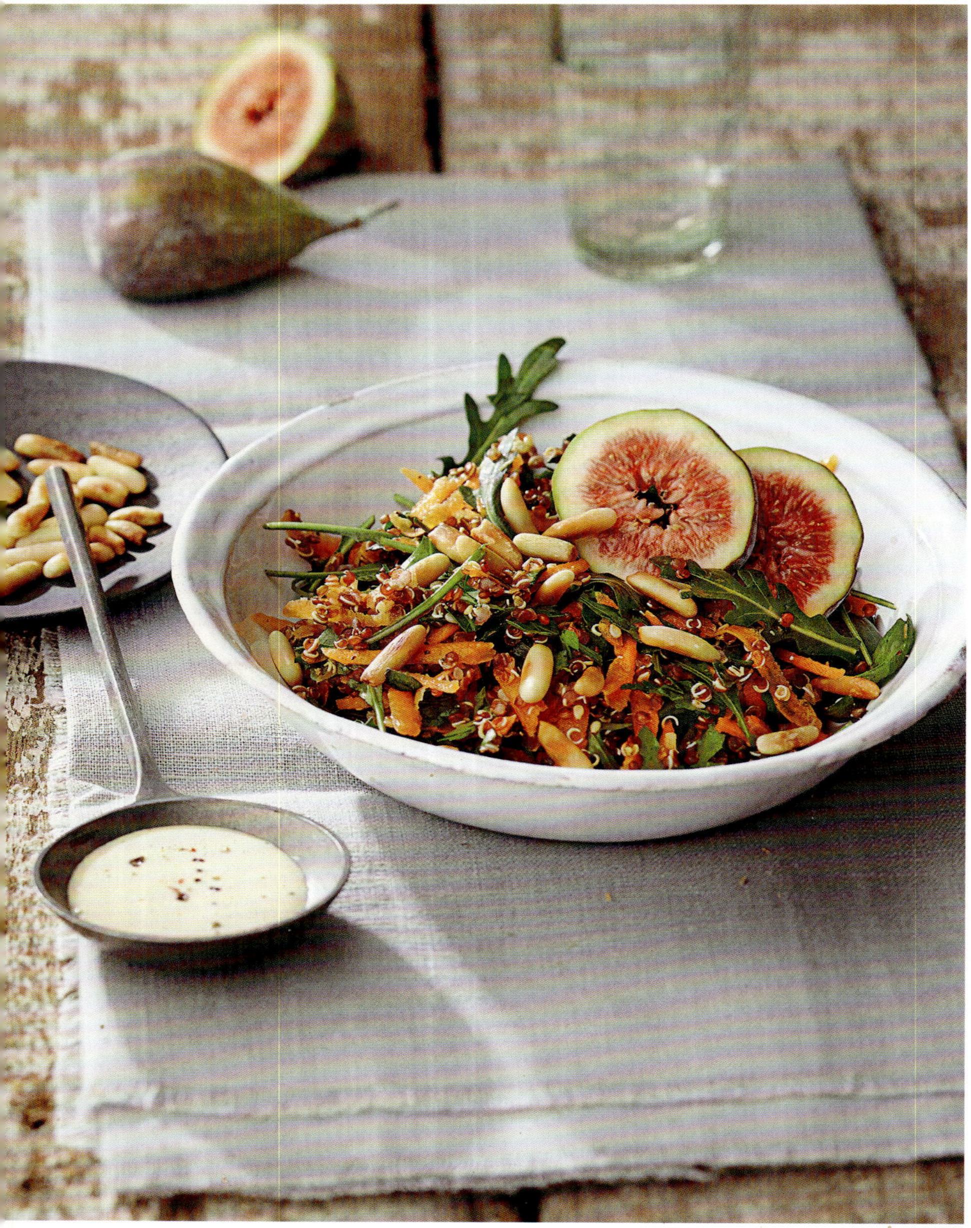

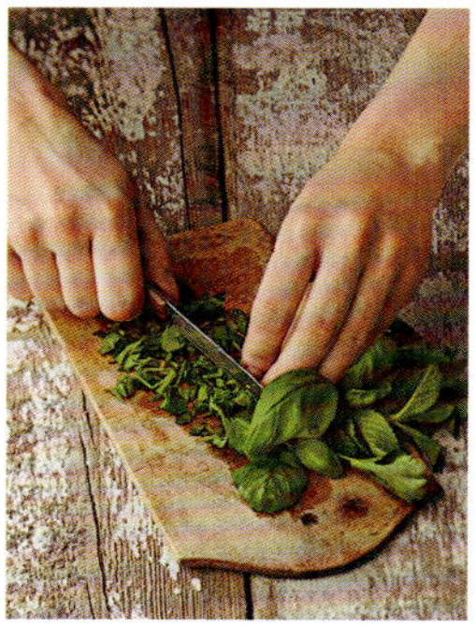

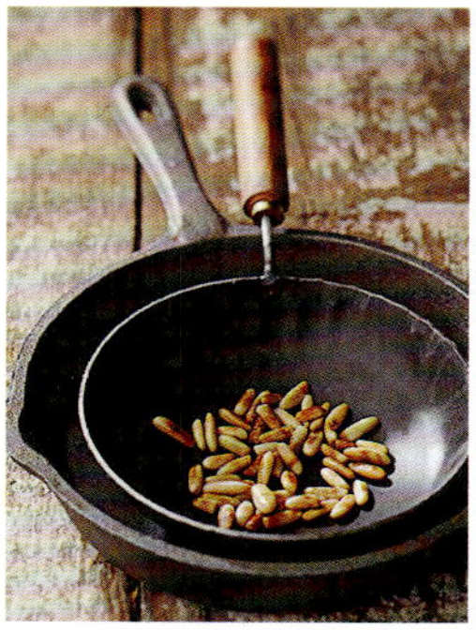

KRÄUTERWÜRZIGER QUINOA-SALAT

Für 2 Personen

- 100 g roter Quinoa
- Meersalz
- 1 Karotte
- je ½ Bund Rucola und Blattpetersilie
- 4 Zweige Minze
- 1 EL Zitronensaft
- 1 EL Olivenöl
- 1 TL Honig
- Pfeffer, frisch gemahlen
- 50 g gegarte Kichererbsen (aus dem Glas)
- 100 g Naturjoghurt
- 1 EL Sesamsaat
- 1 EL Limettensaft
- 1 Msp. Entspannungs-Gewürzmischung
- 2 EL Pinienkerne
- 2 frische Feigen

Zubereitungszeit ca. 30 Min.

- Quinoa abspülen und in der 2,5fachen Menge Salzwasser in ca. 15 Min. weich garen und abkühlen lassen.
- Karotte schälen, waschen und grob raspeln. Rucola, Petersilie und Minze waschen, trocken schütteln und grob hacken. Kräuter mit Karotte und Quinoa vermengen.
- Zitronensaft, Öl, Honig und Sesam zu einem Dressing vermischen, mit Salz und Pfeffer würzen. Dressing mit den Salatzutaten vermengen und noch einmal mit Salz und Pfeffer abschmecken.
- Kichererbsen abtropfen lassen, mit Joghurt, Sesamsaat und Limettensaft mit einem Stabmixer fein pürieren, mit Salz, Pfeffer und der Gewürzmischung abschmecken.
- Pinienkerne in einer Pfanne trocken anrösten und über den Salat streuen. Feigen waschen, putzen, in Scheiben schneiden und auf dem Salat verteilen. Salat mit der Soße servieren.

+ ***Variante:*** Probieren Sie statt Quinoa Hirse oder Buchweizen, diese enthalten jede Menge komplexe Kohlenhydrate, Eisen, Mineralien und wertvolle Eiweißbausteine. Der Salat eignet sich prima zum Mitnehmen ins Büro oder für die Zeit nach der Yoga-Stunde.

→ ***Nichts für Feiglinge, sondern für mehr Kalium***

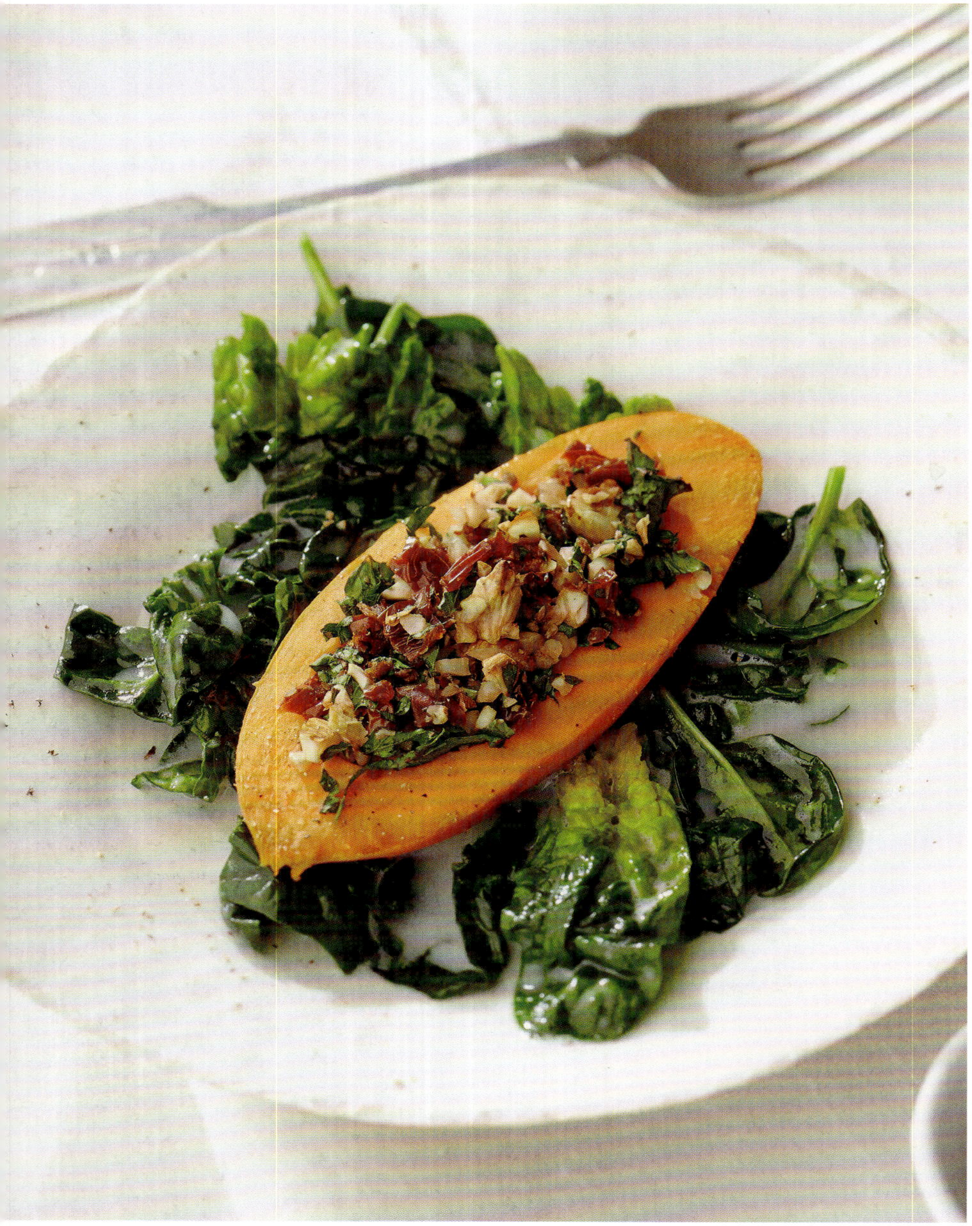

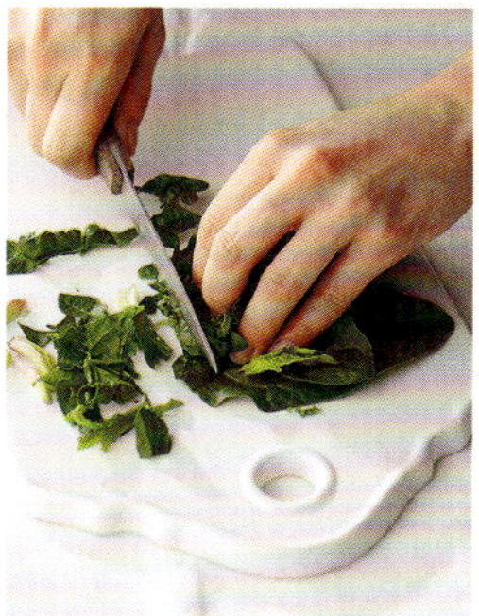

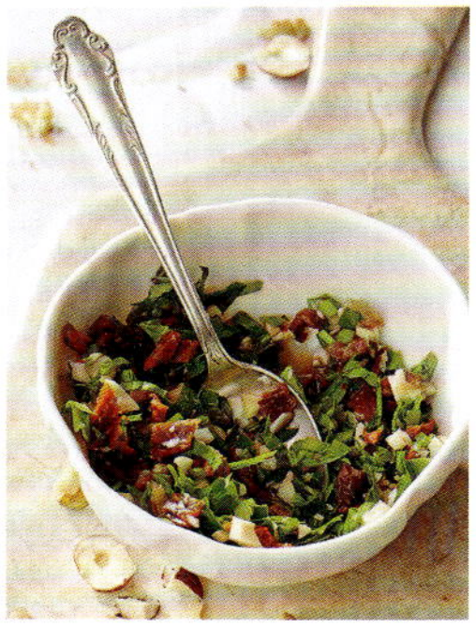

NUSSIGE SÜSSKARTOFFELN IM KOKOS-SPINAT-BETT

Für 2 Personen

- 2 Süßkartoffeln
- 4 getrocknete Tomaten
- ¼ Bund Blattpetersilie
- 30 g Nüsse (Cashewkerne, Walnüsse, Haselnüsse, Mandeln)
- Meersalz
- Pfeffer, frisch gemahlen
- 200 g frischer Spinat
- 1 EL Olivenöl
- 200 ml Kokosmilch
- ½ TL Entspannungs-Gewürzmischung
- 1 Prise Muskatnuss, gemahlen

Zubereitungszeit ca. 50 Min.

- Süßkartoffeln im Ganzen in reichlich Wasser in ca. 20 Min. weich garen.
- Inzwischen Tomaten in etwas Wasser einweichen. Petersilie waschen, trocken schütteln und fein hacken. Nüsse hacken. Tomaten aus dem Einweichwasser nehmen und klein schneiden. Petersilie mit Nüssen, Tomaten und 3 EL Wasser vermischen. Mit Salz und Pfeffer würzen.
- Backofen auf 200° C (Umluft 180° C) vorheizen.
- Kartoffeln abgießen, kurz abkühlen lassen, die Schale abziehen. Kartoffeln halbieren, in eine gefettete Auflaufform mit der Schnittfläche nach oben legen, mit der Nusspaste bestreichen und ca. 10 Min. im Ofen (Mitte) backen.
- Inzwischen Spinat gründlich waschen und klein schneiden. Öl in einem Topf erhitzen, Spinat darin andünsten. Kokosmilch zugeben und 5 Min. garen. Spinat mit Würzmischung, Muskat, Salz und Pfeffer würzen.
- Spinat auf zwei Teller verteilen, Kartoffeln auf den Spinat setzen und servieren.

+ ***Variante:*** Das Rezept kann auch mit normalen Kartoffeln, die viel Kalium enthalten, zubereitet werden. Den Spinat können Sie durch die gleiche Menge Mangold oder Pak Choi ersetzen.

→ ***Eine Nusskruste für mehr Entspannung***

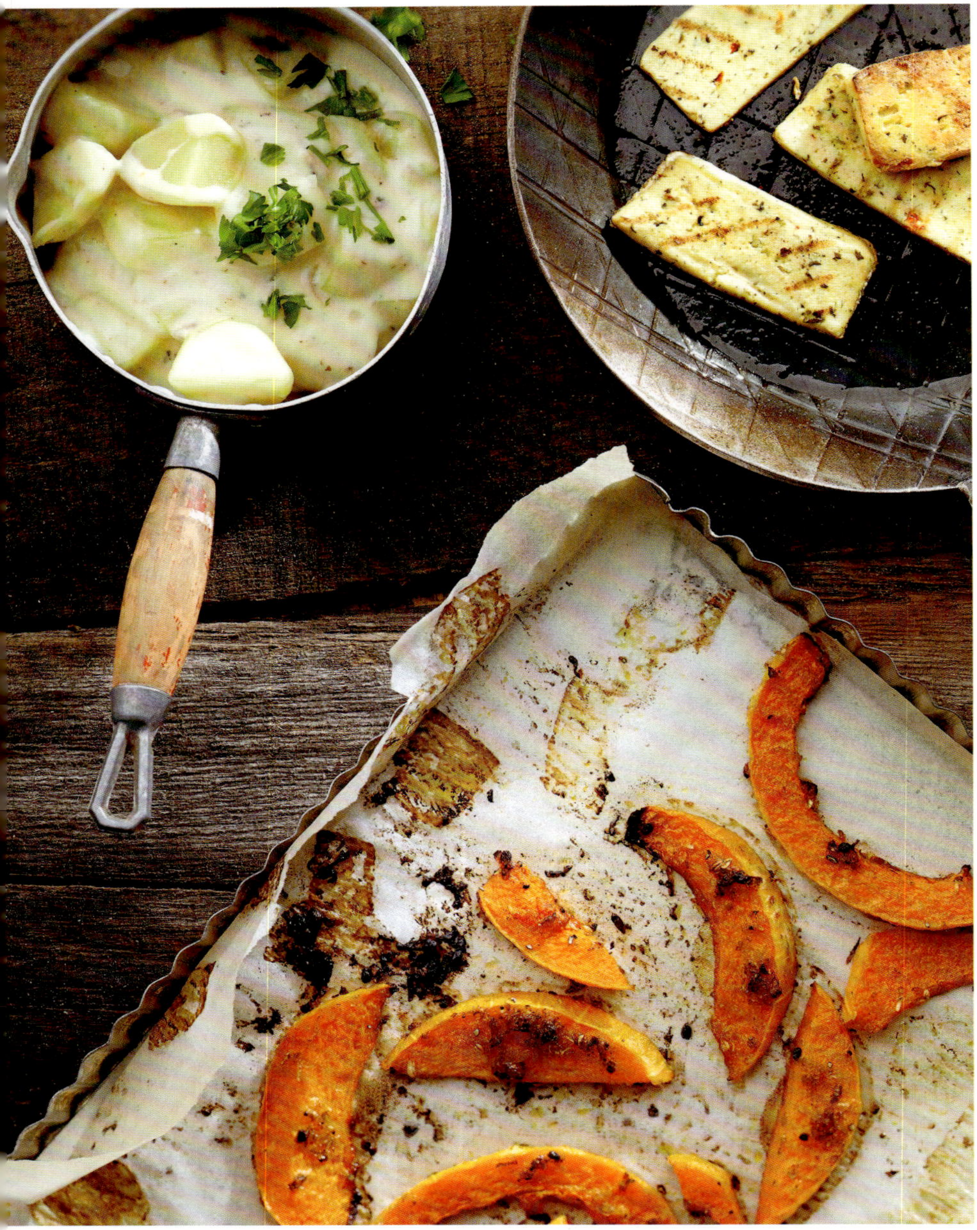

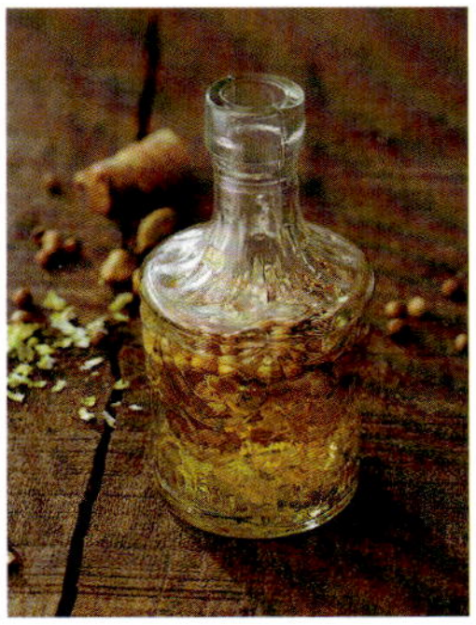

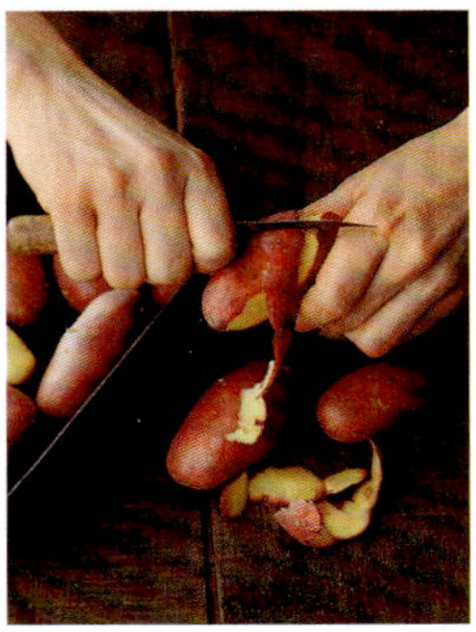

OFEN-KÜRBIS MIT LIMETTEN-KARTOFFELN

Für 2 Personen

- 400 g Butternusskürbis
- 1 Bio-Limette
- ½ TL Kardamom- und Koriandersamen
- 1 Prise Vanillepulver
- 4 EL Olivenöl
- Meersalz
- Pfeffer, frisch gemahlen
- 400 g Kartoffeln
- 1 Schalotte
- 1 EL Mehl
- 100 ml Gemüsebrühe
- 100 ml Milch
- 50 ml Sahne
- 1 Prise Muskat, gemahlen
- 200 g Tofu
- ½ Bund Blattpetersilie

Zubereitungszeit 45 Min.

- Backofen auf 200° C (Umluft 180° C) vorheizen.
- Kürbis schälen, entkernen, Fruchtfleisch in Stücke schneiden. Limette heiß abspülen, Schale abraspeln, Saft auspressen. Kardamom und Koriander im Mörser mahlen, mit Vanille, Limettenschale und 2 EL Öl vermischen. Würzöl mit Kürbisstücken in einer Auflaufform vermengen, mit Salz und Pfeffer würzen. Im Ofen (Mitte) ca. 20 Min. backen.
- Währenddessen Kartoffeln schälen, waschen, vierteln, in Salzwasser weich garen. Schalotte abziehen, in Würfel schneiden. 1 EL Öl in einem Topf erhitzen, mit Mehl bestäuben. Brühe und Milch zugießen und unter ständigem Rühren aufkochen lassen. Sahne zugeben, mit Limettensaft, Salz, Pfeffer und Muskat abschmecken. Wenn die Kartoffeln weich sind, abgießen und unter die Soße geben.
- Tofu in Scheiben schneiden. Restliches Öl in einer Grillpfanne erhitzen, Tofu von beiden Seiten kross anbraten. Mit Salz und Pfeffer würzen.
- Petersilie waschen, trocken schütteln, fein hacken. Kürbis mit Kartoffeln und Tofu auf zwei Teller geben, mit Petersilie bestreut servieren.

→ ***Die Gewürze schmeicheln Gaumen und Seele***

ORIENTALISCHE KNÖDEL MIT NUSS-KRÄUTER-TOPPING

Für 2 Personen

- ¼ Vollkornfladenbrot (ca. 100 g)
- 100 ml Milch
- 4 getrocknete Aprikosen
- 1 Bund Blattpetersilie
- 1 Karotte
- 1 TL Ghee
- 1 Bio-Ei
- 2–3 EL Vollkornmehl
- Meersalz
- 1 TL der Entspannungs-Gewürzmischung
- 50 g Feldsalat
- 1 Bio-Zitrone
- 150 g Naturjoghurt
- 1 TL Honig
- 1 EL Sesampaste (Tahin)
- 1 TL Sesamsamen
- je 1 Prise Vanille- und Kurkumapulver
- Pfeffer, frisch gemahlen
- je 30 g Cashewkerne und Mandeln
- 1 EL Olivenöl

Zubereitungszeit ca. 40 Min.

- Fladenbrot in dünne Scheiben schneiden, in eine Schüssel geben. Milch erhitzen, darübergießen, 20 Min. quellen lassen. Aprikosen in Wasser einweichen.
- Petersilie waschen, trocken schütteln, fein hacken. Hälfte beiseite stellen. Karotte schälen, waschen, grob raspeln. Ghee in einer Pfanne erhitzen, Karotten darin andünsten, beiseite stellen. Aprikosen aus dem Wasser nehmen, klein würfeln.
- Fladenbrot mit Ei, Karotte, der Hälfte der Petersilie, Aprikose und Mehl vermengen. Mit Salz und Würzmischung würzen. Mit angefeuchteten Händen kleine Knödel formen. Im siedenden Wasser 20 Min. gar ziehen lassen.
- Feldsalat waschen, putzen, trocken schütteln. Zitrone heiß abspülen, Schale abraspeln, Saft auspressen. Joghurt mit etwas Zitronensaft und Honig vermischen, mit Vanille, Kurkuma, Salz und Pfeffer würzen.
- Nüsse grob hacken. Öl in einer Pfanne erhitzen, Nüsse darin anrösten. Zitronenraspel und restliche Petersilie dazugeben, kurz mitdünsten.
- Salat mit Dressing vermengen, auf zwei Teller anrichten. Fertige Knödel darauf verteilen, mit Nussmischung bestreuen.

+ ***Variante:*** Nehmen Sie statt Aprikosen vier getrocknete Tomaten und klein geschnittenes Basilikum. So werden die Knödel etwas pikanter. Das Basilikum wirkt Blähungen entgegen, die Tomaten enthalten das Antioxidans Lycopin.

→ ***Entspannung in geballter Form***

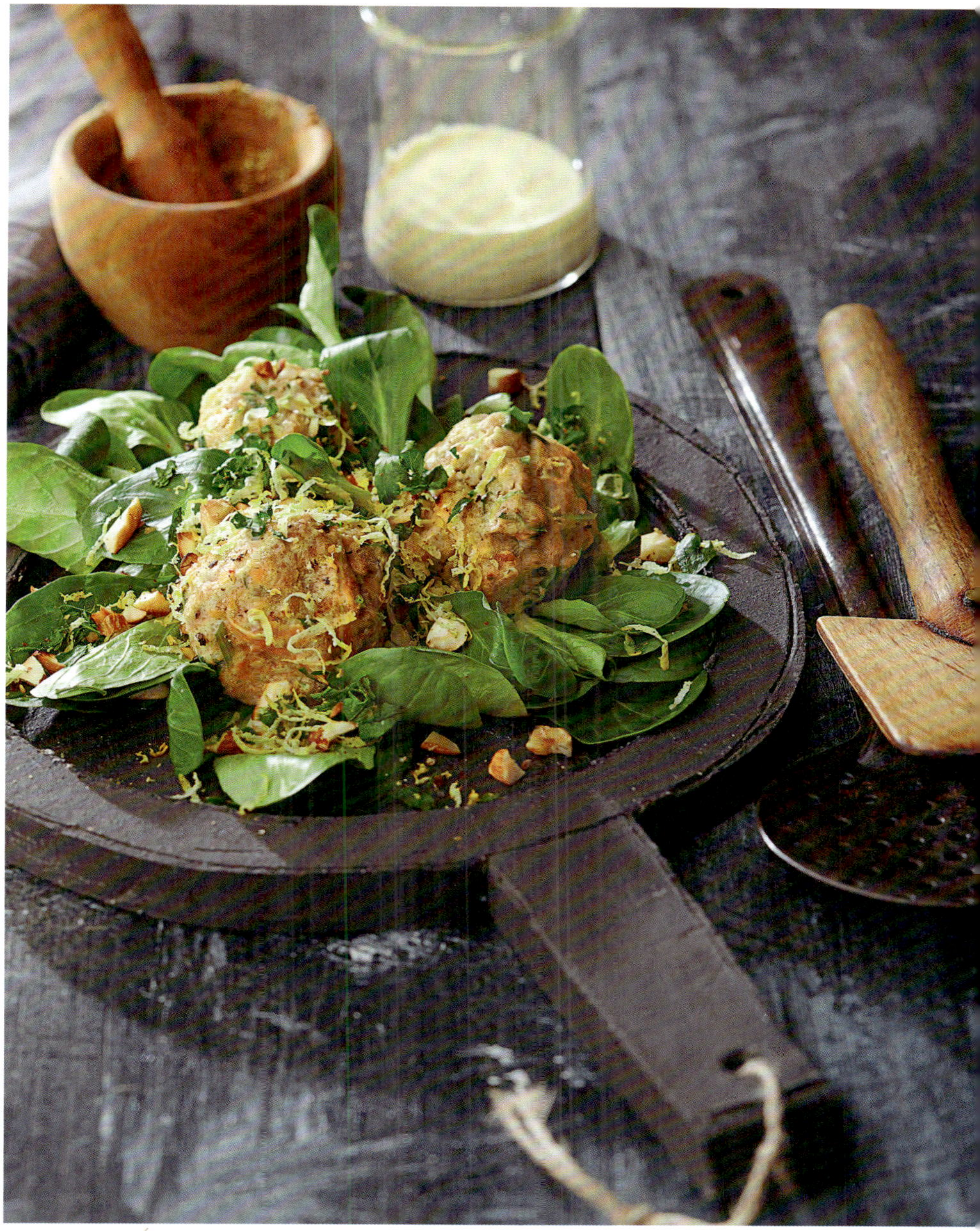

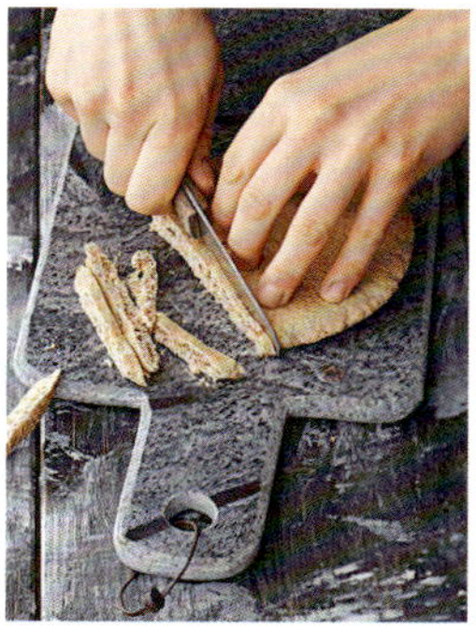

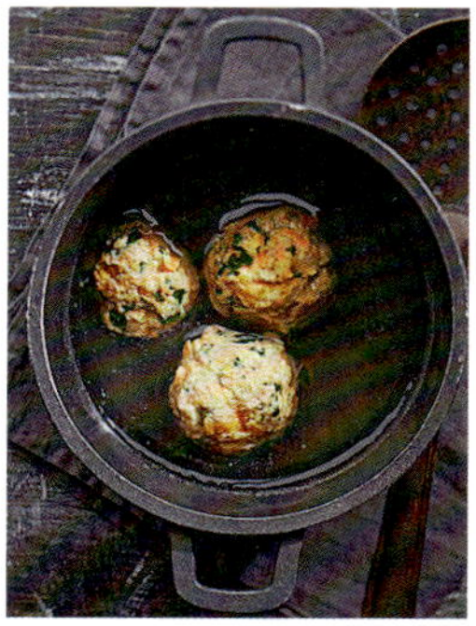

BUCHWEIZEN-GALETTE MIT ÜBERRASCHUNG

Für 2 Personen

- 75 g Buchweizenmehl
- 100 ml Milch
- 60 ml kaltes Wasser
- 1 Bio-Ei
- 5 TL Ghee, geschmolzen
- Meersalz
- 50 g gemischte Blattsalate
- 1 kleine Pastinake
- 4 EL Crème fraîche
- 1 Zweig Thymian
- Pfeffer, frisch gemahlen
- 1 Birne
- 5 Walnusskerne
- 3 EL Olivenöl
- 1 EL Zitronensaft
- 1 TL Senf
- 1 TL Honig

Zubereitungszeit ca. 30 Min., Quellzeit 30 Min.

- Mehl mit Milch, Wasser, 1 TL Ghee und Salz zu einem glatten Teig verrühren und ca. 30 Min. quellen lassen.
- Währenddessen Blattsalate waschen, putzen und trocken schütteln. Pastinake schälen und grob raspeln. Crème fraîche glatt rühren. Thymian waschen, Blätter abzupfen. Blätter in Crème fraîche geben und mit Salz und Pfeffer würzen. Birnen waschen, halbieren, entkernen und in Spalten schneiden. Walnüsse grob hacken.
- 1 EL Öl in einer Pfanne erhitzen, Walnüsse und Birnen zugeben, ca. 5 Min. andünsten. Mit Salz und Pfeffer würzen.
- Restliches Öl mit Zitronensaft, Senf und Honig vermischen und mit Salz und Pfeffer würzen. Blattsalat mit dem Dressing marinieren.
- Je 1 TL Ghee in einer großen Pfanne zerlaufen lassen und 4 Galettes darin goldgelb von beiden Seiten ausbacken. Flott mit den Zutaten füllen und servieren.

(+) ***Variante:*** Variieren Sie die Füllung je nach Jahreszeit: 100 g angedünsteter grüner Spargel und 50 g Erdbeeren oder ein in Spalten geschnittener Pfirsich oder Stifte von einer Karotte und einem Apfel.

(→) ***Gefülltes Glück***

MARONEN-RAGOUT MIT KÜRBIS-DINKEL-RISOTTO

Für 2 Personen

- 1 kleiner Butternusskürbis
- je 1 Zweig Rosmarin und Zitronenthymian
- 2 EL Olivenöl
- 150 g Dinkelreis (Ebly)
- 50 ml Apfelsaft
- 500 ml Gemüsebrühe
- Meersalz
- Pfeffer, frisch gemahlen
- 200 g Maronen (vorgegart)
- 1 Schalotte
- 1 Karotte
- 100 g Sahne
- ½ TL Entspannung-Gewürzmischung
- ½ TL Aceto balsamico
- 20 g Pinienkerne

Zubereitungszeit 45 Min.

- Kürbis schälen, entkernen, in kleine Würfel schneiden. Rosmarin und Thymian waschen, trocken schütteln, fein hacken.
- 1 EL Öl in einem Topf erhitzen. Kürbiswürfel darin ca. 2 Min. andünsten. Dinkelreis dazugeben, 1 Min. unter Rühren dünsten. Mit Saft ablöschen, bei mittlerer Hitze vollständig einkochen lassen. Nach und nach immer nur so viel Brühe angießen (insg. 400 ml), bis der Dinkel bedeckt ist, unter Rühren einkochen lassen. Den Dinkel bei kleiner Flamme 15–20 Min. quellen lassen, dabei öfter umrühren. Kräuter zugeben, mit Salz und Pfeffer abschmecken.
- Für das Ragout Maronen halbieren. Schalotte abziehen, in Streifen schneiden. Karotte schälen, waschen, würfeln. 1 EL Öl in einer Pfanne erhitzen, Schalotte darin andünsten. Karotte und Maronen in die Pfanne geben, ca. 5 Min. anbraten. Mit 100 ml Gemüsebrühe ablöschen, Sahne angießen, weitere 10 Min. köcheln lassen. Ragout mit der Gewürzmischung, Essig, Salz und Pfeffer abschmecken.
- Dinkel-Risotto auf zwei Teller verteilen, Ragout dazugeben. Pinienkerne anrösten, über das Risotto streuen und servieren.

→ ***Ragout zum Entspannen***

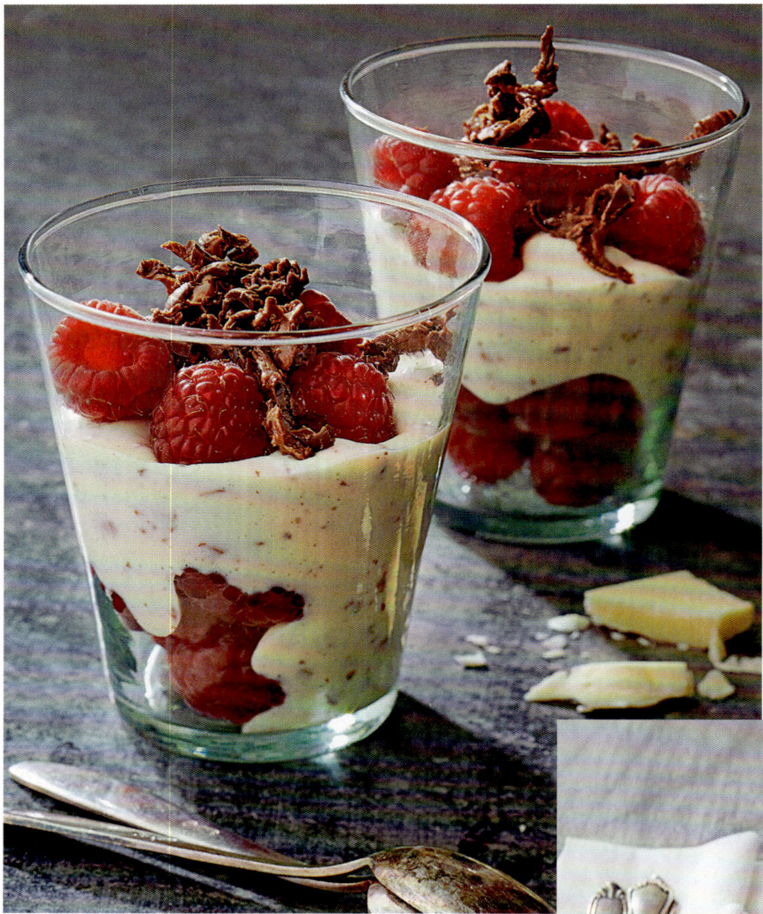

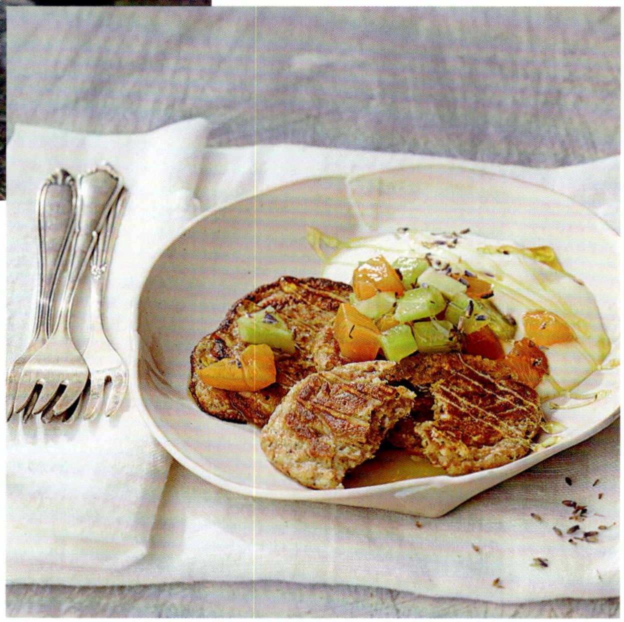

WEIẞE SCHOKO-CREME MIT HIMBEEREN

Für 2 Personen

– 200 g Seidentofu – 1 EL Rohrzucker – 1 Prise Vanillepulver – 70 g weiße Schokolade – 20 g Zartbitterschokolade – 125 g Himbeeren

Zubereitungszeit ca. 15 Min., Kühlzeit 1 Std.

- Tofu mit Zucker und Vanillepulver pürieren. Weiße Schokolade im warmen Wasserbad langsam schmelzen lassen. Schokolade zum Tofu geben, gut vermischen. Zartbitterschokolade grob raspeln, unter die Creme geben.
- Himbeeren waschen, abtropfen lassen. Drei Viertel der Himbeeren in zwei Gläser geben. Creme auf die Beeren geben. Restliche Beeren auf der Creme verteilen.
- Ca. 1 Std. im Kühlschrank kühl stellen.

+ ***Variante:*** Für zusätzlichen Ruhegenuss rühren Sie ¼ TL Lavendelblüten unter die Creme. Das Dessert schmeckt auch toll mit dunkler Schokolade und Granatapfelkernen, Erdbeeren, Pflaumen oder Mango.

→ ***Schokolade für ein wohliges Gefühl***

MANDELKÜCHLEIN MIT LAVENDEL-OBST

Für 2 Personen

– 300 g Obst der Saison (Aprikosen, Beeren, Pfirsich, Melone o. a.) – 1 EL Agavendicksaft – 2 EL Orangensaft – ¼ TL Lavendelblüten – 1 Prise Vanillepulver – 200 ml Milch – 50 g gemahlene Mandeln – ½ TL Mohnsamen – 70 g Vollkornmehl – 1 EL Kichererbsenmehl – 1 Prise Zimt – 3 EL Ghee – 4 EL Naturjoghurt

Zubereitungszeit ca. 30 Min.

- Obst putzen, waschen, entkernen, bei Bedarf in Würfel schneiden. Mit Agavendicksaft und Orangensaft vermengen. Lavendelblüten in einem Mörser zermahlen. Obst mit Lavendel und Vanille würzen, ca. ½ Std. marinieren.
- Milch in eine Schüssel geben, mit einem Schneebesen Mandeln, Mohn, Vollkorn- und Kichererbsenmehl einrühren, zu einem glatten Teig vermischen. Mit Zimt und Salz würzen.
- Je 1 EL Ghee in einer Pfanne erhitzen, darin acht Küchlein ausbacken.
- Küchlein mit dem Obst belegen, mit je 1 EL Joghurt servieren.

+ ***Variante:*** Verwenden Sie statt den Mandeln Haselnüsse oder Walnüsse.

→ ***Entspannende Pfannkuchenpause mit Lavendelblüten***

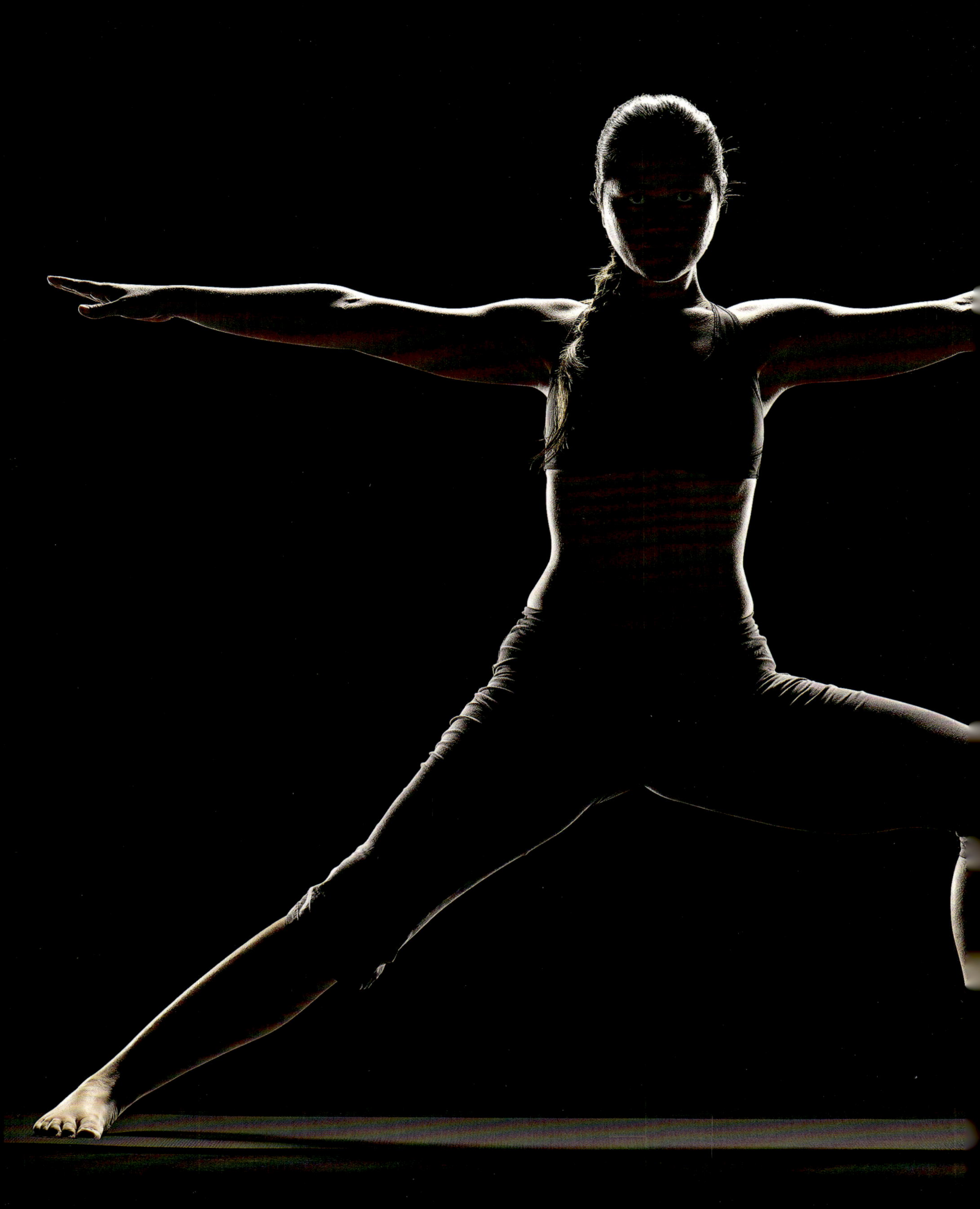

STRESS ADE

- STARK FÜR KÖRPER UND NERVEN
- KREATIVITÄT UND KONZENTRATION FINDEN
- ZURÜCK INS GLEICHGEWICHT

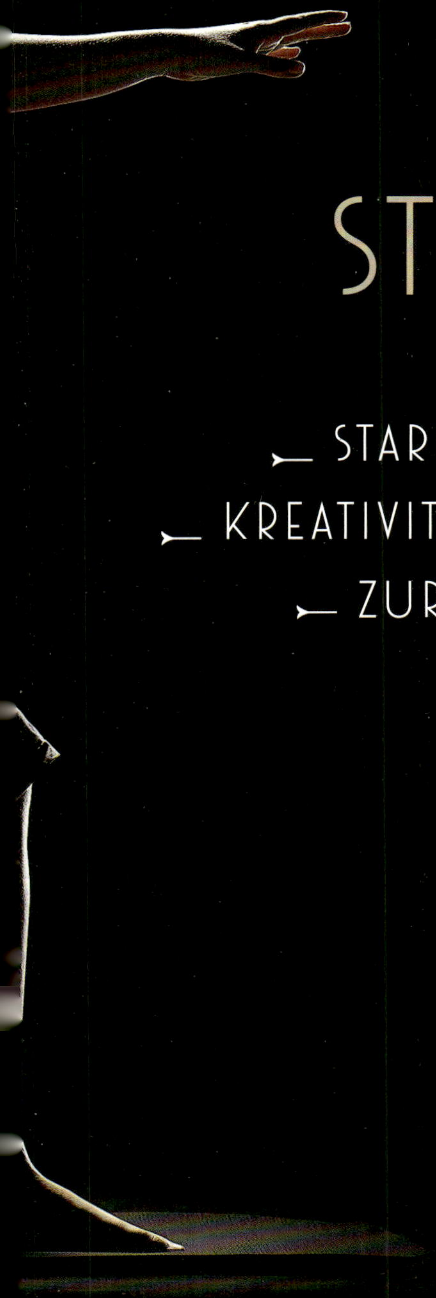

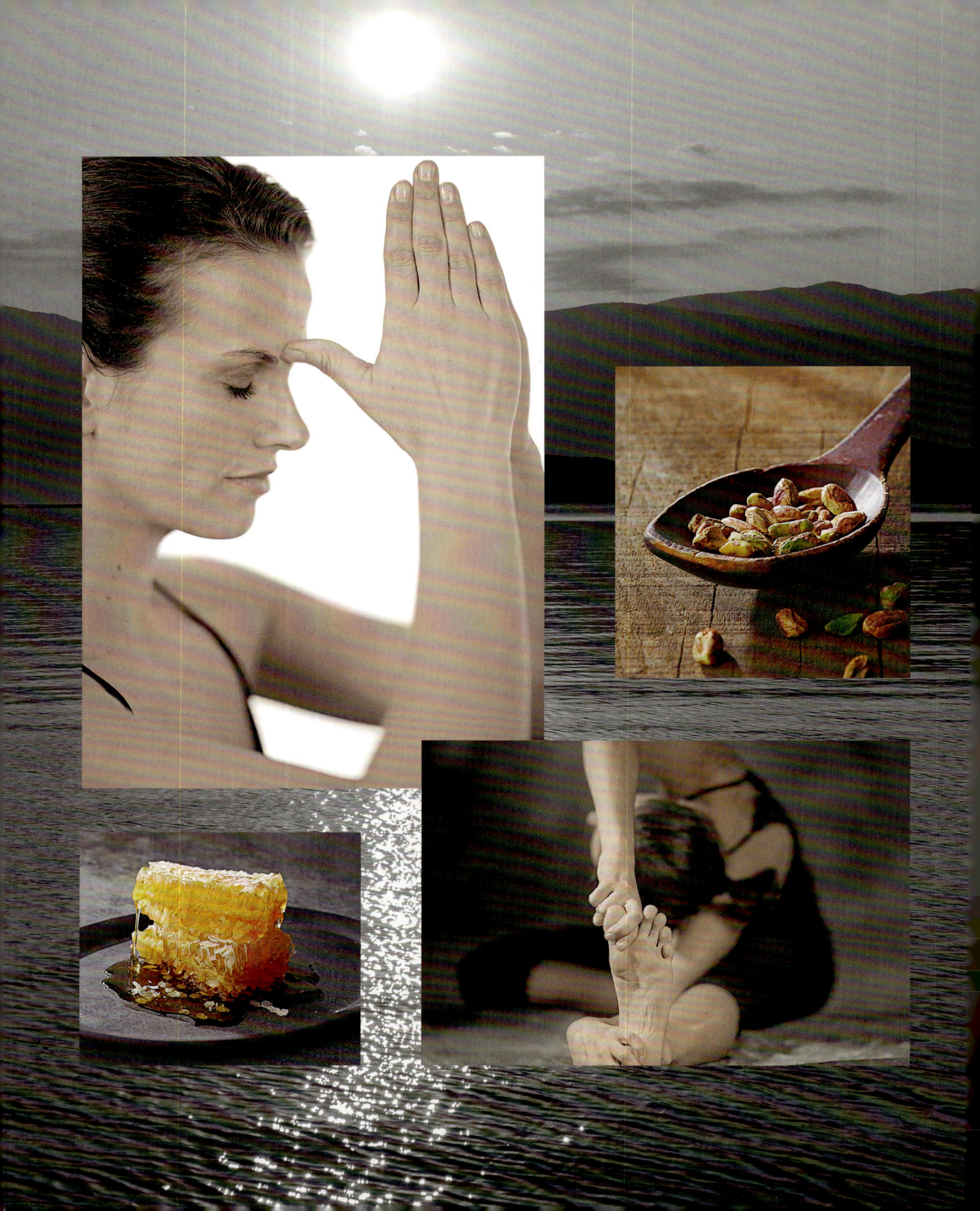

WIEDER IN BALANCE

Sagen Sie dem Stress ade! Mit dem Yoga-Set wirken Sie dem Druck entgegen, die Rezepte stärken Nerven und Körper. Kommen Sie wieder zu sich selbst.

Ihr Zustand

_ Sie arbeiten viel, springen von einem Projekt zum anderen, stehen unter Druck, sind immer für andere da. Sie fühlen sich überfordert, genervt, unkonzentriert: alles wird Ihnen zu viel. Ihre Nerven liegen blank, Schultern und Nacken sind verspannt, Sie werden immer steifer – nicht nur auf körperlicher Ebene. Oft essen Sie nebenher, bevorzugt Fettes oder Süßes. Sie kommen nicht runter und entspannen nicht mehr.

Ihr Ziel

_ Abstand zu den Stressfaktoren gewinnen, den Blick wieder mehr auf sich selbst richten. Statt wie fremdgesteuert auf äußere Einflüsse zu reagieren, handeln Sie aus Ihren eigenen Bedürfnissen heraus – das bringt Freude und Fröhlichkeit zurück in den Alltag und schenkt Ihnen Gleichmut und Gelassenheit.

So geht's

_ Die Asanas unterstützen Sie dabei, körperliche Verspannungen und Druck zu lösen und Selbstvertrauen, Stabilität und neue Kraft aufzubauen. Das stärkt Ihre Ressourcen und bringt Sie zurück ins Gleichgewicht.

Die Lebensmittel aktivieren Ihre Gehirnleistung und stärken Ihre Nerven. So werden Sie stressresistenter und können Herausforderungen kraftvoll gegenübertreten.

Klingt gut? Legen Sie gleich los und nehmen Sie sich vier bis acht Wochen Zeit, um Stress abzubauen und sich gegen neuen zu wappnen.

Was macht Stress mit uns?

_ Stress äußert sich verschieden: Termindruck, Überforderung, Informations-Overload, Konflikte, Kummer ... Jeder Mensch erlebt anderes als Stress und geht unterschiedlich damit um. Per se ist Stress nichts Schlechtes, auf kurzfristige Belastungen reagiert unser

EINKAUFS- UND CHECKLISTE FÜR DIE ANTI-STRESS-PHASE:

Lebensmittel:

- Quinoa, Buchweizenflocken, Haferflocken, Buchweizen, Vollkornnudeln, Tortilla-Wraps
- Sojamilch, Seidentofu, Tofu
- Kartoffeln, Süßkartoffeln, Maronen; Kichererbsen
- Obst wie Avocado, Bananen, Apfel, Ananas, Erdbeeren, Mango, Papaya, Melone, Zitrone, Ananas, Aprikosen, Limette, Granatapfel
- Gemüse wie Karotte, Rucola, Rotkohl, Cocktailtomaten und getrocknete Tomaten, Feldsalat, Chinakohl, Rote Bete, Aubergine, Paprikaschote, Zucchini, Schalotte
- Naturjoghurt, Buttermilch (gekühlt), Schafskäse, saure Sahne, Bergkäse, Milch
- Nüsse, geschroteter Leinsamen, Pinienkerne, Walnüsse, Pistazien, Cashewkerne, Mandeln, Kokosmilch
- Basilikum, Thymian, Schnittlauch, Blattpetersilie, Koriander, Minze
- Gewürze wie Kreuzkümmel-, Koriander-, Pimentsamen, Kurkuma-, Vanille-, Zimt- und Sternanispulver, schwarzer Kümmel, Szechuanpfeffer, Zitronengras, Cayennepfeffer
- Oliven, Olivenöl, Ghee, Senf, Aceto balsamico, Sojasoße
- Agavendicksaft, Rohrzucker, Kakaopulver

Diverses:

- Notizzettel und Stift

Körper hervorragend: Wir arbeiten effizient und kraftvoll. Das Herz schlägt intensiver, das Gehirn wird besser durchblutet, Adrenalin ausgeschüttet. Wird dies jedoch zum Dauerzustand, wird Stress zur Belastung für unseren ganzen Organismus: Wir leiden häufig unter Verspannungen, Kopfschmerzen, Schlaflosigkeit, Magen- und Darmproblemen, erhöhtem Blutdruck, Herzrhythmusstörungen, wir sind anfälliger für Infekte und Allergien, Depressionen und Gewichtszunahme.

Yoga und eine bewusste Ernährung unterstützen Sie bei der Stressreduktion.

Tipps für einen widerstandsfähigen Geist und Körper

Bäder. Sauna und Bäder lösen körperliche Verspannungen und wirken beruhigend.

Lieblingsdinge. Machen Sie, was Ihnen Freude bereitet. Das unterbricht den negativen Stresskreisel im Kopf.

Auspowern. Bewegung reduziert Stress, angestaute Spannungen lösen sich. Neben Yoga sind Ausdauersportarten wie Joggen, Schwimmen oder Rudern ideal.

Lassen Sie das Büro im Büro. Handy und Rechner offline – das sind die besten Methoden, um nach Büroschluss abzuschalten.

Delegieren. Müssen Sie die ganze Hausarbeit allein erledigen? Delegieren Sie diverse Tätigkeiten an Ihre Familienmitglieder. Zusammen kann das Spaß machen!

Nicht zu viel planen. Halten Sie Ihre To-do-Listen kurz! Seien Sie nicht zu perfektionistisch – es muss nicht immer alles tipptopp sein. Vergessen Sie Zeit für Hobbys und Ruhephasen nicht!

Ausmisten. Sortieren Sie Schreibtisch, Kleider- oder Küchenschrank aus. Das befreit von zu viel Ballast und schafft Platz für mehr Energie und Kreativität.

ÜBEN IN DER STRESS-ADE-PHASE

Mit den Yoga-Übungen bringen wir Kopf und Körper wieder ins Gleichgewicht, lernen abzuschalten, Stabilität und Konzentration aufzubauen.

Mit der täglichen Asana-Praxis erfahren wir eine Menge über uns. Üben wir in Leichtigkeit, respektieren unsere Grenzen oder treiben wir uns zur Perfektion an, sind nie zufrieden? Häufig verhalten wir uns im Alltag ähnlich wie bei der Yoga-Praxis. Beobachten Sie, wie Sie mit sich selbst umgehen, wenn Sie gestresst sind!

Mit Armübungen und Drehungen aktivieren wir die Wirbelsäule, die eng mit dem zentralen Nervensystem verbunden ist. Ver- und Anspannungen lösen sich, die Muskeln relaxen, die Energie kann wieder ungehindert durch den Körper strömen.

Positionen wie der „Krieger" und der „Baum" geben Kraft, stärken Ausdauer, Konzentration und Durchhaltevermögen. Sie helfen uns, den „Boden unter den Füßen" zu spüren, uns zu erden und zu verwurzeln.

Vorbeugen beruhigen die Gedanken und dehnen die gesamte Körperrückseite. Sie helfen uns loszulassen, uns nach innen auszurichten und abzuschalten. Die inneren Organe werden durch Vorbeugen sanft massiert.

Mit den hüftöffnenden Asanas geht es oft ans Eingemachte: Die Hüfte ist mit dem zweiten Chakra verbunden, dem Svadisthana Chakra, das für unser Selbstverständnis, unsere Beziehungen und Kreativität steht. Hier sitzen häufig emotionale Blockierungen fest. Anatomisch verbindet die Hüfte Oberkörper und Beine miteinander. Wird hier Platz geschaffen, lösen sich häufig auch Verspannungen in anderen Körperbereichen und auf mentaler Ebene.

Los geht's: Beginnen Sie am besten täglich morgens mit der Atemübung. Die Konzentration auf die Atmung hilft, Ihre Nerven zu stabilisieren, Stress und Nervosität zu verringern (auch zwischendurch als Erste Hilfe gegen Stress zu empfehlen). Üben Sie danach oder am Abend das Set Anti-Stress-Flow, das Sie mit der Meditation beenden.

Achtung: Bei Knieverletzungen lassen Sie die Übungen 10. Taube und 11. Knöchel-auf-Knie bitte aus. Üben Sie statt der Taube das Nadelöhr im Liegen (S. 67).

Tipp: Die Positionen 3. bis 5. üben wir zuerst nacheinander auf der rechten Seite, dann links. Ist das anfangs zu viel, kommen Sie nach jeder Position für einige Atemzüge in den Berg (1.).

GLEICHMÄßIGE ATMUNG

{Sama Vritti}

1. Kommen Sie in eine bequeme Sitzhaltung. Legen Sie Ihre Hände auf den Knien ab, Handflächen nach unten gedreht (das erdet Sie etwas mehr) und schließen Sie die Augen. Lassen Sie den Atem ganz natürlich fließen und beobachten Sie, wie Sie sich heute fühlen.
2. Atmen Sie ein paar Atemzüge durch die Nase ein und aus. Dehnen Sie die Atmung langsam aus, indem Sie mit der Einatmung bis vier zählen. Halten Sie nun den Atem für vier Takte an. Atmen Sie dann auf vier Takte verteilt in einem fließenden Atemzug aus und halten Sie den Atem wiederum für vier Takte an.
3. Behalten Sie diese Zählung für einige Runden bei. Ist für Sie die Zähldauer bis vier zu lang, verkürzen Sie auf drei oder zwei. Wenn Ihr Atemvolumen längere Atemzüge zulässt, verlängern Sie Ihre Einatmung, das Atemverhalten nach der Einatmung, die Ausatmung und das Atemverhalten nach der Ausatmung auf bis zu acht. Sie können die Atempunkte auch als Quadrat visualisieren: Einatmen – Atem einhalten – Ausatmen – Atem aushalten.
4. Abschließend lassen Sie Ihren Atem einige Runden natürlich durch die Nase ein- und ausfließen.

+ ***Tipp:*** Fällt Ihnen das gleichmäßige Atmen leicht, können Sie nach einigen Runden die Dauer der Ausatmung und des Atemaushaltens verdoppeln. Zählen Sie einatmend bis vier und verdoppeln Sie die Länge der Ausatmung auf acht. Fahren Sie damit für einige Runden fort. Die lange Ausatmung intensiviert die stresslindernde Wirkung!

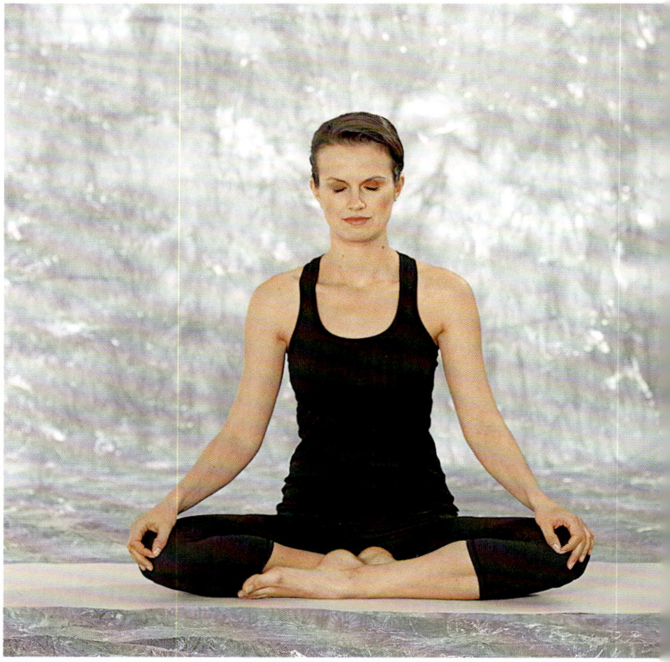

→ ***Schaltet den Entspannungsmodus ein***

Das gleichmäßige Atmen beruhigt das Nervensystem, da es direkt den Parasympathikus, der für Ruhe und Erholung zuständig ist, stimuliert. Anspannungen lösen sich, der gesamte Körper regeneriert sich. Mit der Einatmung bringen Sie frische neue Energie (Prana) in Ihr gesamtes System. Die Ausatmung aktiviert die ausscheidende Energie (Apana), die in der yogischen Körperlehre eng mit den Nebennieren verbunden ist. In deren Mark und Rinde werden die Stresshormone Cortisol und Adrenalin produziert.

Die gleichmäßige Atmung hilft, Ihr Atembewusstsein zu stärken und schenkt Ihnen Erholung, Energie und Entspannung.

MEDITATION FÜR STRESSGEPLAGTE

{Entspannungsjoker}

1. Kommen Sie in den einfachen Sitz mit gekreuzten Beinen. Heben Sie die linke Hand auf Höhe des linken Ohrs, die Handfläche zeigt nach vorne (wie bei einem Schwur), die Kuppen von Daumen und Ringfinger berühren sich (*Surya Mudra*). Die rechte Hand liegt im Schoß, Handfläche nach oben, die Kuppen von Daumen und kleinem Finger berühren sich (*Buddhi Mudra*).
2. Schließen Sie die Augen bis auf einen kleinen Spalt. Fällt Ihnen das schwer, schließen Sie die Augen ganz. Atmen Sie lang und tief, ohne Kraftanstrengung. Entspannen Sie die Schultern, vor allem die linke. 11 Minuten.
3. Abschließend tief einatmen, Hände lösen und kräftig ausschütteln.

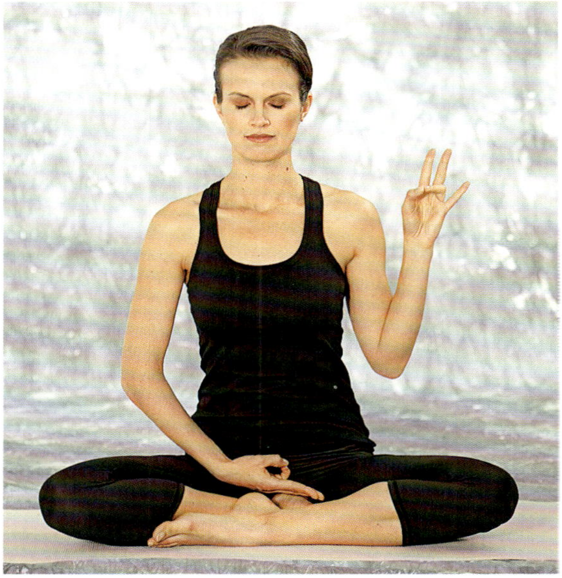

Tipp: Beginnen Sie mit 3 Minuten und steigern Sie die Meditation innerhalb der Phase langsam auf 11 Minuten. Für Männer ist die Haltung der Hände seitenverkehrt!

Stärkt die Nerven und beruhigt den Geist

Diese Meditation aus dem Kundalini-Yoga unterstützt das Nervensystem und fokussiert die Gedanken. Sie hilft Ihnen, sich gegen Irrationalität von außen abzugrenzen. Die besonderen Handpositionen, die Mudras, steuern den Energiefluss im Körper und stärken die Konzentration. So unterstützt das Surya Mudra (Ringfinger und Daumen) die Intuition und aktiviert Ihre Energie. Das Buddhi Mudra (kleiner Finger und Daumen) fördert eine klare Kommunikation nach außen. Durch die lange, tiefe Atmung bauen Sie Stress ab, bündeln Ihren gehetzten Geist und finden Ruhe. Geben Sie nicht auf, wenn Sie sich anfangs bei der Meditation oder der Atemübung langweilen oder nicht konzentrieren können. Es braucht manchmal etwas Übung, bis sich Ruhe und Entspannung einstellen. Doch dranbleiben lohnt sich! Vielleicht fällt Ihnen das „in Stille sitzen" leichter, wenn Sie sich vorher mit den Asanas ein wenig ausgepowert haben? Probieren Sie es aus!

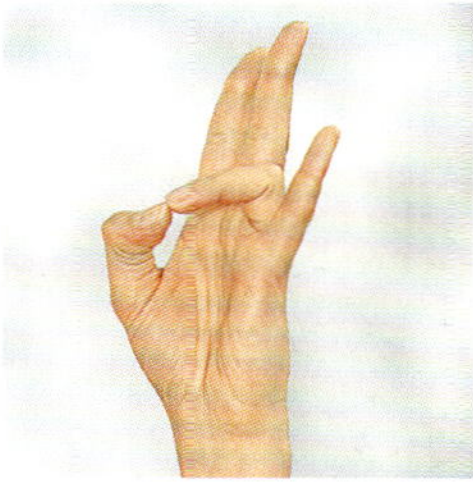

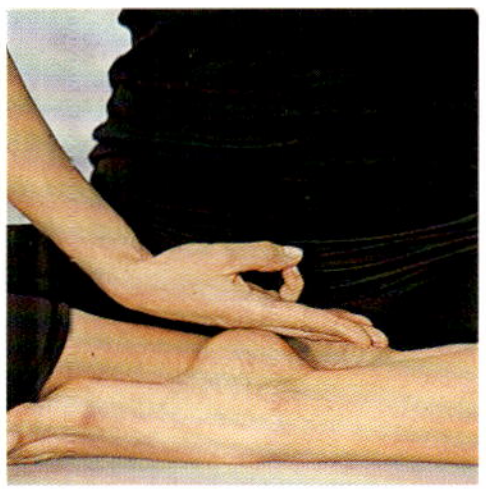

ANTI-STRESS-FLOW – ALLES IN BALANCE

Standfestigkeit und Stabilität: ankommen, ausstrecken, abschalten. Stehen Sie stark unter Strom und müssen erst mal Dampf ablassen, üben Sie vor dem Set 5 bis 10 Runden des Sonnengrußes.

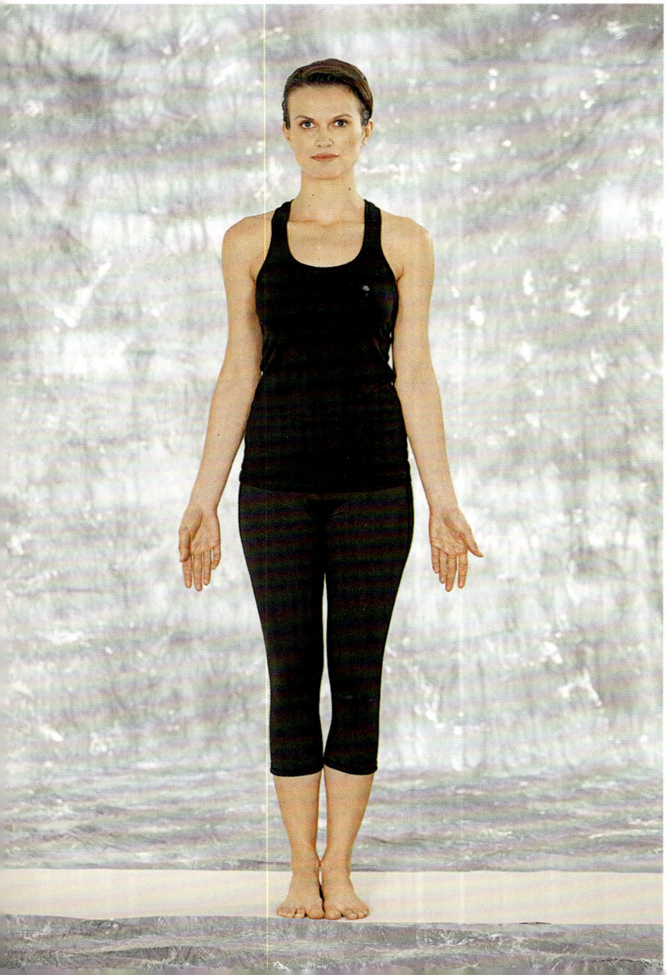

1. BERG *{Tadasana}*

– Kommen Sie in den Stand. Füße parallel, die großen Zehen berühren sich. (Alternativ Fersen öffnen, Außenkanten parallel.) – Zehen lang strecken, Fußballen, Fersen und Fußaußenkanten in den Boden drücken. Verteilen Sie Ihr Gewicht gleichmäßig auf die Füße, verwurzeln Sie sich darüber tief mit dem Boden. – Die Oberschenkel leicht nach innen drehen, Steißbein sanft Richtung Boden ziehen. – Wirbelsäule lang aufrichten, Brustkorb sanft anheben, ohne ins Hohlkreuz zu fallen. – Untere Rippenbögen und Bauchnabel sanft nach innen ziehen. Schultern entspannen. – Arme lang neben dem Körper, Handflächen drehen leicht nach vorn. – Langer, tiefer Atem (Ujjayi). – 5 bis 8 Atemzüge oder 1 Minute.

→ ***Stärkt die rumpfaufrichtende Muskulatur, schenkt Stabilität und Klarheit, beruhigt den Atem.***

2. BAUM

{Vriksasana}

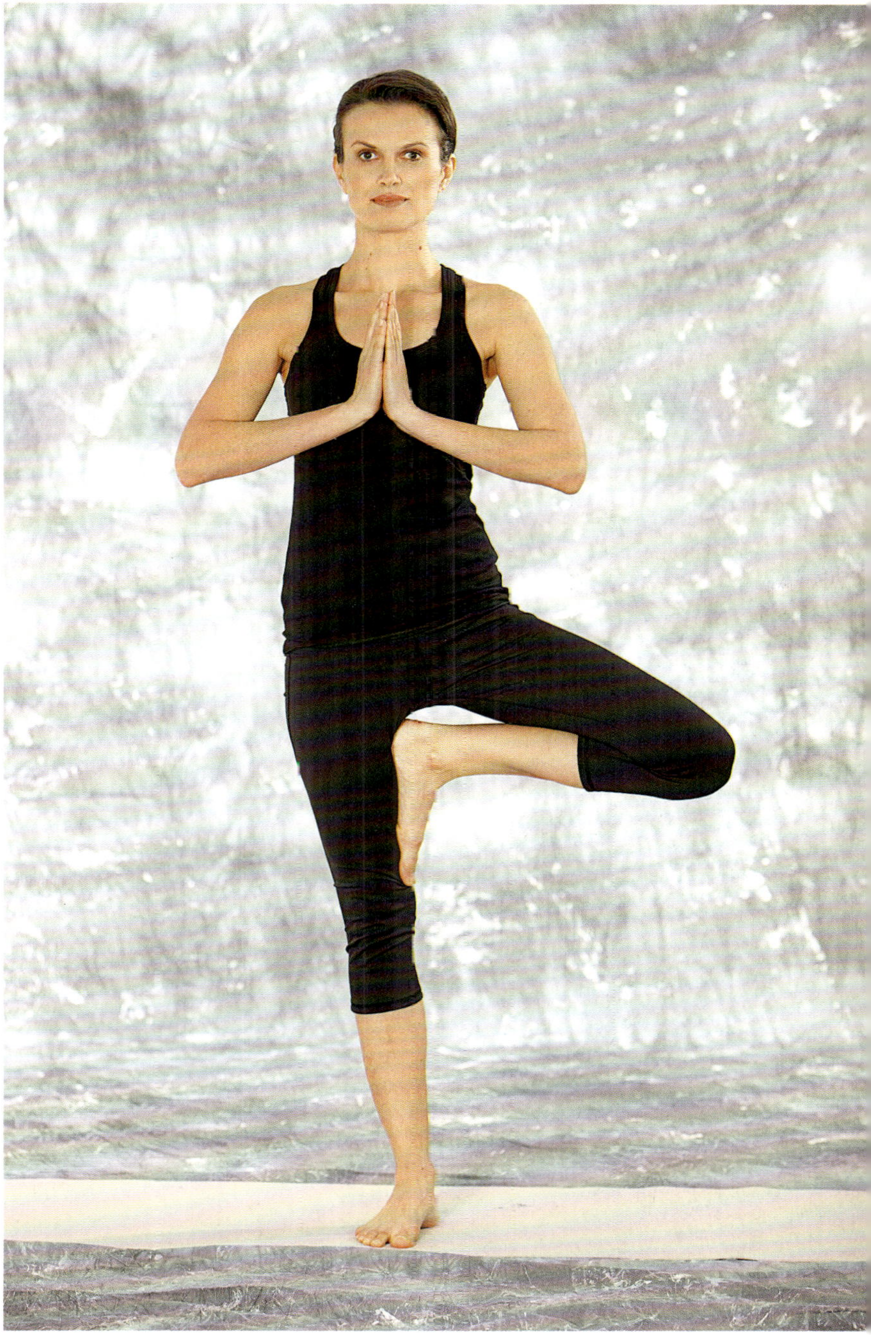

Verlagern Sie aus dem Berg Ihr Gewicht aufs rechte Bein. Linken Fuß heben und an der Innenseite der Wade oder des Oberschenkels absetzen. Bein aus der Hüfte zur Seite drehen. Gleichzeitig den Fuß gegen das Bein und das Bein gegen den Fuß drücken – so rutscht der Fuß nicht ab! Aus dem Becken lang nach oben ausrichten: Steißbein nach unten senken, Becken nach vorne kippen. Schulterblätter zueinanderziehen, Hände vor dem Herzen zusammenlegen (*Anjali Mudra*). Richten Sie Ihren Blick auf einen Punkt am Horizont. 5 bis 10 Atemzüge, Seite wechseln. Üben Sie anschließend 3 bis 5 Runden des Sonnengrußes.

+ ***Variante 1:*** Hände über dem Kopf zusammenbringen.

+ ***Variante 2:*** Sind Sie in den Hüften sehr beweglich, können Sie den Fuß auch in der Leiste absetzen.

→ ***Sorgt für inneres und äußeres Gleichgewicht, verbessert die Konzentration, wirkt beruhigend***

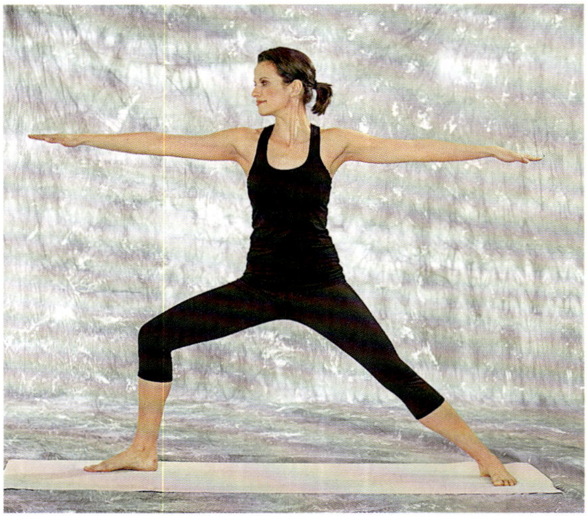

3. KRIEGER 2

{Virabhadrasana II}

In eine weite Grätsche kommen, Fersen in einer Linie. Rechten Fuß 90 Grad nach vorne drehen, Außenkante des linken parallel zur Mattenaußenkante. Vorderes Knie beugen, das hintere Bein ist gestreckt. Füße energetisch zueinanderziehen. Vorderes Knie sanft nach außen schieben, so dass Sie Ihren großen Zeh sehen können, Knie bleibt über dem Fußgelenk. Oberkörper über der Hüfte aufrichten, Steißbein Richtung Boden schieben. Wirbelsäule aufrecht! Arme auf Schulterhöhe zur Seite strecken, über die Finger lang ziehen. Kopf und Blick geradeaus über vordere Hand. 5 bis 8 Atemzüge, direkt weiter mit Übung 4.

→ ***Regt den Stoffwechsel an, stärkt Durchhaltevermögen und Selbstbewusstsein, gibt Kraft***

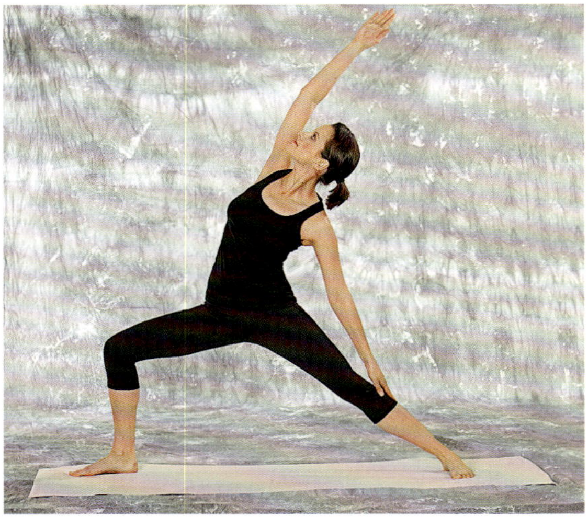

4. FRIEDVOLLER KRIEGER

{Virabhadrasana II Variation}

Drehen Sie aus dem Krieger 2 die rechte Handfläche nach oben, führen Sie den vorderen Arm nach oben und über den Kopf nach hinten. Schieben Sie die linke Hand am hinteren Bein entlang Richtung Kniekehle. Der Blick folgt der rechten Hand. Lassen Sie die rechte Schulter unten! Sinken Sie mit der Ausatmung tiefer in die Position. Die Beinposition bleibt wie im Krieger 2. 5 bis 8 Atemzüge. Einatmend zurück in den Krieger 2 kommen, direkt weiter mit Übung 5.

+ ***Tipp:*** Bei Nackenproblemen ziehen Sie das Kinn Richtung Brustkorb und schauen nach vorn.

→ ***Kräftigt die Beine, schenkt Selbstvertrauen, dehnt die Flanken, verbessert die Beweglichkeit***

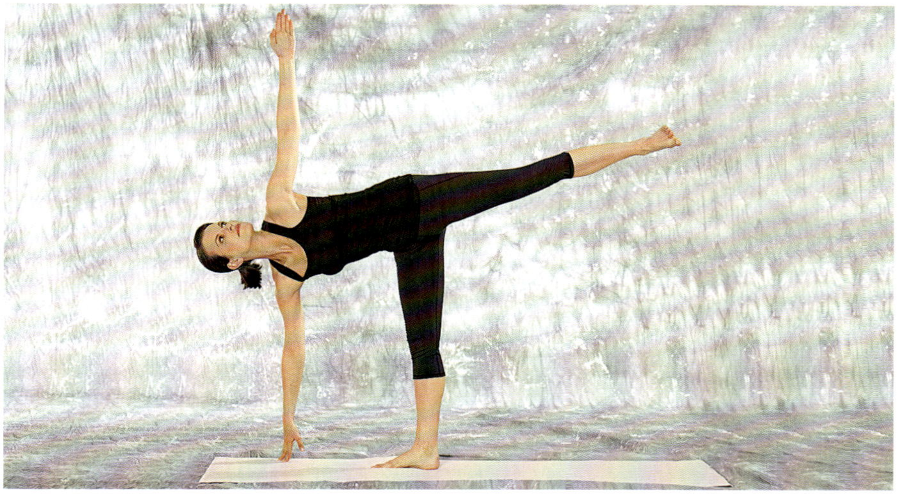

5. HALBMOND

{Ardha Chandrasana}

Nach Übung 4 aus Krieger 2 heraus rechte Hand vor dem rechten Fuß am Boden aufsetzen, etwas diagonal nach außen versetzt. Gewicht auf den rechten Fuß verlagern, linke Hand in der Taille abstützen, linken Fuß vom Boden lösen. Linke Hüfte und Oberkörper zur Seite nach oben aufdrehen, linkes Bein lang nach hinten ausstrecken, Zehen flexen. Ausatmend linken Arm nach oben strecken, öffnen Sie sich weiter zur Seite. Blick geht nach oben bzw. bei Gleichgewichtsproblemen zum Boden. 5 bis 8 Atemzüge. Ausatmend beide Hände aufsetzen, linken Fuß vorn neben dem rechten abstellen. Einatmend in den Stand aufrichten, einige Atemzüge bleiben. Führen Sie nun die Übungen 3. bis 5. auf der anderen Seite aus.

+ ***Variante:*** Für mehr Länge rechte Hand auf einem Block absetzen.

→ ***Stärkt das Gleichgewicht, intensiviert die Durchblutung, löst Verspannungen, macht wach***

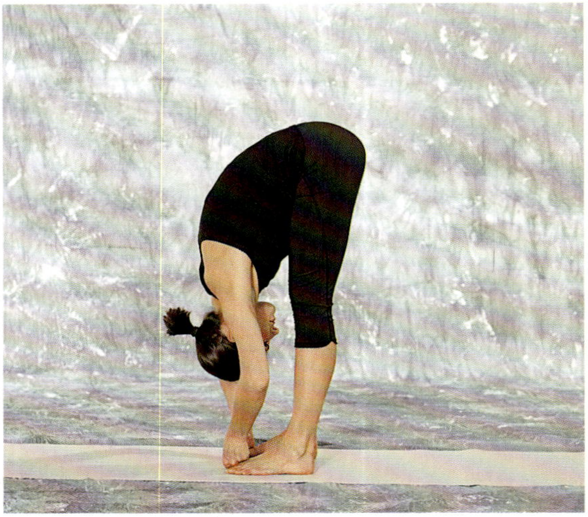

6. VORBEUGE IM STAND

{Padangushthasana}

Aus dem hüftbreiten Stand nach vorne beugen, mit Daumen, Zeige- und Mittelfinger die großen Zehen umgreifen. Einatmend Wirbelsäule über Kopfkrone lang machen, ausatmend über die Beine nach unten sinken, Blick zu den Beinen. Sitzbeinhöcker schieben Richtung Decke. Ellenbogen nach außen beugen, Schulterblätter zueinander von den Ohren wegschieben. Mit jeder Ausatmung tiefer in die Dehnung der Körperrückseite (v.a. der Beine) sinken. 5 bis 15 Atemzüge. Einatmend Blick heben, ausatmend Hände an die Taille, Oberkörper parallel zum Boden, einatmend gerade aufrichten.

→ ***Dehnt die Beinrückseiten, entspannt die Lendenwirbel, beruhigt, löst Stress***

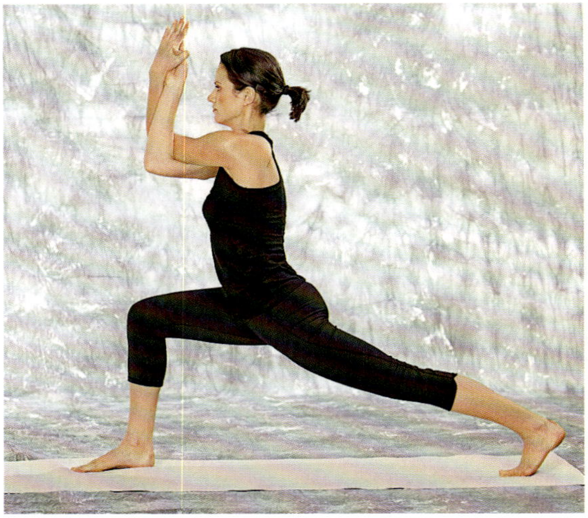

7. LUNGE MIT ADLERARMEN

{Astha Chandrasana Variation}

Aus dem Stand linkes Bein nach hinten in einen hohen Ausfallschritt bringen, linke Ferse bleibt in der Luft, rechtes Knie tief beugen, Becken gerade ausrichten. Beide Arme lang nach vorn bringen, rechten Arm unter dem linken hindurchschwingen, die Unterarme und Hände ineinander verschränken. Schulterblätter nach hinten unten zueinanderziehen, die Hände schieben nach oben und die Ellenbogen weg vom Körper. 5 bis 8 Atemzüge, direkt weiter mit 8.

+ ***Variante:*** Ellenbogen, Unterarme und Handflächen aneinanderlegen, Finger Richtung Decke.

→ ***Löst Verspannungen im Schulterbereich, stärkt Selbstvertrauen und Ausdauer***

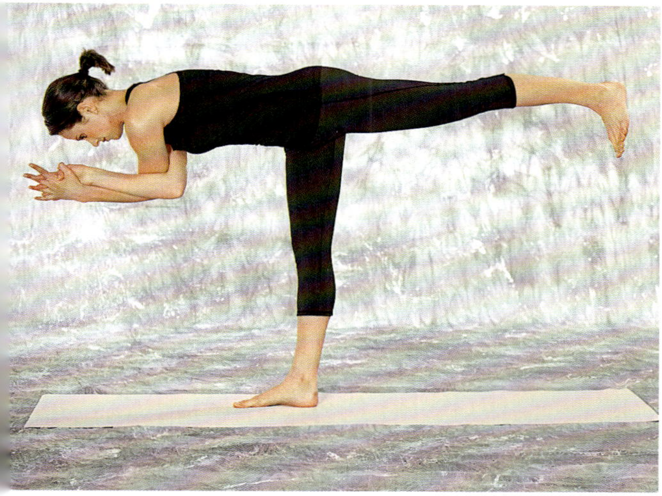

8. KRIEGER 3 – STANDWAAGE

{Virabhadrasana III}

Verlagern Sie Ihr Gewicht auf den rechten Fuß, Oberkörper ausatmend nach vorne neigen, linkes Bein lang zurückstrecken. Arme bleiben in der Adlervariation. Rumpf und hinteres Bein befinden sich möglichst in einer Waagerechten. Senken Sie die linke Hüfte ab, Becken parallel, Zehen des hinteren Beines flexen und Richtung Boden eindrehen (Oberschenkel leicht nach innen rotieren). 5 bis 10 Atemzüge. Ausatmend zurück in den Stand kommen, Übungen 7. und 8. auf der andere Seite ausführen.

Variante: Arme schulterweit geöffnet nach vorne, nach hinten oder zur Seite strecken.

Beruhigt den Geist, kräftigt die Muskulatur, stärkt die Balance, aktiviert den Kreislauf

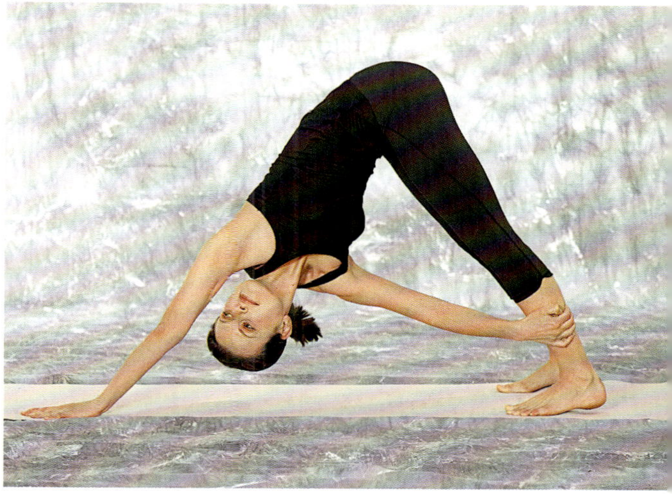

9. HERABSCHAUENDER HUND VARIATION

{Adho Mukha Svanasana Variation}

Kommen Sie in den herabschauenden Hund. Die Hände sind schulterweit aufgestellt, die ganze Handfläche ist am Boden, Finger sind weit aufgefächert. Füße hüftbreit öffnen, Sitzbeinhöcker Richtung Decke schieben. Greifen Sie mit Ihrer rechten Hand von außen den linken Fußknöchel (alternativ: Schienbein/Oberschenkel) und öffnen Sie den Oberkörper sanft nach links. Die linke Hand bleibt dabei am Boden. 5 bis 8 Atemzüge, Seite wechseln.

Dehnt die komplette Körperrückseite, beruhigt die Nerven, aktiviert die Bauchorgane

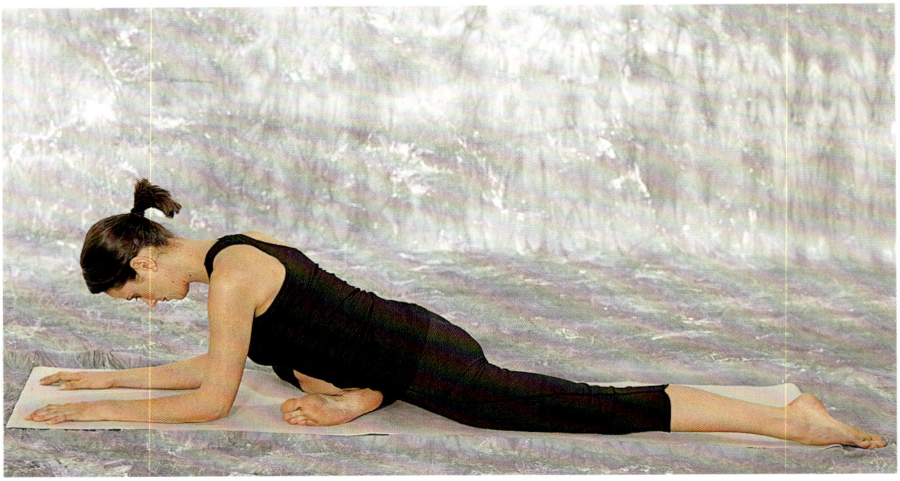

10. TAUBE VARIATION

{Eka Pada Rajakapotasana}

— Aus dem herabschauenden Hund rechtes Bein nach vorn schwingen, rechten Unterschenkel parallel zur Matte vorn zwischen den Händen ablegen, rechtes Knie hinterm rechten Handgelenk. Das linke Bein ist lang nach hinten ausgestreckt, der Fußspann abgelegt. — Hände neben den Hüften aufsetzen, Becken parallel halten. — Einatmend über den Scheitelpunkt aufrichten, ausatmend über das angewinkelte Bein nach vorn beugen. Auf die Unterarme kommen oder Oberkörper komplett am Boden ablegen. Mit jeder Ausatmung tiefer in die Dehnung sinken. — 10 bis 20 Atemzüge. — Einatmend Finger aufsetzen, langsam wieder aufrichten. Direkt weiter mit 11.

+ ***Tipp:*** Ist Ihr rechtes Becken in der Luft, legen Sie eine gefaltete Decke unter die rechte Gesäßseite. Bei Knieproblemen vorderes Knie weiter eindrehen oder Liegendes Nadelöhr (S. 67) üben.

→ ***Baut Stress ab, fördert Hingabe, dehnt die Hüften, fokussiert die Gedanken***

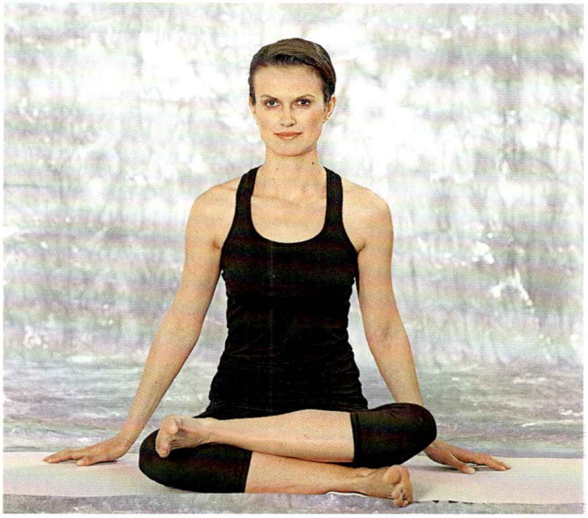

11. KNÖCHEL-AUF-KNIE-POSITION

{Agnistambhasana}

Aus der Taube linkes Bein nach vorn schwingen, rechtes Bein bleibt angewinkelt, Unterschenkel parallel am Boden, Fuß flexen. Linkes Knie beugen, linken Unterschenkel auf rechtem Unterschenkel ablegen (linkes Knie auf rechtem Fußinnenknöchel, linker Fußaußenknöchel auf rechtem Knie; alternativ oberes Bein vor das Schienbein legen). Hände neben Hüften aufstellen. 5 bis 8 Atemzüge. Ausatmend Hände aufsetzen, in den herabschauenden Hund kommen. 10. und 11. auf der linken Seite üben. Abschließend in den herabschauenden Hund kommen, Beine strecken.

→ ***Löst Anspannung, Stress und Ängste, öffnet und dehnt Beine, Hüften und Gelenke***

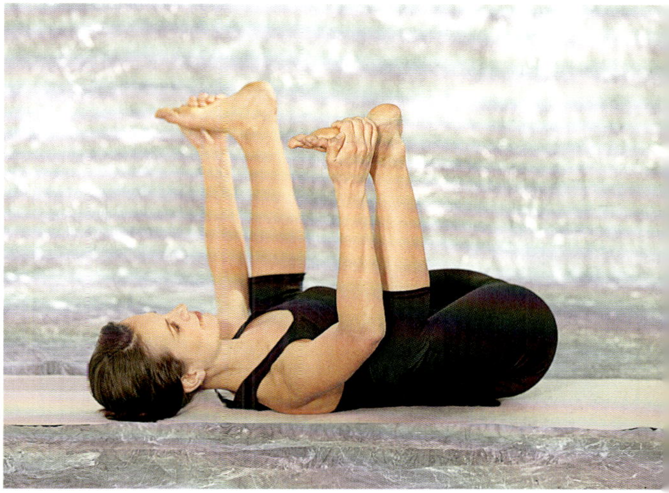

12. HAPPY-BABY-POSE

{Ananda Balasana}

Kommen Sie in Rückenlage, Beine anwinkeln, Knie dicht zu sich heranziehen, von außen die Füße oder großen Zehen umfassen. Fußsohlen zeigen nach oben, Unterschenkel sind senkrecht ausgerichtet, Knie ziehen in Richtung Achselhöhlen. Versuchen Sie, Ihren unteren Rücken möglichst lang auf den Boden zu bringen – das entlastet die Lendenwirbelsäule. 5 bis 10 Atemzüge.

+ ***Tipp:*** Rollen Sie sich ein paar Mal vor und zurück, kommen Sie zum Sitzen, umfassen Sie sanft die Knie mit den Armen und legen Sie Ihren Kopf auf den Knien ab. Bleiben Sie hier einige Atemzüge ruhig sitzen.

→ ***Entspannt den unteren Rücken, öffnet die Hüften, beruhigt die Nerven, zentriert***

ESSEN IN DER STRESS-ADE-PHASE

Zahlreiche Lebensmittel sind richtige Stresskiller, die Inhaltsstoffe stärken die Nerven sowie das Gehirn und sorgen so für mehr Klarheit, Konzentration und Leistungsfähigkeit.

Die Top-Antistress-Lebensmittel

- Vollkorngetreide, Hülsenfrüchte und Sojaprodukte
- Oliven, Olivenöl
- Obst mit viel Magnesium wie Bananen, Ananas, Aprikosen
- Wurzelgemüse, die erden, wie Pastinaken, Rote Bete, Karotten
- nervenstärkende Nüsse, Avocado, pflanzliche Öle
- Kräuter und Gewürze, die dem Stress entgegenwirken, wie Koriander, Vanille, Zimt etc.

In Soja, Hülsenfrüchten und Obst sind viele Vitamine der B-Gruppe enthalten, die Bestandteile der Nervenfasern und Zellen sind. Besonders der „Treibstoff" Vitamin B1 stärkt das Gehirn und macht es leistungsfähig.

Ungesättigte Fette in Oliven, Nüssen, Avocados und deren Öle wirken entzündungshemmend und nervenstärkend. Oliven enthalten außerdem B-Vitamine, Vitamin A, C und E sowie Folsäure, die gut für Herz und Nerven sind. Vitamin E – reichlich in Avocados und Nüssen – wirkt als Antioxidans gegen freie Radikale und Stress.

Wurzelgemüse und grüne Gemüsesorten enthalten jede Menge Folsäure und Eisen. Dadurch wird Sauerstoff leichter in Zellen und Gehirn transportiert. Das sorgt für Konzentration und Leistungsfähigkeit.

Maronen, Kartoffeln und Wurzelgemüse wirken stärkend und erden. Erdige Gewürze geben Konzentration und wirken einem Blähbauch entgegen.

Der Stresskiller Magnesium dämpft die Folgen von Stresshormonen wie Cortisol. Magnesiumbomben: Bananen, Aprikosen und Vollkornprodukte.

Besonders wichtig in dieser Phase: Planen Sie die Mahlzeiten am besten vorher, damit Sie nicht in Stress geraten. Trinken Sie für einen erholsamen Schlaf ab dem Nachmittag keine koffeinhaltigen Getränke mehr.

No-Go: Vermeiden Sie alles, was den Körper stresst: Alkohol, Koffein, unregelmäßiges Essen, Zucker und Weißmehlprodukte. Ebenso tabu sind anregende Zutaten wie Ingwer, Chili und andere Scharfmacher (siehe hierzu auch die Liste der rajasigen Lebensmittel, S. 12).

Los geht's: Der Tag beginnt mit einem Power-Frühstück. Als Nervenstärkung zwischendurch eignen sich Trockenobst, Nüsse und frisches Obst. Mit den Rezepten mittags und abends erden Sie sich und sagen dem Stress ade!

SATTMACHER-HAFER-MANDEL-SHAKE

Für 2 Personen

- 200 g frisches Saisonobst (Erdbeeren, Mango, Papaya, Melone, Aprikosen)
- 1 Banane
- 400 ml Milch
- 2 EL Haferflocken
- 2 EL gemahlene Mandeln

Zubereitungszeit ca. 10 Min.

- Obst waschen, putzen, schälen und klein scheiden. Alle Zutaten in einen Standmixer geben und fein pürieren.

+ ***Tipp:*** Der Shake ist ein tolles Frühstück. Geht schnell und sättigt langanhaltend.

+ ***Variante:*** Verwenden Sie für den Shake Obst nach der Saison und statt den Haferflocken gerne auch Reis-, Hirse- oder Dinkelflocken. Statt Mandeln können Sie auch Sesam- oder Chia-Samen nehmen, diese enthalten reichlich Eisen und Kalzium.

→ ***Ein Glas voller Power***

STRESSKILLER-MISCHUNG

Für 1 kleines Schraubglas

- je 1 TL Kreuzkümmel-, Koriander-, Pimentsamen
- je ¼ TL Kurkuma- und Vanillepulver
- ½ TL getrockneter Thymian
- je 1 Prise Zimt- und Sternanispulver

Zubereitungszeit ca. 10 Min.

- Gewürzsamen in einer Pfanne trocken anrösten, bis sie leicht duften, dann in einem Mörser fein zerstoßen. Mit den restlichen Gewürzen mischen.

→ ***Den Stress einfach wegwürzen***

PIKANTE AVOCADO-CREME

Für 2 Personen

– ½ weiche Avocado – 2 Stück getrocknete Tomaten – 4 Stück grüne Oliven, entsteint – 30 g Nüsse – ½ Bund Schnittlauch – 2 EL Joghurt – 1 TL Limettensaft – Meersalz – Pfeffer, frisch gemahlen

Zubereitungszeit ca. 20 Min.

– Avocado schälen, Kern entfernen, Fruchtfleisch klein schneiden. Tomaten und Oliven in kleine Würfel schneiden. Nüsse grob hacken, in einer Pfanne trocken anrösten. Schnittlauch waschen, trocken schütteln, klein schneiden.
– Alles mit Joghurt und Limettensaft vermengen, mit Salz und Pfeffer abschmecken.

(+) ***Varianten:*** Mit 100 g Seidentofu püriert entsteht ein leckerer Dip zu Gemüsesticks. Süßschnäbel vermengen Avocado, Joghurt, Limettensaft und gehackte Nüsse mit 1 TL Honig und je 1 Prise Vanille- und Zimtpulver.

(→) ***Nervenstärkendes aufs Brot***

WARMER BUCHWEIZEN-STARTER

Für 2 Personen

– 300 ml Mandeldrink – 1 EL Agavendicksaft – 1 Prise Vanillemark – 6 getrocknete Aprikosen – 2 kleine Äpfel – 80 g Buchweizenflocken – 2 EL Leinsamen, geschrotet – 1 Banane – 1 Prise Zimt

Zubereitungszeit ca. 10 Min.

– Mandeldrink mit Agavendicksaft und Vanillemark zum Kochen bringen. Aprikosen klein schneiden. Äpfel waschen, vierteln, entkernen, in kleine Würfel schneiden.
– Buchweizenflocken, Leinsamen und Aprikosenstücke in die Flüssigkeit rühren, ca. 2 Min. bei kleiner Hitze köcheln lassen. Vom Herd nehmen, Äpfel unterrühren, ca. 5 Min. quellen lassen.
– Banane schälen, in Scheiben schneiden. Brei in zwei Schüsseln geben, warm mit Bananenscheiben und einer Prise Zimt servieren.

(+) ***Variante:*** Schmeckt auch toll mit 2 EL getrockneten Cranberries, Birnen und Ananas, die ebenfalls mineralstoffreich gegen Stress sind.

(→) ***Wohlgefühl am Morgen***

ROTKOHLSALAT MIT PFIFF

Für 2 Personen

- 400 g Rotkohl (kleiner Kopf) - 2 EL Olivenöl - 2 EL Aceto balsamico - 1 ½ EL Rohrzucker - Meersalz - Pfeffer, frisch gemahlen - ½ Granatapfel - 50 g Feldsalat - 200 g Maronen, gegart und vakuumverpackt - ½ TL Koriandersaat - 1 TL schwarzer Sesam

Zubereitungszeit ca. 40 Min.

- Äußere Kohlblätter entfernen, Kopf halbieren, Strunk herausschneiden. Kohl waschen, in Streifen schneiden. Öl, Essig, 1 EL Zucker, Salz, Pfeffer vermischen, unter den Kohl geben.
- Granatapfelkerne aus der Frucht lösen, einige beiseite stellen, restliche zum Salat geben. Feldsalat waschen.
- Maronen halbieren. Koriander im Mörser zerstoßen. 1 EL Öl in einer Pfanne erhitzen, Maronen und übrigen Zucker darin karamellisieren. Mit Sesam, Koriander, Salz und Pfeffer würzen.
- Feldsalat auf zwei Teller verteilen. Kohlsalat, Maronen und Granatapfelkerne darübergeben.

+ ***Variante:*** Ist gerade keine Saison von Maronen, schmeckt der Salat auch mit karamellisierten Champignons, Nüssen oder Tofuwürfeln.

→ ***Voller Anti-Stress-Vitamine***

KICHERERBSENMUS-WRAP

Für 2 Personen

- 100 g gegarte Kichererbsen (aus dem Glas) - ¼ TL Koriandersaat - 2 EL Joghurt - 1 Spritzer Zitronensaft - Meersalz - Pfeffer, frisch gemahlen - ½ Bund Blattpetersilie - 1 Karotte - ½ Bund Rucola - 2 Prisen Stresskiller-Mischung - 2 Tortilla-Wraps (Vollkorn)

Zubereitungszeit ca. 20 Min.

- Kichererbsen in ein Sieb geben und abspülen. Koriander im Mörser zerstoßen. Kichererbsen mit Joghurt und Saft fein pürieren. Mus mit Salz, Pfeffer und Koriander würzen.
- Petersilie waschen, trocken schütteln, fein hacken, unter das Mus mischen.
- Karotte schälen, grob raspeln. Rucola waschen, trocken schütteln.
- Tortillafladen mit Mus bestreichen, den unteren Teil mit Karotten und Rucola belegen. Mit der Gewürzmischung bestreuen. Fladen fest zusammenrollen, ggf. in Butterbrotpapier einpacken.

+ ***Variante:*** Den Fladen je nach Lust und Laune mit Tofu, Salat, Paprika, Tomaten, Gurken, Rote Bete, Avocado oder Feigen füllen.

→ ***Mineralstoffe to go***

APRIKOSEN-GAZPACHO

Für 2 Personen

- 50 g Quinoa - 1 Karotte - 3 Zweige Basilikum - Meersalz - Pfeffer, frisch gemahlen - 150 g Aprikosen - 400 ml Buttermilch (gekühlt) - ¼ TL Stresskiller-Mischung - ¼ TL Kurkuma

Zubereitungszeit ca. 20 Min.

- Quinoa in 2,5facher Menge Salzwasser in 15 Min. weich garen, anschließend abkühlen. Karotte schälen, grob raspeln. Basilikum waschen, trocken schütteln, fein hacken. Beides unter den Quinoa mischen, mit Salz und Pfeffer würzen.
- Aprikosen waschen, halbieren, entkernen, klein schneiden und mit Buttermilch fein pürieren. Mit Salz, Pfeffer, Würzmischung und Kurkuma würzen. Suppe mit dem Quinoa-Gemüse servieren.

+ ***Tipp:*** Noch besser schmeckt die Suppe leicht gekühlt.

+ ***Variante:*** Auch mit Mango, Papaya oder Melone sehr lecker. Als Einlage eignet sich auch Reis, der viel Magnesium und Kalium enthält.

→ ***Würzige Versuchung im Sommer mit positivem Effekt auf den Blutdruck***

WÜRZIGER NUDELSALAT

Für 2 Personen

- 150 g Vollkornnudeln (Penne oder Spirelli) - 10 Cocktailtomaten - 50 g Rucola - 40 g grüne Oliven, ohne Stein - 3 EL Olivenöl - 1 EL Limettensaft - 1 TL Senf - 1 TL Agavendicksaft - Meersalz - Pfeffer, frisch gemahlen - 200 g gegarte Kichererbsen (aus dem Glas) - ½ Bund Blattpetersilie - 1 TL schwarzer Kümmel - ¼ TL Stresskiller-Mischung

Zubereitungszeit ca. 30 Min.

- Nudeln nach Packungsanleitung bissfest garen, abgießen, abkühlen.
- Tomaten waschen, halbieren. Rucola waschen, trocken schütteln, grob schneiden. Beides mit Oliven und Nudeln vermengen.
- 2 EL Olivenöl, Limettensaft, Senf und Agavendicksaft mit Salz und Pfeffer verrühren, mit dem Nudelsalat vermischen.
- Kichererbsen abgießen. Restliches Öl in einer Pfanne erhitzen, Kichererbsen darin kurz anbraten. Petersilie waschen, trocken schütteln, grob hacken, mit Kümmel zu den Erbsen geben. Mit der Würzmischung abschmecken.
- Kichererbsen über den Salat geben und servieren.

+ ***Variante:*** Der Salat schmeckt auch gut mit gegartem Reis, Couscous, Hirse, Quinoa oder Buchweizenkörnern.

→ ***Nudelig macht glücklich***

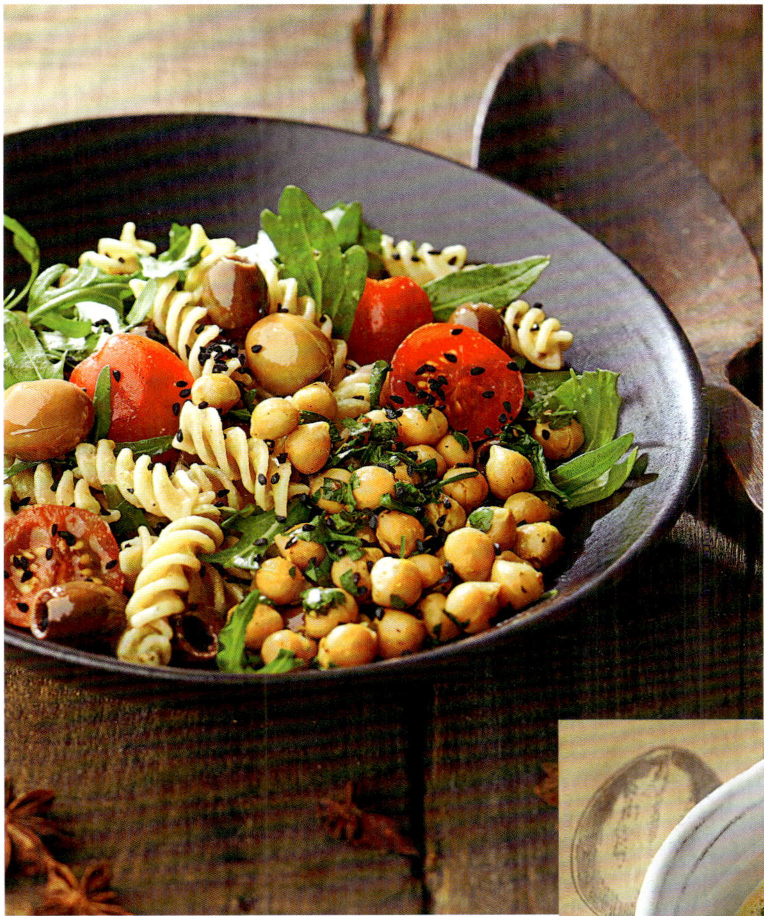

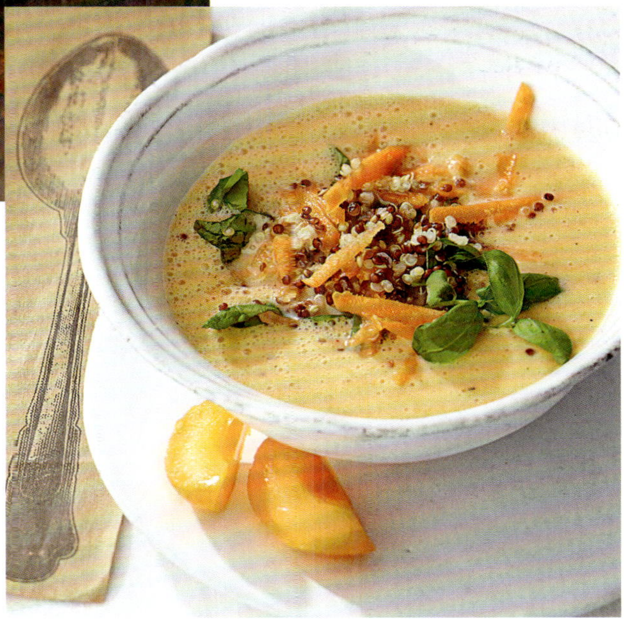

CHINAKOHLROULADEN MIT CRUNCH

Für 2 Personen

- 50 g Quinoa
- Meersalz
- 1 Pastinake
- 2 Karotten
- 1 Knolle Rote Bete
- je ¼ TL Piment, Szechuanpfeffer
- 1 EL Olivenöl
- 4 große Chinakohlblätter
- ½ Bund Blattpetersilie
- 50 g Schafskäse
- 2 EL saure Sahne
- Pfeffer, frisch gemahlen
- 2 EL Buchweizenflocken
- 30 g Nüsse
- 1 TL Ghee
- 1 Prise getrockneter Thymian
- 2 EL Naturjoghurt

Zubereitungszeit ca. 50 Min.

- Backofen auf 200° C (Umluft 180° C) vorheizen.
- Quinoa in 2,5facher Menge Salzwasser in ca. 15 Min. weich garen, abkühlen, beiseite stellen.
- Wurzelgemüse schälen, in Stifte schneiden, in eine Auflaufform geben. Piment und Szechuanpfeffer im Mörser mahlen, über das Gemüse streuen. Olivenöl darüberträufeln, salzen, alles gut vermengen. Im Ofen (Mitte) ca. 30 Min. backen.
- Chinakohlblätter abtrennen, waschen, putzen. In kochendem Wasser ca. 2 Min blanchieren, danach in kaltes Wasser geben.
- Petersilie waschen, trocken schütteln, fein hacken. Schafskäse in kleine Würfel schneiden, mit Petersilie, saurer Sahne und Quinoa vermengen. Mit Salz und Pfeffer würzen.
- Je 2 EL Füllung auf die Blätter geben, aufrollen, in eine Auflaufform geben. Ca. 10 Min. im Ofen (Mitte) backen.
- Nüsse hacken, Ghee in einer Pfanne erhitzen, Nüsse und Buchweizen darin anrösten, Honig zugeben, karamellisieren lassen. Mit Thymian und Salz würzen. Auf einem Teller abkühlen lassen.
- Rouladen mit Gemüse auf zwei Teller geben, Crunchys darüberstreuen, mit je 1 EL Joghurt servieren.

+ ***Variante:*** Die Rouladen lassen sich auch mit Mangold oder Wirsing zubereiten. Als Füllung eignen sich die gleiche Menge rote Linsen, Hirse oder Couscous.

→ ***Vitalstoffe gerollt***

PASTA MIT KARAMELLISIERTEN TOMATEN

Für 2 Personen

- 50 g Feldsalat
- 20 g Pinienkerne
- 30 g Bergkäse
- 100 ml + 1 EL Olivenöl
- Meersalz
- Pfeffer, frisch gemahlen
- 250 g Vollkornspaghetti
- 250 g Kirschtomaten
- 5 Walnüsse
- 2 EL Pistazien
- ½ TL Rohrzucker
- 1 TL Aceto balsamico
- 1 Zweig Thymian

Zubereitungszeit ca. 20 Min.

- Für das Pesto Feldsalat gründlich waschen und trocken schütteln. Pinienkerne in einer Pfanne trocken anrösten. Bergkäse in Stücke schneiden oder fein reiben. Alles zusammen mit 100 ml Öl mit einem Stabmixer fein pürieren. Mit Salz und Pfeffer würzen.
- Spaghetti in reichlich Salzwasser nach Packungsanweisung bissfest kochen, dann abgießen.
- Inzwischen Tomaten waschen. Restliches Öl in einer Pfanne erhitzen, Tomaten andünsten, Nüsse und Kerne zugeben und mitdünsten. Mit dem Zucker bestreuen und karamellisieren lassen, anschließend mit Aceto balsamico ablöschen. Thymian waschen, Blätter abzupfen und hinzufügen. Tomaten mit Salz und Pfeffer würzen.
- Spaghetti auf zwei Teller verteilen, Tomaten und Pesto auf die Pasta geben und servieren.

+ ***Variante:*** Das Pesto kann auch mit Petersilie zubereitet werden, diese enthält reichlich Magnesium und Kalzium. Statt Tomaten 4 Karotten waschen, schälen und in Streifen schneiden. Auch 250 g Champignons, eine Paprikaschote oder Aubergine schmecken toll.

→ ***Nüsse stärken die Nerven und aktivieren das Gehirn***

Kräutertofu asiatisch inspiriert

Für 2 Personen

- 1–2 Süßkartoffeln
- 2 mittelgroße Kartoffeln
- Meersalz
- 1 kleine Stange Zitronengras
- 1 kleiner Zucchino
- 1 Paprikaschote
- 1 Schalotte
- 4 EL Olivenöl
- 20 g Cashewkerne
- Pfeffer, frisch gemahlen
- 200 ml Kokosmilch
- 1 Bund Blattpetersilie
- 2 Zweige Koriander
- 200 g Tofu
- ¼ TL Stresskiller-Mischung
- 1 EL Sojasoße

Zubereitungszeit ca. 40 Min.

- Beide Kartoffelsorten schälen, waschen, klein schneiden, in Salzwasser ca. 15–20 Min. weich garen. Zitronengras waschen, das obere hölzerne Ende abschneiden. Die harten Außenblätter entfernen und mit den Kartoffeln mitkochen. Die Bulbe und das innere weiße Fruchtfleisch fein hacken.
- Zucchino und Paprikaschote waschen, putzen, in Streifen schneiden. Schalotte abziehen und fein hacken. 2 EL Öl in einer Pfanne erhitzen, Schalotte darin glasig dünsten, Gemüse und Cashewkerne zugeben, ca. 10 Min. dünsten. Kokosmilch zugeben, vermischen und mit Salz und Pfeffer abschmecken.
- Kräuter waschen, trocken schütteln, fein hacken. Tofu in Würfel schneiden. 1 EL Öl in einer Pfanne erhitzen, Tofu darin kross anbraten. Würzmischung zugeben, kurz mitdünsten. Mit Sojasoße ablöschen, Kräuter zugeben, alles miteinander vermengen, mit Salz und Pfeffer würzen.
- Kartoffeln abgießen, mit einem Stampfer zerdrücken, mit Zitronengras, Salz und Pfeffer abschmecken. Stampf mit Gemüse und Tofu servieren.

+ ***Variante:*** Pastinaken oder Topinambur als Stampf, Zuckerschoten und Blumenkohl als Gemüse.

→ ***Vitamin A in der Süße trifft auf Vitamin C in der Säure***

BUCHWEIZEN-KICHERERBSEN MIT JOGHURTDIP

Für 2 Personen

- 100 g Buchweizen
- Meersalz
- 300 g gegarte Kichererbsen (aus dem Glas)
- je ¼ TL Koriander- und Kardamomsamen
- 1 EL Olivenöl
- 2 EL Granatapfelkerne
- ½ TL schwarzer Kümmel
- ¼ TL Kurkumapulver
- Pfeffer frisch gemahlen
- 100 g Joghurt
- 1 Zweig Minze

Zubereitungszeit ca. 20 Min.

- Buchweizen in doppelter Menge Salzwasser ca. 20 Min. weich garen. Kichererbsen abgießen. Koriander- und Kardamomsamen in einer Pfanne trocken rösten, im Mörser zerstoßen.
- 1 EL Öl in einer Pfanne erhitzen, Kichererbsen ca. 7 Min. anbraten, Granatapfelkerne und Kümmel zugeben. Mit den Gewürzen abschmecken.
- Minze waschen, trocken schütteln, fein schneiden. Joghurt mit Minze, Salz und Pfeffer würzen. Kichererbsen mit Buchweizen und Minzjoghurt servieren.

+ ***Variante:*** Hirse oder Dinkelkörner mit Cranberries oder Trockenaprikosen geben reichlich Eisen und Kalium sowie Ballaststoffe für eine gute Verdauung.

→ ***Mit Magnesium und Eisen ist gut Kichern***

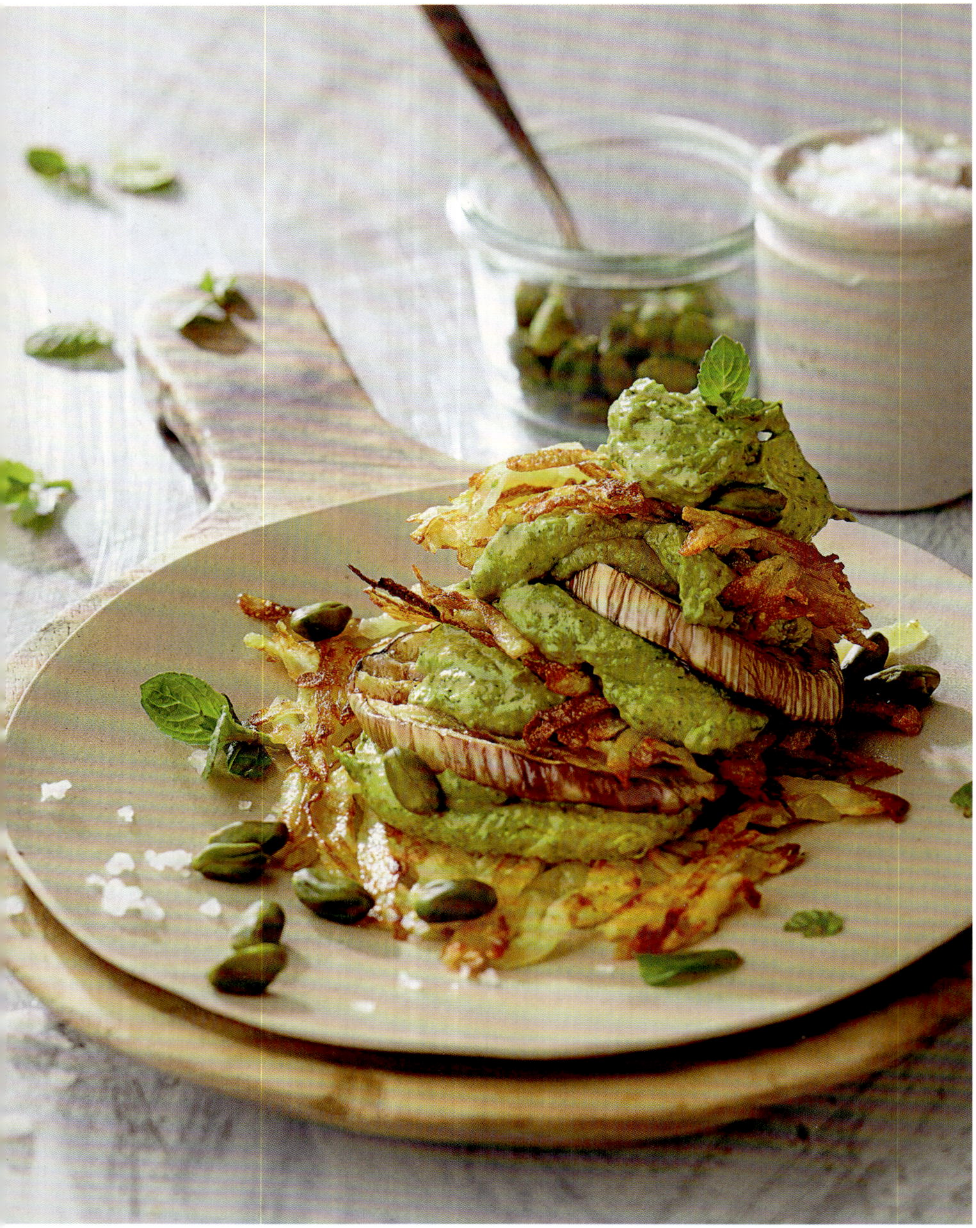

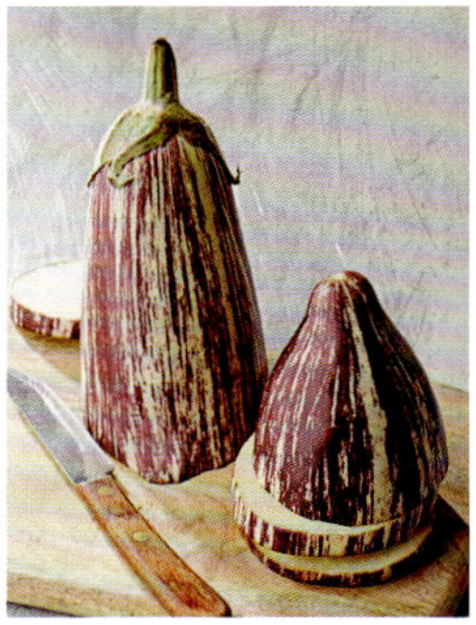

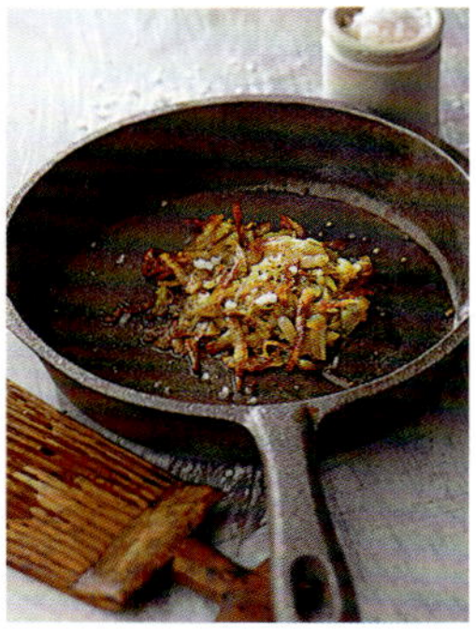

MINZFRISCHE KARTOFFELRÖSTI-TÜRMCHEN

Für 2 Personen

- 1 kleine Aubergine
- 4 EL Ghee
- 4 mittelgroße Kartoffeln
- Meersalz
- Pfeffer, frisch gemahlen
- ½ Bund frische Minze
- ½ Avocado
- 2 EL Pistazienkerne
- 1 TL Limettensaft
- 50 ml Olivenöl

Zubereitungszeit ca. 30 Min.

- Aubergine waschen, putzen und in dünne Scheiben schneiden. 2 EL Ghee in einer Grillpfanne erhitzen, Auberginen darin beidseitig goldbraun grillen. Mit Salz und Pfeffer würzen. In einer Auflaufform im Ofen warm halten.
- Kartoffeln schälen, grob reiben. Restliches Ghee in einer Pfanne erhitzen. Kartoffelmasse mit einem Esslöffel als kleine Häufchen in die Pfanne geben. Bei mittlerer Hitze braten, bis sich eine braune Kruste am Boden gebildet hat, wenden und andere Seite knusprig braten. So ca. 8 bis 10 Rösti braten, auf Küchenpapier abtropfen lassen, mit Salz und Pfeffer würzen, warm stellen.
- Minze waschen, trocken schütteln, Blätter abzupfen. Avocadofleisch aus der Schale schaben, mit Minze, Pistazien, Limettensaft und Öl fein pürieren. Mit Salz und Pfeffer würzen.
- Auf zwei Teller je ein Rösti geben, darauf Auberginenscheiben und Soße geben. So abwechselnd schichten, bis ein kleiner Turm entsteht. Mit der Soße beenden und servieren.

+ ***Variante:*** Bauen Sie die Türmchen mal mit einem Zucchino oder zwei Kräuterseitlingen.

→ ***Schicht für Schicht Vitamin E, Omega-3-Fettsäuren und Magnesium***

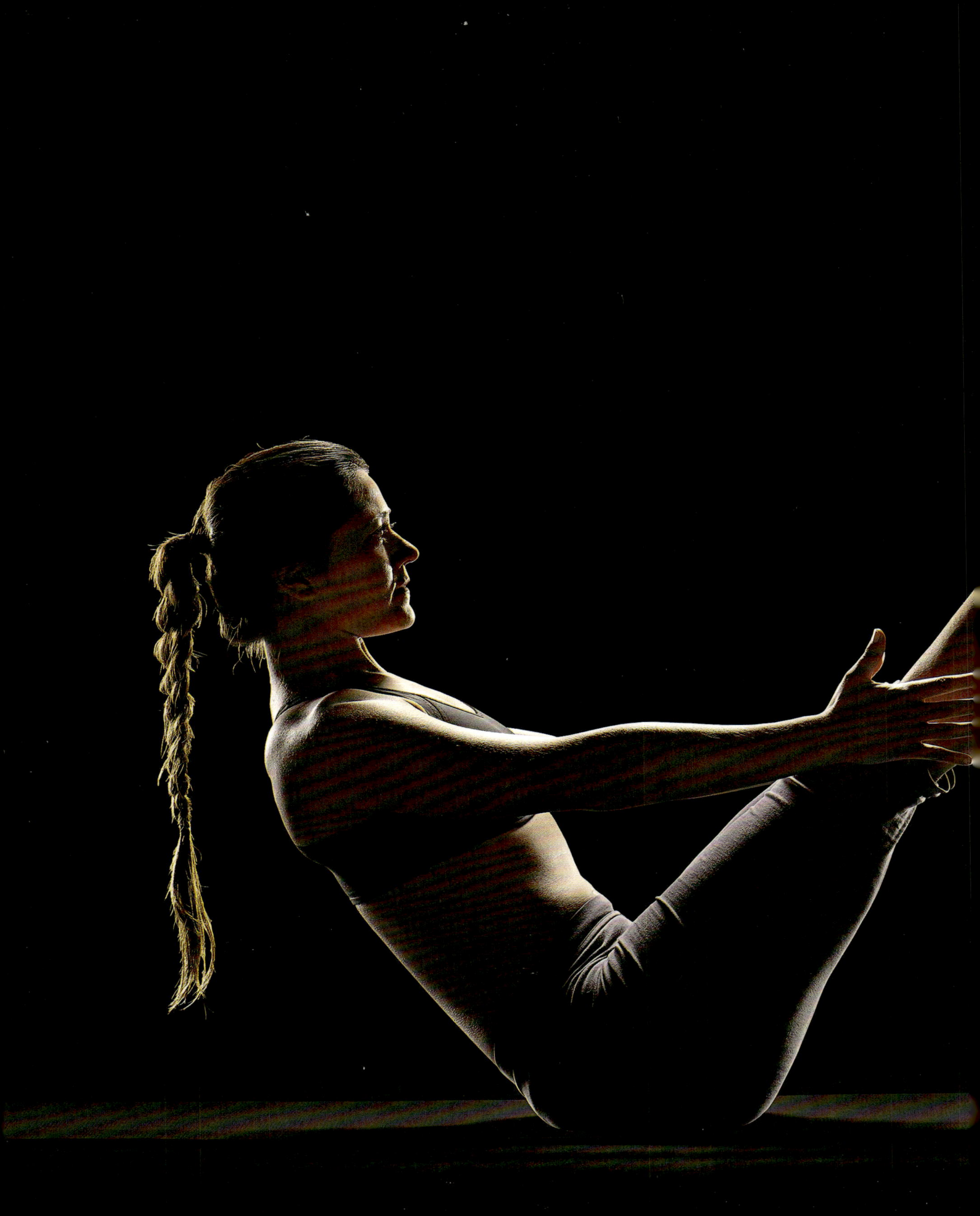

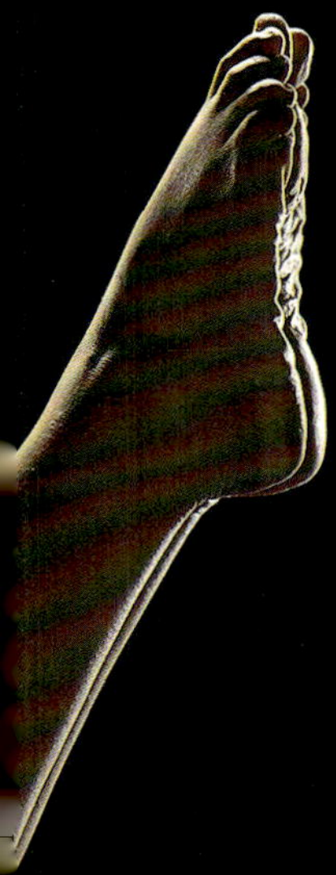

DETOX — NEUANFANG

- ENTGIFTEN UND LOSLASSEN
- LEICHTIGKEIT FÜR KÖRPER UND SEELE
- FREUDE UND LEBENSLUST

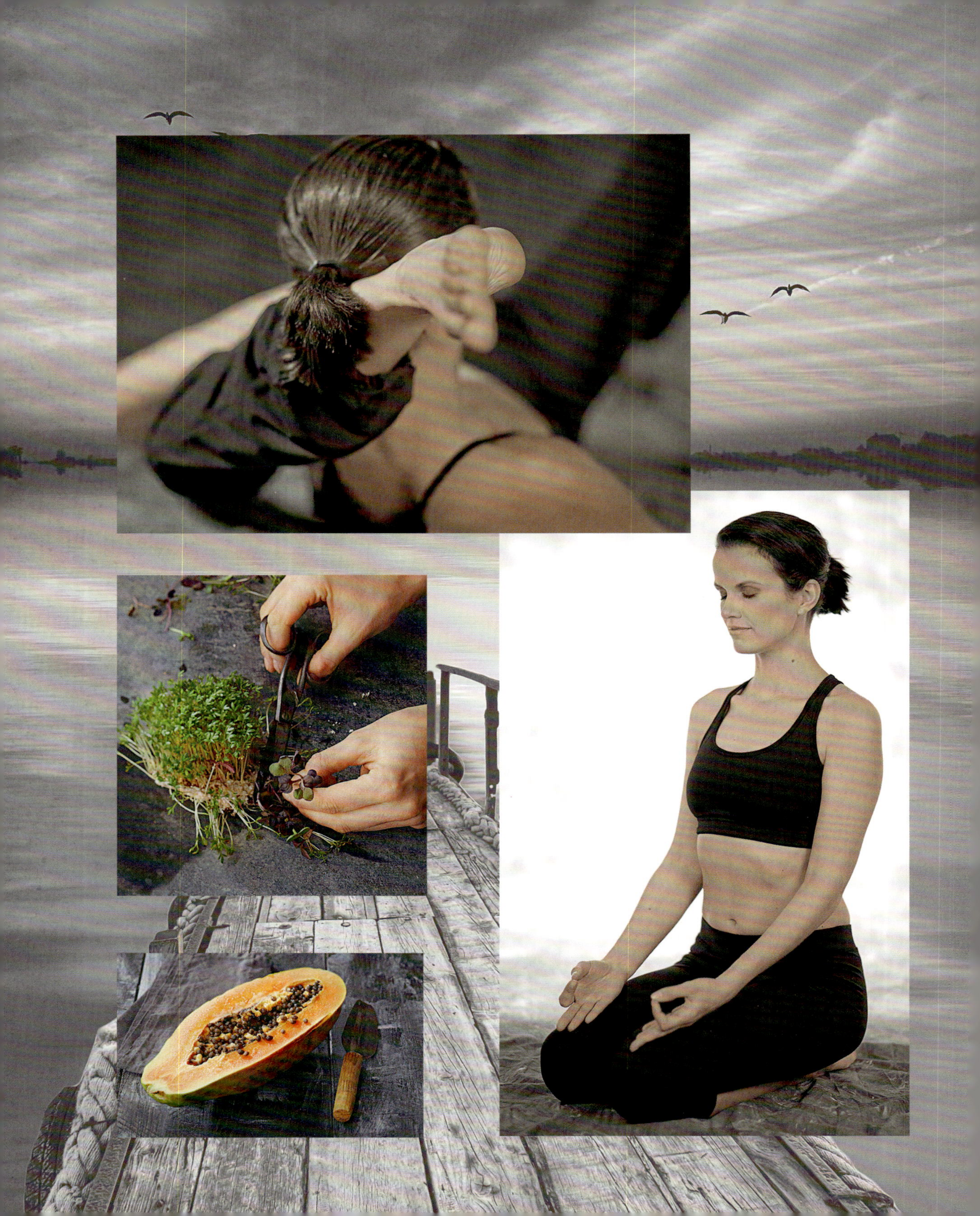

PLATZ FÜR NEUES

Schluss mit Kopfschmerzen, Magenproblemen oder der anhaltenden Müdigkeit. In der Detox-Phase entlasten Sie Ihre Verdauung, kurbeln Ihren Stoffwechsel an und bauen Stress ab.

Ihr Zustand

Sie fühlen sich schon seit einiger Zeit übervoll, als ob sich in Ihrem Körper zu viel Ballast angehäuft hätte. Sie essen zu viel, trinken oft Alkohol, haben viel Stress, schlafen schlecht, bewegen sich nicht regelmäßig und hängen in alten Strukturen fest, die Ihnen nicht guttun. Durch zu wenig Bewegung, chronischen Stress und eine ungünstige Ernährung sind Sie häufig müde, haben fahle, unreine Haut? Sie sind nervös, leiden unter Kopf- und Rückenschmerzen? Sie fühlen sich antriebslos, sind unmotiviert und lustlos?

Ihr Ziel

Wieder mit mehr Leichtigkeit, Kraft und guter Laune durch den Tag zu gehen. Lösen Sie sich von dem überflüssigen Ballast, der sich in Ihrem Körper angesammelt hat. Kurbeln Sie Ihre Verdauung und den Stoffwechsel an, der die Fettverbrennung Ihres Körpers aktiviert. Überflüssige Pfunde verschwinden, Ihre Figur wird straffer, Ihre Haut reiner, Ihre Energie kehrt zurück.

So geht's

Die Kombination von Yoga-Übungen, körperlichen Reinigungstipps und einem entgiftenden Ernährungsprogramm ist besonders effektiv, da der Verdauungstrakt gleich dreifach in Bewegung gebracht wird. Die Inhaltsstoffe der Lebensmittel wirken reinigend und entgiftend auf die Organe, anstatt sie zu belasten. So ergänzen sich Yoga und das Essen wunderbar.

Wenig Bewegung, chronischer Stress und schlechte Ernährung sind für unsere Entgiftungsorgane absolut unverträglich. Die Leber, unser größtes Entgiftungsorgan, wird bei Überforderung (zu viel schweres Essen, Alkohol, Zucker…) müde – und damit auch Sie. Die Galle bekommt Schwierigkeiten bei der Aufspaltung der Fette, der Darm wird träge, reagiert mit Verstopfungen, Durchfall oder Blähungen.

Sie können jeden Tag mit der Detox-Phase beginnen, dafür benötigen Sie keine Vorbereitungszeit, Darmreinigungen oder Einläufe. Es ist sinnvoll, diese Phase mindestens vier Wochen durchzuführen, damit der Körper, Ihr Kopf und Ihre Seele Zeit genug haben, gründlich zu entgiften.

EINKAUFS- UND CHECKLISTE FÜR DIE DETOX-PHASE

Lebensmittel:

- Getreide wie Reis, Quinoa, Buchweizen, Hirse
- Obst wie Ananas, Papaya, Zitrusfrüchte, Beeren, Zitronen, Limetten
- Gemüse wie Feldsalat, Rosenkohl, Radicchio, Spinat, Sellerie, Kohl, Brokkoli, Rettich, Gurke, Algen und Artischocken
- Tofu, Milchprodukte
- Nüsse und Samen; pflanzliche Öle, Ghee
- Gewürze wie Ingwer, Chili, Senf-, Kardamom-, Piment-, Koriander-, Fenchelsamen, Szechuanpfeffer, Kurkuma
- Kräuter wie Koriander, Minze, Kresse, Petersilie
- Grüner Tee, Matcha-Tee; Brennnesselblätter, Wasser

Diverses:

- Körperbürste oder Luffa-Handschuh
- Basenbadpulver
- Meersalz
- Sesam-, Kokos- oder Sonnenblumenöl zum Ölziehen
- Zungenschaber, „Neti Pot" oder Nasenspülungsset aus der Drogerie/Apotheke

Übrigens: Wenn der Körper beginnt zu entgiften, kann es gut sein, dass Sie sich erst einmal etwas schlapp fühlen, vor allem, wenn Sie komplett auf Kaffee und Zucker verzichten. Halten Sie durch! Der Körper braucht ein paar Tage, um sich umzustellen. Nach 2 bis 3 Tagen ist das Schlimmste überstanden.

Tipps für die Detox-Phase

Unterstützt die Entgiftung – Leberwickel. Alle zwei Tage kleines Handtuch in heißem Salzwasser (50 g Meersalz auf 200 ml Wasser) tränken, auswringen, für ca. 30 Min. auf die Leber legen. Warm zudecken.

Basenbad. Ca. 15 Min. in ca. 35–37 Grad warmem Wasser mit Basenpulver oder ½ kg Meersalz baden.

Für straffe, zarte Haut: Sauna und Dampfbad. Unterstützt die Entgiftung über die Haut, die kalten Duschen nach dem Saunagang kurbeln den Kreislauf an.

Regt die Durchblutung an. Mit der Bürste (Luffa-Handschuh) morgens gleich unter der Dusche bürsten. Löst leichte Verspannungen.

Für einen klaren Kopf: die Nasenspülung. In einem „Neti Pot" oder Nasenspülset lauwarmes Wasser mit hochwertigem Salz vermischen. Salzwasser in ein Nasenloch hineinlaufen lassen, Kopf ein wenig schräg halten, Mund öffnen. Entlang des Durchgangs im Rachenraum fließt es automatisch durch das andere Nasenloch wieder hinaus. Reinigt die Nasenschleimhaut, hilft, Pollen, Viren und Bakterien auszuspülen. Klärt die Stirnhöhlen, was bei Migräne und Kopfschmerzen hilft.

Verdauung aktivieren: Ölziehen. Zunge mit Zungenschaber reinigen. Ca. 1 EL Sesamöl im Mund ca. 10 Minuten durch Zähne und Mundraum ziehen. Nicht schlucken! Öl ausspucken und Mund ausspülen.

ÜBEN IN DER DETOX-PHASE

Mit den Yoga-Übungen für die Detox-Phase unterstützen wir die Verdauungsorgane, vor allem Leber, Nieren und Darm, die bei der körperlichen Entgiftungsarbeit die Hauptaufgabe leisten.

Drehungen und Twists massieren die inneren Organe und unterstützen durch die intensivere Durchblutung der Verdauungsorgane den Entgiftungsprozess. Im übertragenen Sinne wringen Sie damit auch alles andere Überflüssige aus sich heraus: festgesetzten Ärger, Wut, negative Gedanken. Twists helfen, die Wirbelsäule beweglich zu halten und lösen Energieblockaden.

Die kräftigenden Bauchübungen fachen das Verdauungsfeuer an und stärken unsere Körpermitte, unser Kraftzentrum, was selbstbewusst, mutig und zuversichtlich macht. Sie werden widerstandsfähiger, ausdauernder und setzen sich mit wirklicher Leidenschaft, mit Feuer, für Ihre Projekte und Ziele ein. Hier, in der Bauch- und Nabelgegend, ist der Sitz des Manipura Chakras, des Solar-Plexus-Chakras, das für Ihre innere Sonne, Ihr Strahlen und Ihr Feuer steht.

Mehr Platz schaffen die Rückbeugen, die vor allem den Brustkorb dehnen, uns wach machen und unsere Stimmung heben. Sie schenken uns Weite, Offenheit, Zuversicht und Leichtigkeit!

Zwei sanfte Vorwärtsbeugen helfen uns abschließend, Körper und Geist nach der intensiven Praxis der kraftaufbauenden und entgiftenden Drehungen wieder runterzufahren. Die gesamte Körperrückseite wird gedehnt und die Entgiftungsorgane weiterhin sanft angeregt. Vor allem der untere Rücken, der bei den Bauchübungen kräftigt mitarbeitet, wird durch Vorbeugen wieder entlastet. Denken Sie an die Ujjayi-Atmung (S. 36) und aktivieren Sie Ihre Bandhas (S. 19) möglichst während der gesamten Praxis.

Tipp: Üben Sie das Set vor allem morgens oder am frühen Abend, da die Übungen, vor allem in Kombination mit dem Feueratem, sehr energetisierend wirken.

Los geht's: Beginnen Sie mit drei Runden Feueratem, dann folgen die Sonnengrüße. Anschließend starten Sie mit dem Set, das Sie mit der Meditation abschließen. Starten Sie die Übungen, unabhängig von den Abbildungen der Asanas, immer mit der rechten Seite. Besonders bei den Drehungen wird so die Verdauung besser aktiviert.

FEUERATEM

{Kapalabhati}

1. Kommen Sie in einen bequemen Schneidersitz (z.B. halber/ganzer Lotus). Setzten Sie sich evtl. auf die vordere Kante eines Kissens oder einer Decke, um Becken und Wirbelsäule besser aufzurichten. Schließen Sie die Augen und lassen Sie den Atem ganz natürlich fließen. Der Bauch bleibt entspannt und weich. Beobachten Sie, wie Sie sich heute fühlen (2 bis 5 Minuten).
2. Atmen Sie ein paar Atemzüge durch die Nase ein und aus. Atmen Sie dann nur bis zu 80 Prozent ein und stoßen mit der nächsten Ausatmung die Luft kräftig durch die Nase aus (ähnlich dem Naseputzen), während Sie dabei sanft den Bauchnabel nach innen und oben ziehen.
3. Mit der Einatmung entspannen Sie den Bauch wieder, wobei Sie eine ganz leichte Spannung im Beckenboden halten (sanftes *Mula Bandha*!). Ausatmend wieder Nabel nach innen ziehen und durch die Nase ausstoßen … usw. Halten Sie Ihren Fokus auf der Ausatmung, die Einatmung passiert ganz automatisch. Finden Sie einen dynamischen Rhythmus, bei dem sich Ihr Zwerchfell durch die Bewegung des Nabels sanft nach oben und unten bewegt. Lassen Sie Ihr Gesicht dabei entspannt und Ihre Schultern unten.
4. Dauer: 3 bis 5 Runden à 30 bis 50 Atemstöße, dazwischen 30 bis 60 Sekunden Pause, in denen Sie Ihren Atem natürlich fließen lassen.

→ ***Klarheit, Kraft und Energie***

+ ***Tipp:*** Fällt Ihnen der Feueratem anfangs schwer, legen Sie eine Hand auf den Bauch, um den Nabelimpuls besser spüren zu können. Starten Sie mit 10 Atemstößen und erhöhen Sie nur ganz langsam die Dauer.

+ ***Achtung:*** Üben Sie den Feueratem nicht bei Bluthochdruck, bei Entzündungen im Bauchraum, wenn Sie schwanger sind und an den ersten Tagen Ihrer Periode. Bleiben Sie dann beim langen tiefen Atem. Wenn Ihnen bei der Feueratmung schwindlig wird, kehren Sie ebenfalls zum langen tiefen Atem zurück.

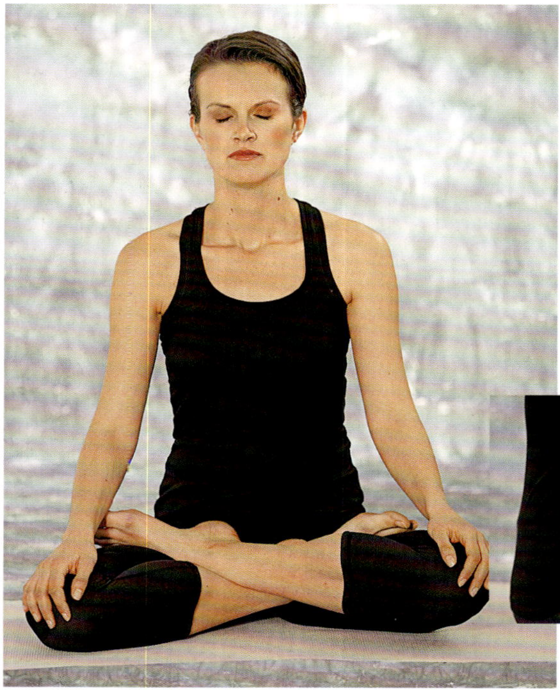

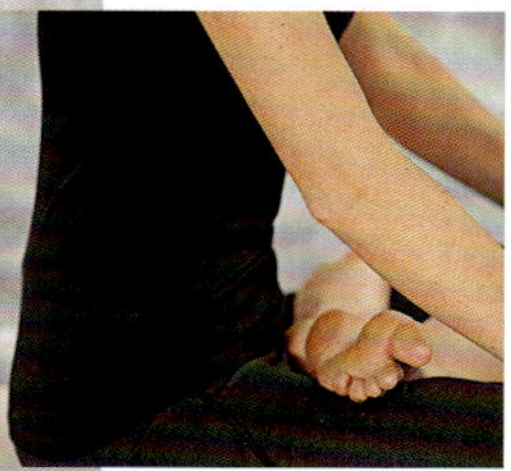

Der Feueratem wirkt reinigend und aktivierend. Er schenkt Energie, macht wach und holt Sie schnell aus dem Nachmittagstief heraus. Durch die Atmung wird die Lunge gestärkt und gekräftigt. Das intensive Pumpen des Nabels regt die Verdauung an und aktiviert das Manipura-Chakra, unser Kraftzentrum.

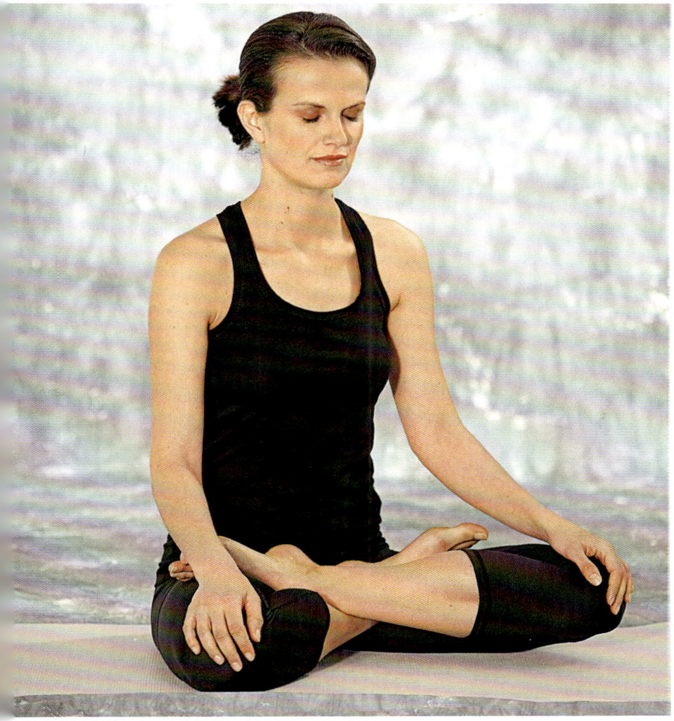

MEDITATION: GEFÜHRTE BAUCHATMUNG

{Überflüssiges loslassen}

1. Kommen Sie in eine einfache Sitzposition, Hände liegen locker auf den Oberschenkeln. Schließen Sie die Augen. Lassen Sie Ihren Atem mehrere Atemzüge lang natürlich fließen, ohne ihn in irgendeiner Weise zu steuern, der Bauch bleibt entspannt.
2. Beobachten Sie Ihren Atem und nehmen Sie wahr, wie Sie atmen. Sind Ihre Atemzüge gleich lang? Wo spüren Sie die Atmung am intensivsten? Im Bauch, im Brustkorb, in den Nasenlöchern? Verändern Sie Ihre Atmung nicht, beobachten Sie sie nur aufmerksam.
3. Bringen Sie danach Ihren Fokus auf Ihre Bauchatmung: Atmen Sie möglichst tief und gleichmäßig durch die Nase in den Bauchraum. Heben und senken Sie mit der Atmung bewusst Ihre Bauchdecke, ohne zu viel Druck oder Spannung aufzubauen. Bringen Sie Ihre Gedanken immer wieder zurück zu Ihrer Atmung. Denken Sie mit der Einatmung „Lass“ und mit der Ausatmung „los“. Stellen Sie sich vor, dass Sie alles Überflüssige, wie negative Gedanken und Glaubenssätze, mit der Ausatmung ausatmen und loslassen (3 bis 5 Minuten).
4. Öffnen Sie nach einer Ausatmung die Augen und strecken Sie Beine und Arme in alle Richtungen aus.

→ ***Detox für Geist und Seele***

\+ ***Variante:*** Probieren Sie die Meditation im Liegen aus. Dafür kommen Sie eine entspannte Rückenlage, Beine hüftbreit geöffnet. Sie können Ihre Hände auf dem Bauch ablegen, um die Bewegung des Atems zu spüren.

Die geführte Bauchatmung entspannt durch die tiefen, ruhigen Atemzüge Ihren Körper und Ihren Geist. Durch die Bewegung des Zwerchfells werden die Verdauungsorgane massiert. Das unterstützt den körperlichen Entgiftungsprozess. Der Fokus auf das Mantra „Lass los“ stärkt die Konzentration und hilft, mentalen und emotionalen Ballast abzuwerfen – für mehr Leichtigkeit im Leben. Sie können diese Meditation auch vor dem Set üben!

DETOX-FLOW – LOSLASSEN

Mit der Detox-Reihe kurbeln wir ordentlich die Verdauung an und kräftigen unsere Bauchmuskulatur. Bauchübungen stärken uns auch emotional und mental und fördern unsere Durchhaltekraft.

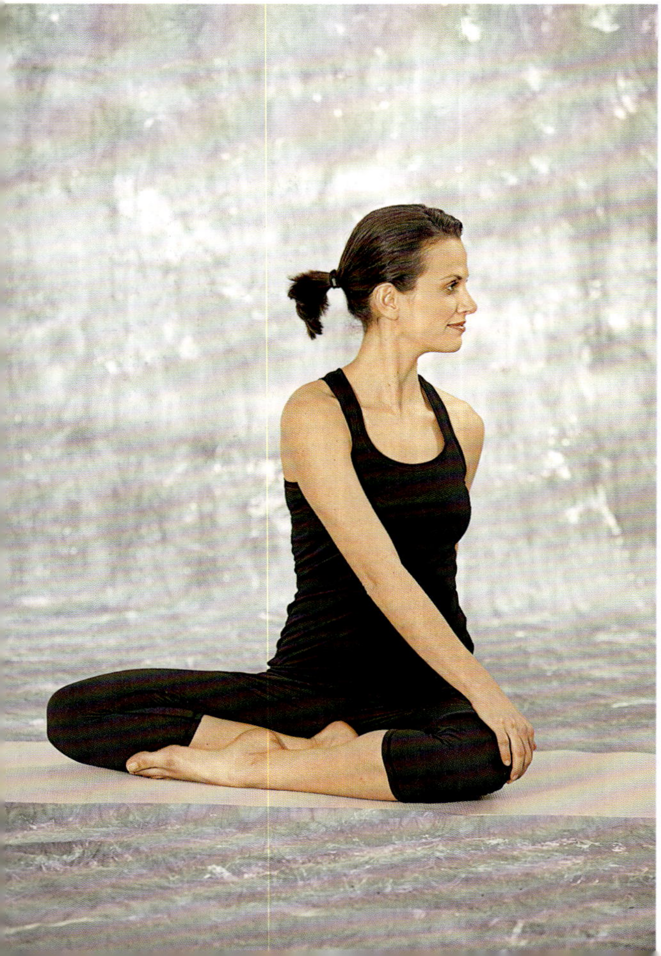

1. GEDREHTER SCHNEIDERSITZ

{Parivritta Sukasana}

Kommen Sie in eine bequeme Sitzhaltung und atmen Sie ein paar Atemzüge lang und tief in den Bauch. Drehen Sie sich dann mit der Ausatmung sanft nach rechts, setzen Sie die rechte Hand hinterm Po am Boden auf und legen Sie die linke Hand aufs rechte Knie. Der Blick geht über die rechte Schulter. Einatmend schaffen Sie Länge in der Wirbelsäule und erden sich über die Sitzbeinhöcker, ausatmend intensivieren Sie leicht die Drehung. 5 bis 8 Atemzüge, Seite wechseln.

→ ***Massiert sanft die Organe, aktiviert die Wirbelsäule, öffnet den Brustkorb***

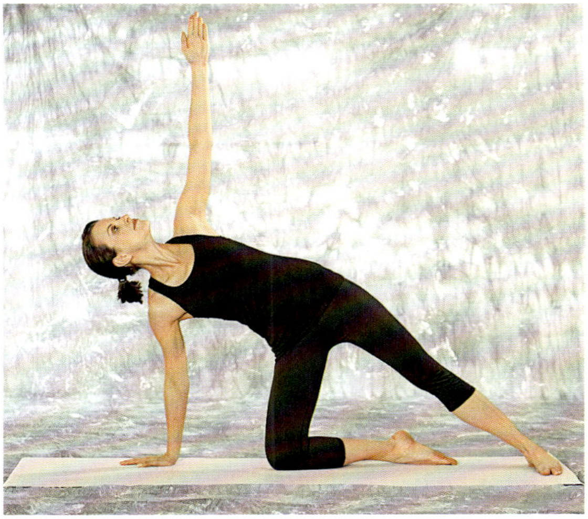

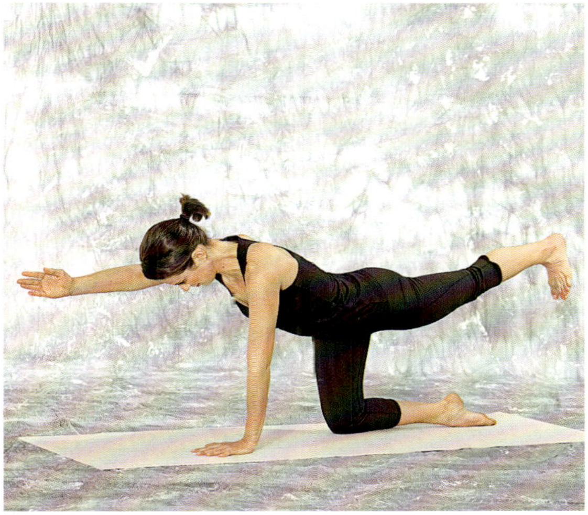

2. HALBMOND-VARIATION

{Ardha Chandrasana Variation}

_ Kommen Sie in den Vierfüßlerstand. _ Strecken Sie das rechte Bein lang nach hinten, stellen Sie den rechten Fuß quer zum Mattenende ab, wobei Sie die ganze Fußsohle auf den Boden bringen. _ Lösen Sie die rechte Hand vom Boden, öffnen Sie Ihren Oberkörper nach rechts (zur langen Seite der Matte), der Kopf dreht Richtung Decke (bei Nackenbeschwerden schauen Sie zum Boden). _ 5 bis 8 Atemzüge, direkt weiter mit Übung 3.

+ ***Variante:*** Heben Sie den rechten Fuß und halten Sie die Balance.

→ ***Aktiviert die tiefen Bauchmuskeln, streckt den ganzen Körper, stärkt die Ausdauer***

3. TIGER-VARIATION

{Bidalasana Variation}

_ Kommen Sie in den Vierfüßlerstand, rechte Hand aufstellen, rechtes Bein bleibt in der Luft (oder löst sich vom Boden). Linken Arm lang nach vorne ausstrecken. Hüften parallel, Blick Richtung Boden, Nacken lang. _ 5 bis 8 Atemzüge. _ Ausatmend rechtes Knie und linken Ellenbogen zueinanderziehen, einatmend Arm und Bein ausstrecken. 5 bis 8 Wiederholungen. _ Übungen 2. und 3. auf der linken Seite ausführen. _ Abschließend zurück in den herabschauenden Hund kommen.

+ ***Tipp:*** Für Extraenergie üben Sie noch 3 bis 5 Runden des Sonnengrußes.

→ ***Kräftigt die Bauchmuskulatur, massiert die Organe, aktiviert den Stoffwechsel***

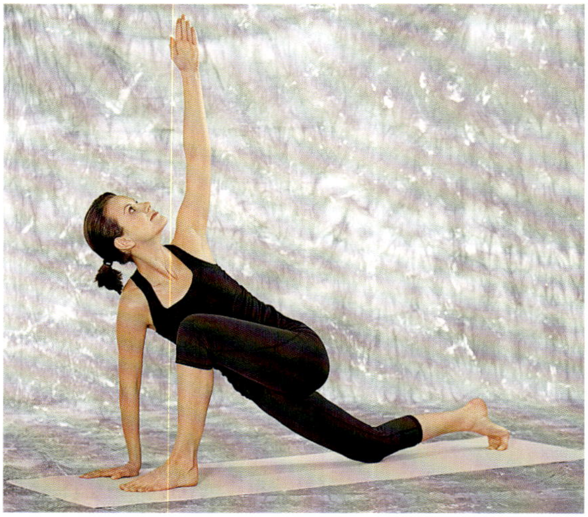

4. LUNGE MIT TWIST

{Anjaneyasana Variation}

Aus dem herabschauenden Hund rechtes Bein lang nach oben schwingen, dann den Fuß vorne zwischen den Händen aufstellen. Linkes Knie am Boden absetzen. Linke Hand fest in die Matte drücken, rechte Hand vom Boden lösen, einatmend Oberkörper zur rechten Seite aufdrehen. Der rechte Arm führt Richtung Decke. 5 bis 8 Atemzüge. Ausatmend beide Hände zurück zum Boden, Oberkörper aufrichten und Hände in Gebetshaltung (*Anjali Mudra*) vor dem Herzen zusammenbringen. Direkt weiter mit Übung 5.

+ ***Variante:*** Das linke Knie vom Boden lösen und die Zehen aufstellen.

→ ***Öffnet den Oberkörper, löst Anspannungen in der Wirbelsäule, massiert die Organe***

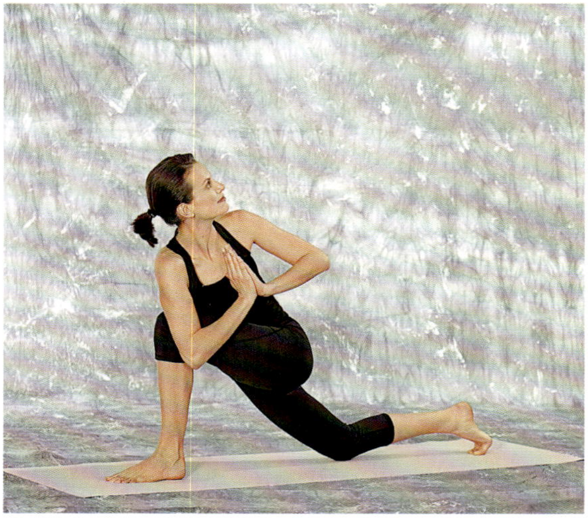

5. GEDREHTER SEITWINKEL

{Parivritta Parsvakonasana Variation}

Bleiben Sie in der Position 4. Lunge mit aufgestelltem Knie. Linken Ellenbogen von außen gegen das rechte Knie setzen, mit dem Oberkörper erneut zur rechten Seite drehen. Rechte Hand sanft von oben auf die linke drücken, um den Twist zu intensivieren. Ihr Bauchnabel dreht dabei Richtung Oberschenkel. Schulterblätter nach hinten zueinanderziehen. 5 bis 8 Atemzüge, dann Übung 4. und 5. auf der anderen Seite üben.

+ ***Variante:*** Lösen Sie das hintere Knie vom Boden.

→ ***Intensiviert die Entgiftung der Organe, löst Blockaden in der Wirbelsäule, bringt Power***

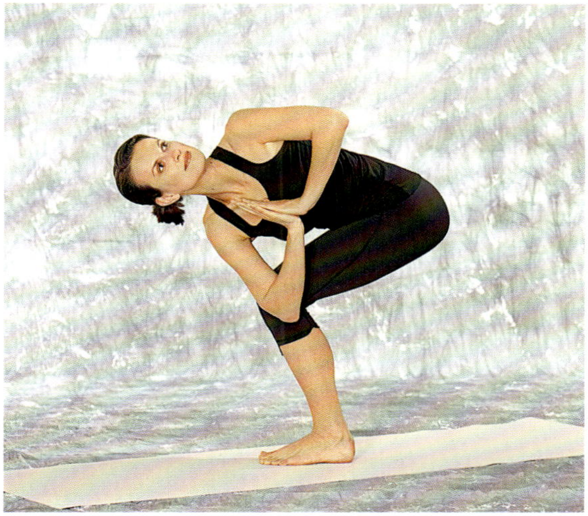

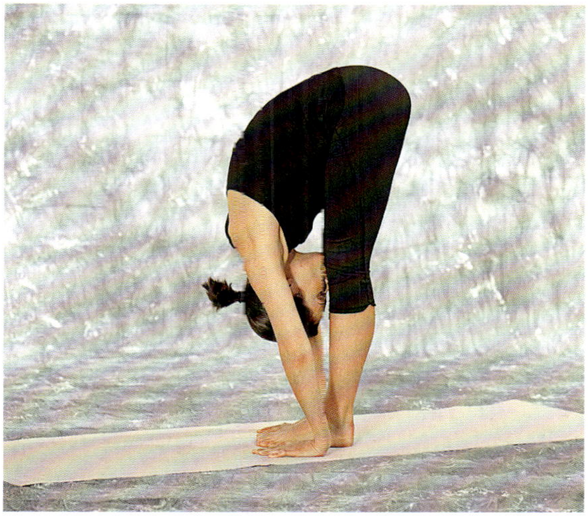

6. STUHLPOSITION MIT TWIST *{Utkatasana}*

In den Stand (Berg, S. 96) kommen. Knie beugen, Po zurückschieben, als wenn Sie sich auf einen Stuhl setzen wollen. Füße parallel, die Knie eng zusammen. Po weiter zurückschieben, Becken dabei vorkippen (*Mula Bandha* aktiv!). Hände in Gebetshaltung vor dem Herzen (*Anjali Mudra*) zusammenbringen, 5 Atemzüge. Oberkörper nach rechts drehen, den linken Ellenbogen an die Außenseite des rechten Knies aufsetzen. 5 bis 8 Atemzüge, einatmend zurück zur Mitte, Seite wechseln. Abschließend einatmend zurück in die Mitte kommen, 5 bis 10 Atemzüge. Ausatmend wieder in den Stand aufrichten.

→ ***Intensiviert die Entgiftung, wringt Überflüssiges aus, stärkt das Durchhaltevermögen***

7. VORBEUGE IM STAND *{Uttanasana}*

Füße hüftbreit öffnen, ausatmend Oberkörper nach vorne über die Beine senken. Setzen Sie Ihre Hände flach neben den Füßen auf, alternativ Fingerspitzen aufstellen. Schulterblätter zueinander bringen und zurückziehen. Sitzbeinhöcker Richtung Decke schieben. Beine möglichst strecken. Ausatmend tiefer hineinsinken. 5 bis 10 Atemzüge.

+ ***Tipp:*** Kommen Sie nicht mit den Händen zum Boden, Knie beugen, Hände fassen den gegenüberliegenden Ellenbogen.

+ ***Variation für Geübte:*** Schieben Sie die Hände flach unter die Füße, Zehen an die Handgelenke.

→ ***Dehnt Beinrückseiten, stimuliert die Bauchorgane, hilft „loszulassen"***

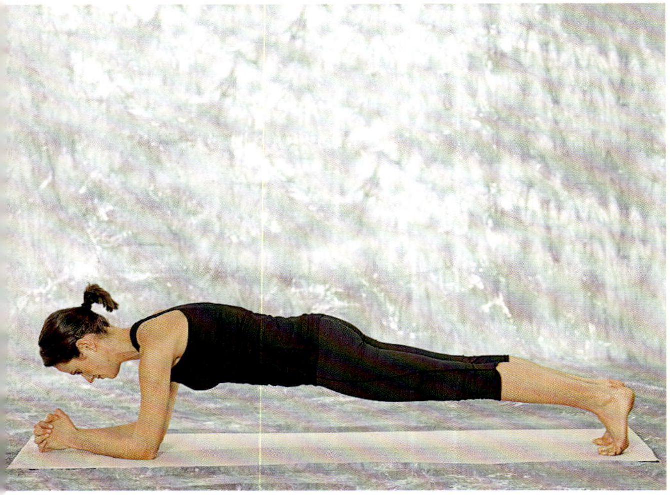

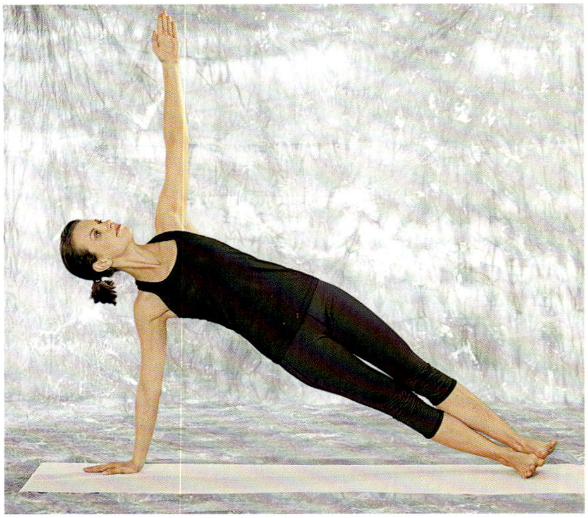

8. UNTERARMSTÜTZ

{Shishulasana Phalakasana}

In den Vierfüßlerstand kommen, Unterarme am Boden aufsetzen, Hände verschränken, Knie vom Boden lösen, Beine lang nach hinten strecken, Zehen sind aufgestellt, Fersen zeigen nach hinten. Einatmend Schultern und Kopf nach vorne über die Hände schieben. Ausatmend zurück in die Ausgangsposition schieben. Kopf, Schultern und Po in einer Linie halten, Bauchmuskulatur mithilfe der Bandhas aktivieren. Bauen Sie bewusst Körperspannung auf. 5 bis 8 Wiederholungen. Zurück in den herabschauenden Hund.

+ ***Variante:*** Ein Bein heben – aktiviert die Körpermitte intensiver.

→ ***Kräftigt Bauch und Schultern, dehnt die Beinrückseiten, schenkt Selbstvertrauen***

9. SEITSTÜTZ

{Vasishtasana}

Aus dem herabschauenden Hund nach vorne in die Planke (= Unterarmstütz mit schulterbreit aufgestützten Händen) gehen. Der Körper bildet eine Linie, Bauch nach innen Richtung Wirbelsäule ziehen, nicht in den Schulterblättern einsinken! Linke Hand fest in die Matte drücken, Füße übereinanderstapeln, ausatmend auf die Außenkante des linken Fußes kippen. Rechte Hand vom Boden lösen, Oberkörper nach rechts öffnen. Rechten Arm lang ausstrecken, Blick geht nach oben. Drücken Sie sich aus Taille und Hüfte nach oben. Seite wechseln.

+ ***Variante:*** Rechten Fuß mittig vorm linken Knie am Boden aufstellen.

→ ***Kräftigt die Körpermitte, erzeugt Hitze, schult Konzentration und Gleichwicht***

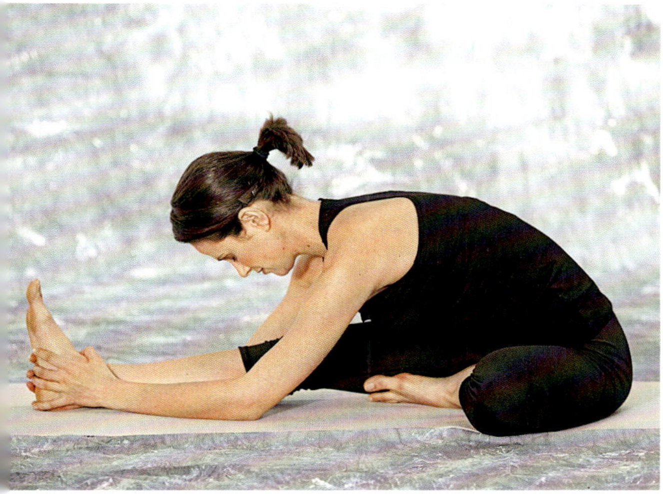

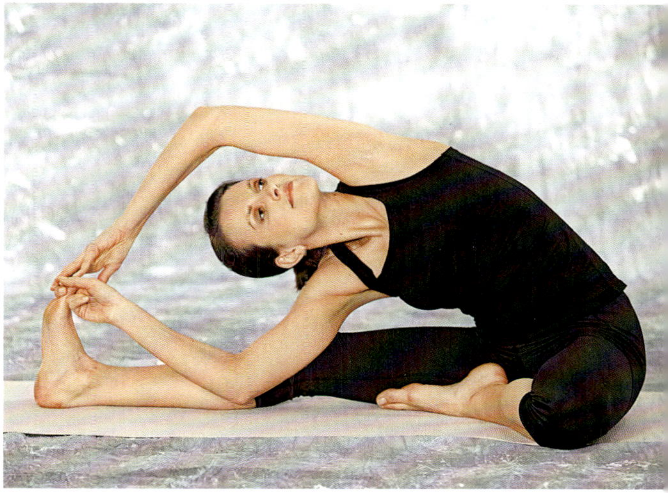

10. KOPF-ZUM-KNIE-POSITION

{Janu Shirsasana}

Im Sitz Beine lang ausstrecken. Sitzbeinhöcker zurückziehen, evtl. auf eine Decke setzen. Fersen in den Boden schieben, Zehen flexen. Linken Fuß aufstellen, Knie zur Seite sinken lassen, die Fußsohle drückt gegen die Innenseite des rechten Oberschenkels. Einatmend mit dem Oberkörper über das rechte Bein nach vorne beugen. Zehen oder Fuß von außen umgreifen. Alternativ Gurt um den Fuß legen und mit beiden Händen fassen. 5 bis 8 Atemzüge. Einatmend Blick heben, ausatmend die Position auflösen. Direkt weiter mit Übung 11.

→ ***Massiert die Organe, entspannt Rücken- und Nackenmuskulatur, beruhigt***

11. GEDREHTE KOPF-ZUM-KNIE-POSITION

{Parivritta Janu Shirsasana}

Linkes Knie weiter nach links öffnen. Rechten Unterarm vor rechtem Unterschenkel auf den Boden ablegen, Oberkörper nach links aufdrehen. Linken Arm über das Ohr Richtung rechten Fuß führen, linke Schulter sanft zurückziehen. Evtl. Zehen des rechten Fußes greifen. 5 bis 8 Atemzüge, Übung 10. und 11. links wiederholen.

+ ***Tipp:*** Bei empfindlichem Nacken zum Boden schauen.

+ ***Variante:*** Rechten Unterarm auf dem Oberschenkel ablegen statt davor.

→ ***Dehnt Flanken und Beine, unterstützt die Entgiftung***

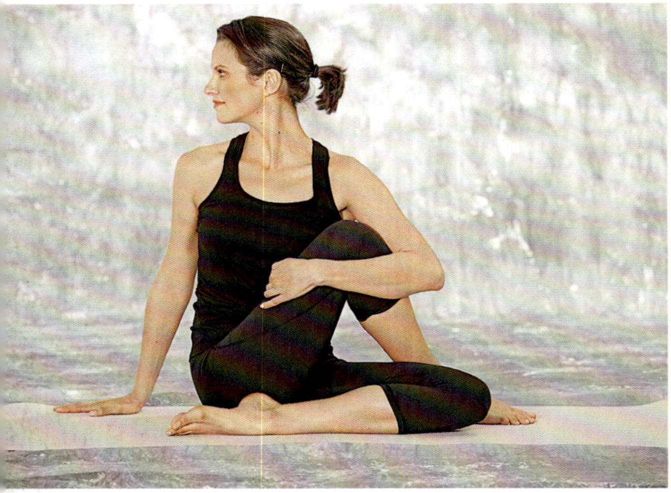

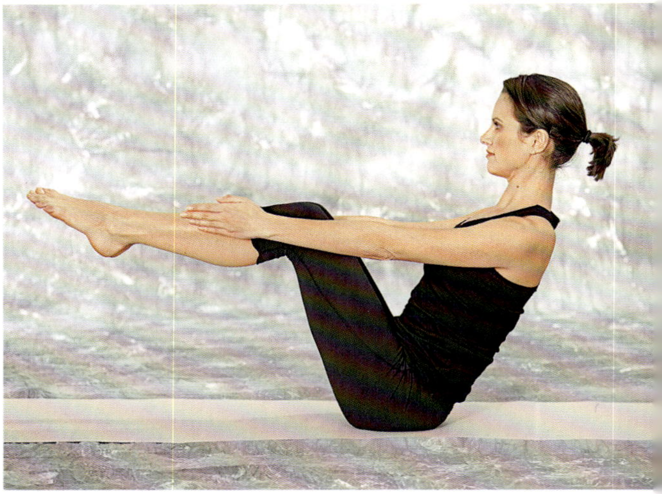

12. DREHSITZ

{Ardha Matsyendrasana}

Kommen Sie zum Sitzen, rechtes Knie dicht zu sich heranziehen, Fuß an der Außenseite des linken Oberschenkels aufstellen. Linkes Knie beugen, Ferse vor Ihr rechtes Gesäß bringen. Mit linkem Arm rechtes Knie umfassen, rechte Hand hinter dem Po aufsetzen, drehen Sie sich ausatmend zur rechten Seite. Einatmend Länge in die Wirbelsäule bringen, ausatmend die Drehung intensivieren. 5 bis 8 Atemzüge. Mit der Einatmung zurück zur Mitte kommen, sanft nach links twisten, dann zur anderen Seite wechseln.

+ ***Variante:*** Linken Ellenbogen von außen gegen das Knie setzen, Fingerspitzen Richtung Decke.

→ ***Regt die Entgiftung an, löst Verspannungen in der Wirbelsäule und hält sie flexibel***

13. BOOT

{Navasana}

Im Sitzen Füße aufstellen, Beine und Knie zusammen. Sitzbeinhöcker in die Matte drücken, Kniekehlen mit den Fingern greifen, Oberkörper lang machen, Knie zeigen zum Brustkorb. Gewicht des Oberkörpers sanft nach hinten verlagern, ohne im Rücken rund zu werden. Füße vom Boden lösen, Unterschenkel parallel zum Boden. Aktive Bauchmuskulatur! Brustkorb weiter anheben, im Rücken gerade bleiben. Hände lösen, Handflächen Richtung Decke. 5 Atemzüge halten, 3 Wiederholungen. Abschließend auf den Rücken rollen.

+ ***Variante:*** Beine komplett strecken.

→ ***Stärkt das Gleichgewicht, streckt die Wirbelsäule, kräftigt die Bauchmuskulatur***

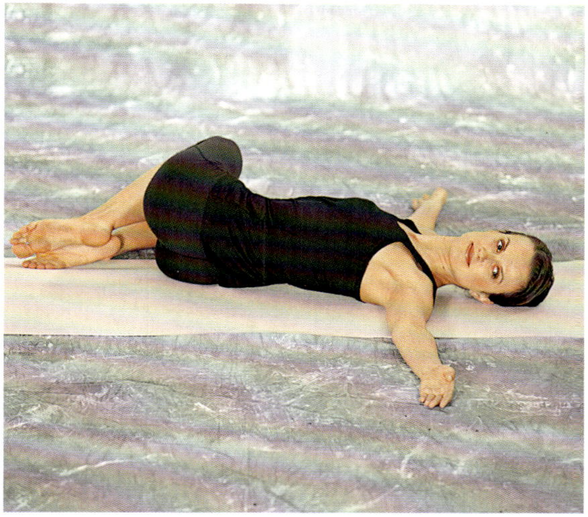

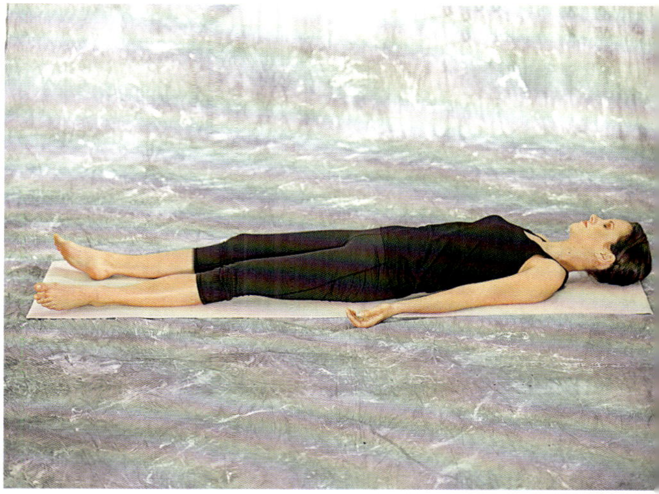

14. TWIST IM LIEGEN

{Jathara Parivartanasana}

– In der Rückenlage Knie weiter zu sich heranziehen, Arme auf Schulterhöhe zur Seite ausstrecken, Knie geschlossen nach rechts fallen lassen, der Kopf dreht nach links. Lassen Sie Ihre Schultern und die Knie tief in den Boden sinken. – 5 bis 10 Atemzüge, Seite wechseln.

+ ***Variante:*** Üben Sie für Extrapower für die Bauchmuskeln dynamisch: Knie zur Brust bringen, ausatmend zur rechten Seite bringen (nicht ablegen!), einatmend zurück zur Mitte, ausatmend nach links, einatmend zurück zur Mitte ... etc. (5 bis 8 Mal zu jeder Seite).

→ ***Dehnt die Flanken, energetisiert die Wirbelsäule, verbessert die Verdauung***

15. ENDENTSPANNUNG IN RÜCKENLAGE

{Shavasana}

– In Rückenlage Beine hüftbreit öffnen, Füße entspannt nach außen sinken lassen. – Handflächen zur Decke drehen, um die Schultern zu öffnen (wenn sich das nicht gut anfüllt, Hände auf dem Bauch liegen lassen). – Lassen Sie sich mit Ihrem ganzen Gewicht tief in die Matte sinken, lösen Sie die Zunge vom Gaumen, entspannen Sie Ihr ganzes Gesicht: Ihre Schläfen, die Stirn, die Lippen. Decken Sie sich evtl. gut zu und lassen Sie alle Anspannung von sich abfallen.

→ ***Regeneriert Körper und Geist, löst Anspannungen, lässt die durch die Übungen aktivierte Energie durch den Körper fließen und sorgt für tiefe, pure Entspannung***

ESSEN IN DER DETOX-PHASE

Nach Festen oder stressigen Wochen kann die Detox-Phase zu neuer Energie verhelfen und entgiften. In den Rezepten werden Lebensmittel verwendet, die entgiftend, entschlackend und verdauungsfördernd wirken.

Die Top-Detox-Lebensmittel

- entgiftendes Getreide wie Reis, Quinoa, Buchweizen und Hirse
- Obst wie Ananas, Papaya, Zitrusfrüchte, Beeren
- mineralstoffreiches Gemüse wie Salate, Spinat, Rosenkohl, Sellerie, Kohl, Rettich, Gurke, Artischocken
- Tofu, Milchprodukte
- Nüsse, Samen, pflanzliche Öle
- stoffwechselanregende Gewürze wie Ingwer, Chili, Senf, Kardamom, Fenchel und Kräuter wie Koriander, Minze, Kresse, Petersilie
- Grüner Tee, Matcha-Tee

Diese Lebensmittel wirken entlastend und entgiftend. Sie enthalten viele bioaktive Substanzen, die dabei helfen, den Körper zu entwässern, zu reinigen und den Abtransport der Giftstoffe vorzubereiten. Besonders die Vitalstoffe in Obst und Gemüse unterstützen die Reinigung in Leber, Niere und Darm. Die Gewürze und Kräuter unterstützen den Vorgang, sind anregend und aktivieren den Stoffwechsel.

Kalziumreiche Lebensmittel wie grünes Gemüse, Milchprodukte und Getreide sorgen für eine Entsäuerung des Körpers und helfen bei der Fettverbrennung.

Die Bitterstoffe in Radicchio, Brokkoli, Artischocke und Grapefruit regen die Verdauung an und führen zu einer schnelleren Sättigung.

Rosenkohl wirkt entgiftend und kann so die weißen Blutkörperchen vor Zellschäden durch krebserregende Stoffe schützen.

Matcha-Tee und Grüner Tee sind tolle Wachmacher, sorgen für Konzentration und einen klaren Geist. Die sekundären Pflanzenstoffe Catechine sollen den Fettabbau aktivieren und entschlacken.

Besonders wichtig in dieser Phase: viel trinken! Wasser, Kräutertee oder Ingwerwasser (mind. 2 bis 2,5 Liter) helfen beim Abtransport der Giftstoffe.

No-Go: Vermeiden Sie alles, was den Körper am Entgiften hindert: unregelmäßiges, kalorienreiches und fettiges Essen, Alkohol, Kaffee und Tabak.

Los geht's: Zum Frühstück gibt es gut Verdauliches mit jeder Menge Energie. Die Speisen zum Mittag und Abend entschlacken und wirken stärkend, ohne zu belasten. Die Power-Snacks für zwischendurch unterstützen die Entgiftung und sättigen anhaltend.

DETOX-BOOSTER-MISCHUNG

Für 1 kleines Schraubglas

- 2 getrocknete Chilischoten
- 2 TL Koriandersaat
- je 1 TL Fenchel- und Senfsaat
- 4 Pimentkörner
- je ¼ TL Kurkumapulver und Salbei, getrocknet

Zubereitungszeit ca. 10 Min.

- Die ganzen Gewürze werden kurz in einer Pfanne trocken angeröstet, anschließend in einem Mörser zerstoßen oder mit einer Mühle gemahlen.
- Zerstoßene Gewürze mit Kurkuma und Salbei vermengen.

→ ***Stoffwechsel-Booster für Leib und Seele***

FRESHMAKER-PASTE

Für 100 g Paste:

- 4 getrocknete Tomaten
- 1 daumengroßes Stück Ingwer
- 1 Knoblauchzehe
- 1 kleine getrocknete Chilischote
- je ½ TL Szechuanpfeffer, Kardamom- und Senfsaat
- je 1 TL Fenchel- und Koriandersaat
- ¼ Bund Koriandergrün
- 2 EL Limettensaft
- ¼ TL Limettenschale
- 1 EL Zucker
- Sesamöl

Zubereitungszeit ca. 20 Min.

- Getrocknete Tomaten in Wasser einweichen. Ingwer und Knoblauch schälen. Gewürze mit einem Mörser zerstoßen.
- Tomaten aus dem Einweichwasser herausnehmen und klein schneiden. Koriander waschen und trocken schütteln.
- Alle vorbereiteten Zutaten, Limettensaft und -schale, Zucker in ein hohes Gefäß füllen, mit einem Stabmixer zu einer glatten Paste verarbeiten. Paste in ein Schraubglas füllen und mit Öl auffüllen. So hält es einige Tage im Kühlschrank.

→ ***Frische Würzigkeit mit Stoffwechselaktivator***

GUTEN-MORGEN-SMOOTHIE

Für 2 Personen

1 Handvoll Feldsalat ½ Papaya 1 Kiwi 1 reife Birne 200 ml Orangensaft ½ TL Matcha-Pulver 2 EL Zitronensaft

Zubereitungszeit ca. 10 Min.

- Feldsalat waschen und trocken schütteln. Papaya schälen, entkernen, Fruchtfleisch in Würfel schneiden. Kiwi und Birne schälen und in Stücke schneiden.
- Alles zusammen mit Orangen- und Zitronensaft und Matcha-Pulver in einem Standmixer oder mit einem Stabmixer fein pürieren. Smoothie in zwei große Gläser füllen.

Variante: Variieren Sie den Smoothie mit Spinat, Möhrengrün, Kohlrabiblättern, Mango, Ananas, Apfel, Birne, oder statt Matcha-Pulver mit Weizengraspulver etc. Für täglich neuen Vitamingenuss.

→ ***Muntermacher mit reichlichen Vitalstoffen***

ENTGIFTUNGS-KRÄUTERTEE

Für 1 Liter Tee

3 Zweige frische Pfefferminze 1 EL getrocknete Brennnesselblätter (Apotheke) je 1 TL Fenchel- und Koriandersamen, kurz im Mörser zerstoßen 1 EL Zitronensaft

Zubereitungszeit 5 Min., Ziehzeit ca. 10 Min.

- Wasser zum Kochen bringen, Kräuter und Gewürze damit aufgießen und ca. 10 Min ziehen lassen. Durch ein feines Sieb geben. Tee mit Zitronensaft heiß oder kalt trinken.

Variante: Ein weiteres klassisches Detox-Getränk ist Ingwerwasser: Ein kleines Stück Ingwer in Scheiben schneiden und mit 500 ml heißem Wasser auffüllen, 10 Min. ziehen lassen. Hilft auch bei Erkältungen!

→ ***Hilft, die Giftstoffe aus dem Körper zu schwemmen und zu entschlacken***

DETOX-GEMÜSE-SUPPE

Für ca. 500 ml, reicht für 2 Hauptmahlzeiten oder 4 Snacks

- ½ rote Zwiebel
- 1 Karotte
- 2 Pak Choi
- 100 g Rosenkohl
- 100 g Brokkoliröschen
- 100 g Zuckerschoten
- 1 Frühlingszwiebel
- ¼ Bund Koriandergrün
- 1 EL Olivenöl
- 1 TL Freshmaker-Paste
- 500 ml Gemüsebrühe
- 1 Prise Kurkuma
- Meersalz

Zubereitungszeit ca. 25 Min.

- Zwiebeln schälen, in Streifen schneiden. Karotte schälen, waschen, in dünne Scheiben schneiden. Pak Choi waschen, putzen, in Streifen schneiden. Brokkoli, Rosenkohl und Zuckerschoten waschen, putzen, in Stücke schneiden. Koriander waschen, grob hacken.
- Öl in einem Topf erhitzen, Zwiebel und Karotte darin anbraten. Restliches Gemüse und Würzpaste zugeben, alles andünsten.
- Mit Brühe angießen, zugedeckt ca. 7 – 10 Min. garen.
- Koriander über die Suppe streuen, mit Zitronensaft, Kurkuma und Salz abschmecken.

+ ***Variante 1:*** 50 g gegarter Quinoa oder Reis oder 1 gegarte gewürfelte Kartoffel machen die Suppe zur Hauptmahlzeit und geben dem Körper entgiftendes Kalium. Für mehr Eiweiß Tofu würfeln und mitbraten.

+ ***Variante 2:*** Viel Kalzium liefert folgende Detox-Suppe: 1 Kartoffel und 100 g frischer Wurzelspinat mit Ingwer andünsten, mit 300 ml Gemüsebrühe aufgießen, 10 Min köcheln. 200 ml Kokosmilch unterrühren, alles pürieren. Mit Kreuzkümmel, Koriander, Salz und Pfeffer würzen, mit Granatapfelkernen und gerösteten Cashewkernen bestreut servieren. So wird die Fettverbrennung angekurbelt.

→ ***Suppe in größerer Menge kochen, so haben Sie jederzeit einen Snack oder eine Hauptmahlzeit.***

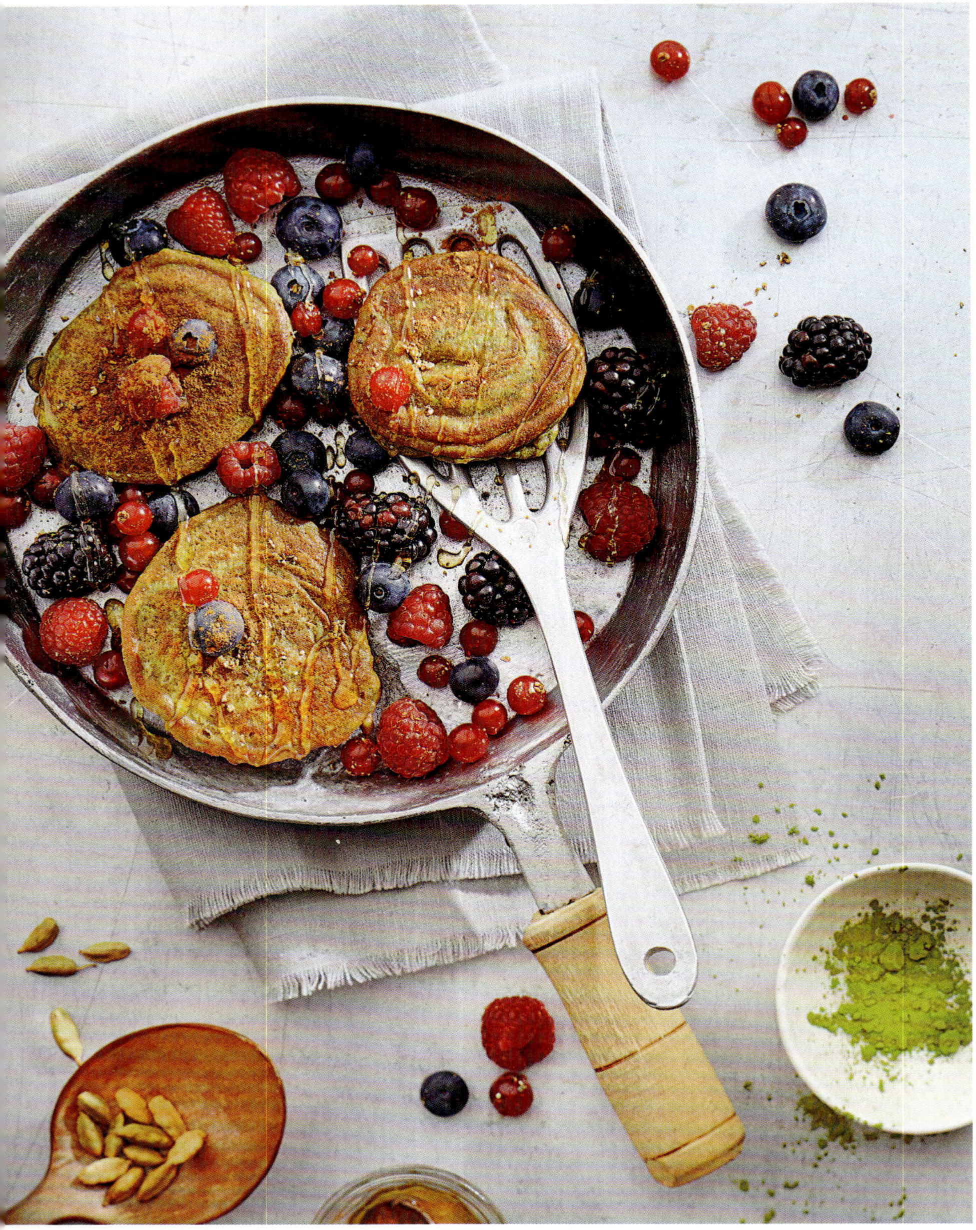

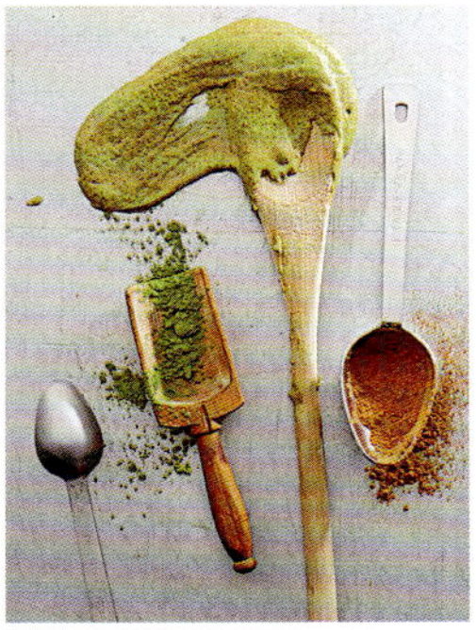

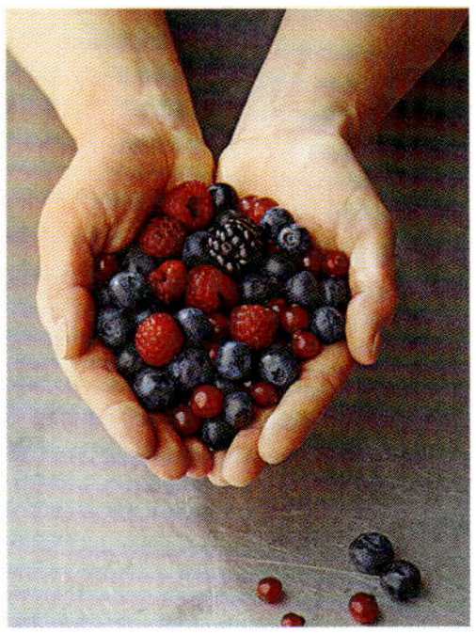

MATCHA-HIRSE-KÜCHLEIN

Für 2 Personen

- 50 g Hirsemehl, frisch gemahlen
- 50 g Buchweizenmehl, frisch gemahlen
- ½ TL Weinstein-Backpulver
- 100–150 ml Milch
- 1 Bio-Ei
- 1 Prise Salz
- ½ TL Matcha-Pulver
- 200 g Beerenobst
- ¼ TL Kardamomsaat
- 2 EL Agavendicksaft
- je 1 Prise Zimt- und Vanillepulver
- 2 EL Ghee

Zubereitungszeit ca. 30 Min.

- Mehle und Backpulver mit Milch, Ei, Salz und Matcha-Pulver zu einem glatten Teig vermischen, ca. 20 Min. quellen lassen.
- Inzwischen Beeren waschen, trocken schütteln, ggf. in Stücke schneiden. Kardamom im Mörser fein zermahlen. Beeren mit Agavendicksaft, Kardamom und Zimt würzen.
- Ghee portionsweise in eine Pfanne geben und erhitzen, insgesamt sechs Küchlein darin goldgelb von beiden Seiten ausbacken. Küchlein mit dem Obst servieren.

+ ***Variante:*** Herzhafte kalziumreiche Beilage: 100 g Quark, 50 g Naturjoghurt, Kräuter, Salz und Pfeffer.

→ ***Wirken belebend, sorgen für einen guten Start***

GEMÜSESTICKS MIT STANGENSELLERIE-DIP

Für 2 Personen

- 1 Stange Sellerie
- ½ Bund Koriander
- 100 g Naturjoghurt
- 1 Spritzer Zitronensaft
- 1 Karotte
- ½ Gurke
- ½ Kohlrabi

Zubereitungszeit ca. 15 Min.

- Sellerie waschen, putzen und in Stücke schneiden. Koriander waschen und klein schneiden. Sellerie, Koriander und Joghurt mit einem Stabmixer fein pürieren. Dip mit Zitronensaft, Salz und Pfeffer würzen.
- Gemüse schälen, waschen und in Stifte schneiden. Sticks mit dem Dip servieren.

+ ***Variante:*** Bei dem Gemüse können Sie nach Herzenslust variieren – Paprika, Tomaten, Zucchini, Eisbergsalat oder Rettich eigenen sich ebenfalls toll zum Dippen.

→ ***Stoffwechsel-Kick zum Dippen***

NUSSIG-FRUCHTIGER SAUERKRAUTSALAT

Für 2 Personen

- 50 g Feldsalat - ½ Papaya - 500 g frisches Sauerkraut - 1 kleine Ingwerknolle - 1 EL Zitronensaft - 2 EL Olivenöl - 1 TL Agavendicksaft - 1 Prise Chiliflocken - Meersalz - Pfeffer, frisch gemahlen - 30 g Nüsse

Zubereitungszeit ca. 20 Min.

- Feldsalat gründlich waschen, putzen, trocken schütteln. Papaya schälen, entkernen, Fruchtfleisch würfeln. Feldsalat mit Papaya und Sauerkraut vermengen.
- Ingwer schälen, fein hacken, mit Zitronensaft, Öl, Agavendicksaft vermischen, mit den Gewürzen würzen. Soße unter die Salatzutaten mischen.
- Nüsse grob hacken, in einer Pfanne trocken anrösten. Über den Salat streuen.

+ ***Variante:*** Bereiten Sie den Salat mit Kopfsalat, Endiviensalat oder Babyspinat zu, so kommen noch Kalium und Kalzium ins Spiel. Statt Papaya schmecken auch Mango, Äpfel oder Birnen köstlich.

→ ***Mit Sauerkraut können Sie gut entsäuern***

RETTICH-GRAPEFRUIT-SALAT

Für 2 Personen

- 1 kleiner Rettich - 50 g Feldsalat - 1 Bio-Grapefruit - 1 TL Senfsamen - 3 EL Olivenöl - 1 TL Honig - 1 Kästchen Gartenkresse - Meersalz - Pfeffer, frisch gemahlen - 2 Scheiben fein gemahlenes Vollkornbrot - 1 Prise getrockneter Thymian

Zubereitungszeit ca. 20 Min.

- Rettich schälen, waschen, in Scheiben hobeln. Feldsalat waschen, trocken schütteln. Grapefruitschale wegschneiden, Filets aus Trennhäuten schneiden, Saft auffangen. Rettich, Feldsalat und Filets vermengen.
- Senf im Mörser zermahlen, mit Saft, 2 EL Olivenöl, Honig vermischen. Kresse waschen, abschneiden, zur Soße geben, mit Salz und Pfeffer würzen. Salatzutaten mit der Soße vermengen.
- Vollkornbrot würfeln, 1 EL Olivenöl in einer Pfanne erhitzen, Brot darin anrösten, mit Thymian würzen. Salat auf zwei Teller verteilen, mit den Croutons bestreut servieren.

→ ***Wenig Ballast, viele Vitamine und Mineralstoffe***

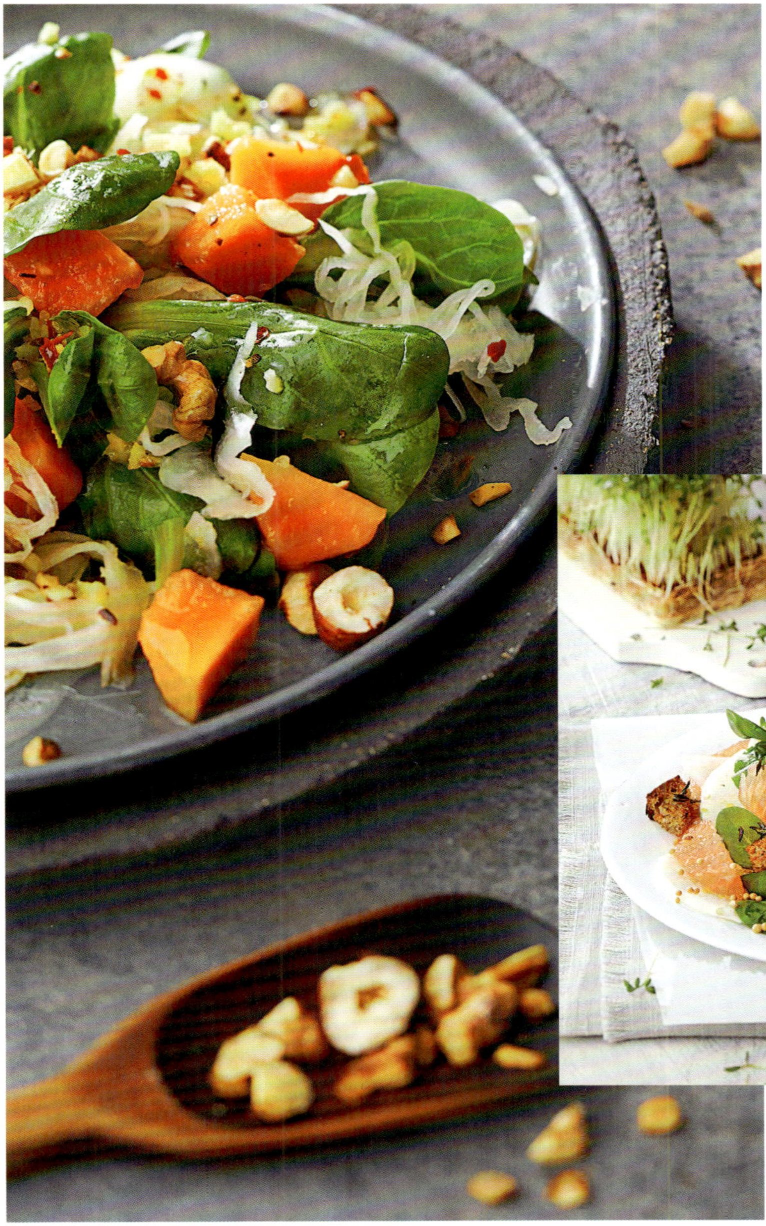

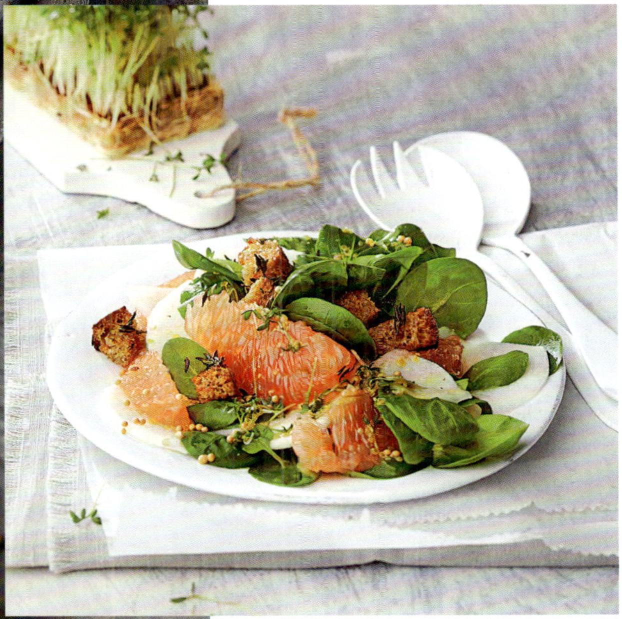

ZITRONENREIS MIT CREMIGEM GEMÜSE

Für 2 Personen

- 100 g Parboiled-Reis
- Meersalz
- 1 Bio-Zitrone
- 1 Stange Sellerie
- 1 EL Freshmaker-Paste
- 100 g Spinat
- 150 g Artischockenherzen (eingelegt in einer Marinade)
- 6 Cherrytomaten
- 1 EL Olivenöl
- 150 g fettarmer Frischkäse
- 100 ml Milch
- Pfeffer, frisch gemahlen
- 1 Zweig Thymian
- 1 Prise Kurkumapulver

Zubereitungszeit ca. 20 Min.

- Reis in der 2,5fachen Menge Salzwasser ca. 10–15 Min. weich garen. Zitrone heiß abspülen, Schale abraspeln, Saft auspressen.
- Selleriestange waschen, putzen, in kleine Stücke schneiden. Spinat waschen, trocken schütteln, ggf. grob schneiden. Artischockenherzen in einem Sieb abgießen, ggf. halbieren oder vierteln. Tomaten waschen und halbieren.
- Öl in einer Pfanne erhitzen, Sellerie und Paste darin andünsten. Spinat zugeben, mit 1 EL Zitronensaft ablöschen, ca. 5 Min. garen. Frischkäse und Sahne unterrühren, Artischockenherzen und Tomaten untermengen. Thymian waschen, trocken schütteln, Blätter abzupfen. Sauce mit Salz, Pfeffer und Thymian würzen.
- Reis mit Zitronenschale, restlichem Zitronensaft, Salz und Kurkuma würzen. Reis mit dem cremigen Gemüse servieren.

+ ***Variante:*** Sind Sie kein Artischocken-Fan, ersetzen Sie sie einfach mit ½ Bund Spargel: Spargel schälen, in Stücke schneiden und mit dem Sellerie andünsten. Das Gericht schmeckt auch toll mit Hirse oder Quinoa. Diese Pseudogetreidearten sind reich an Aminosäuren und Eisen.

→ ***So werden die Verdauungssäfte wunderbar angeregt***

CURRY-BLUMENKOHL-COUSCOUS-DUETT

Für 2 Personen

1 Brokkoli, 200 g Rosenkohl, 1 Karotte, 1 rote Zwiebel, 2 EL Ghee, 1 EL Freshmaker-Paste, 1 Bund Koriandergrün, 200 ml Kokosmilch, 50 ml Gemüsebrühe, ½ Kopf Blumenkohl, Meersalz, Pfeffer, frisch gemahlen

Zubereitungszeit ca. 40 Min.

- Rosenkohl und Brokkoli waschen, putzen, Brokkoliröschen auseinanderteilen, Strunk in Würfel schneiden. Rosenkohl halbieren. Karotte schälen, waschen, in Scheiben schneiden. Zwiebel abziehen, in Streifen schneiden.
- 1 EL Ghee in einer Pfanne oder Wok erhitzen, Zwiebeln darin glasig dünsten. Gemüse und Würzpaste zugeben, kurz andünsten.
- Koriander waschen, trocken schütteln, Blätter abzupfen und die Hälfte beiseite stellen. Stiele fein hacken, mit der Kokosmilch und der Brühe zum Curry geben. Alles ca. 15 Min. schmoren. Mit Salz und Pfeffer abschmecken.
- Inzwischen Blumenkohl waschen, putzen, Blätter und Strunk klein schneiden und zum Curry geben. Röschen in einer Küchenmaschine zerkleinern, bis eine Art „Couscous" entstanden ist.
- Kurz vor dem Servieren 1 EL Ghee in einem Topf erhitzen, Blumenkohl-Couscous zugeben, kurz andünsten. Restliche Korianderblätter hacken und zugeben. Mit Salz und Pfeffer würzen. „Couscous" mit dem Curry servieren.

→ ***Low-Carb Detox-Kick***

GRÜNER GENUSS

Für 2 Personen

1 Bio-Limette, 1 kleine Avocado, 50 g Joghurt, 1 Prise Gomasio (Sesamsalz) oder Meersalz, Pfeffer, frisch gemahlen, ½ Salatgurke, je ¼ Bund Basilikum und Koriandergrün, 1 EL Olivenöl, Meersalz, 50 ml Gemüsebrühe, 50 g Crème fraîche, ¼ TL Detox-Booster-Mischung

Zubereitungszeit ca. 20 Min.

- Limette heiß waschen, Schale abreiben, Saft auspressen.
- Avocado entkernen, Fleisch rauslöffeln, mit Joghurt, 2 TL Limettensaft pürieren, mit Gomasio und Pfeffer würzen.
- Gurke waschen, klein würfeln. Kräuter waschen, trocken schütteln, fein hacken, mit Gurke und Öl vermischen, mit Salz und Pfeffer würzen.
- Brühe aufkochen. Crème fraîche, Limettenschale, 3 TL Saft unterrühren. Soße mit Würzmischung, Gomasio und Pfeffer würzen, abkühlen lassen.
- Avocadomus auf zwei Teller geben, Tatar als Klecks daraufgeben, Soße aufschäumen, darüberträufeln.

→ ***Erfrischend und reinigend***

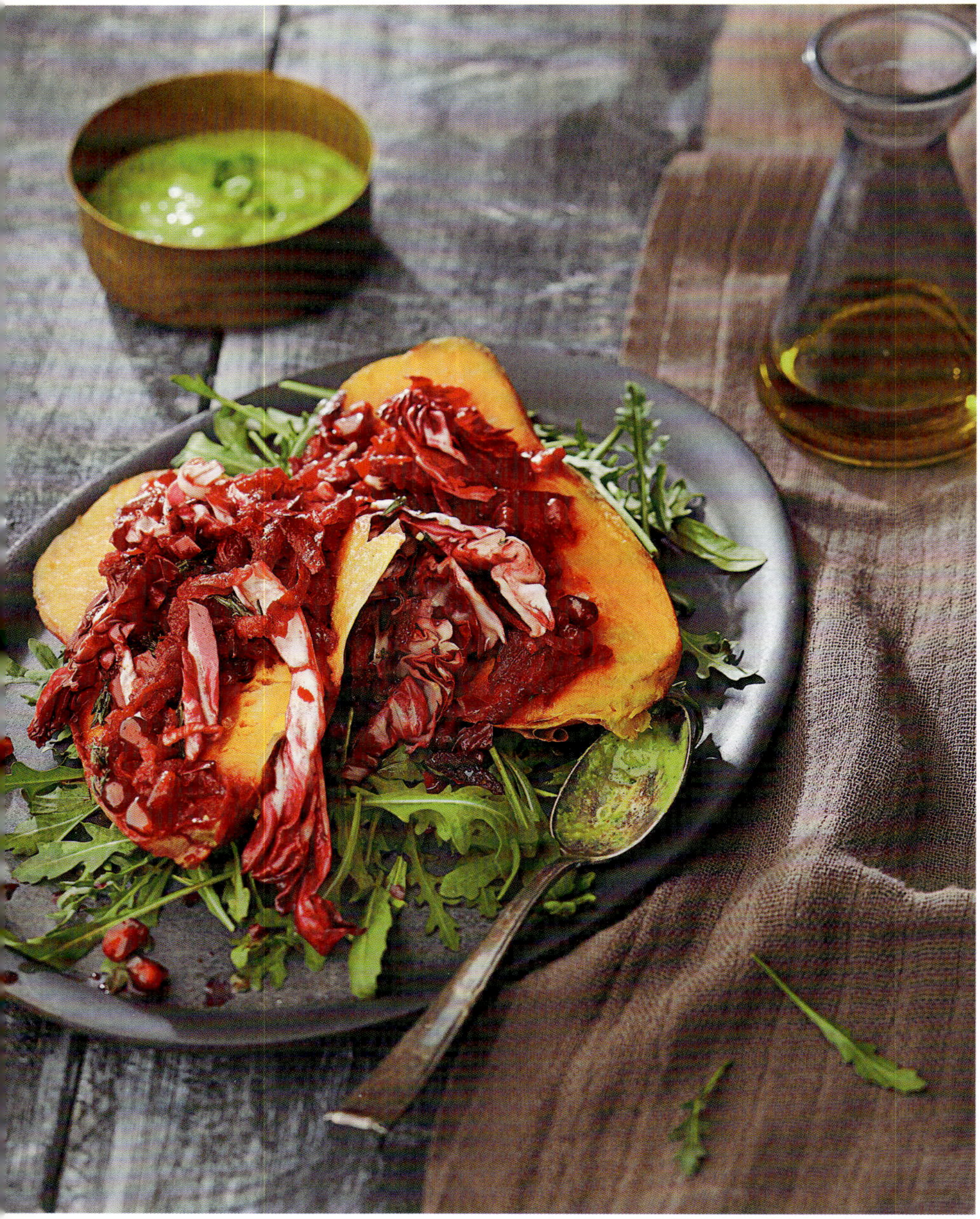

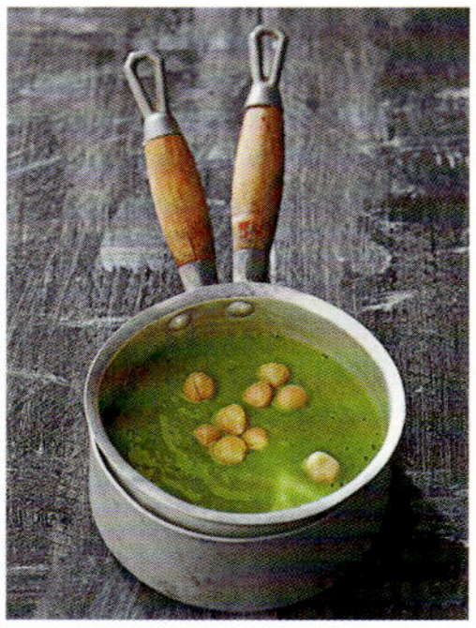

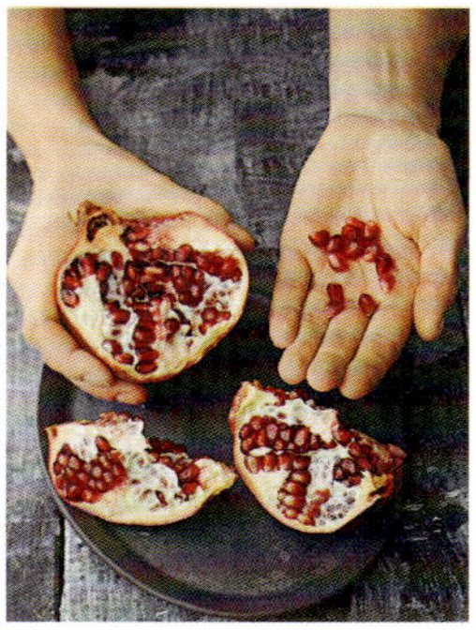

GEFÜLLTE SÜẞKARTOFFELN IM RUCOLA-NEST

Für 2 Personen

- 2 mittelgroße Süßkartoffeln (à 200 g)
- 1 kleiner Radicchio
- 1 kleine Knolle Rote Bete
- 2 EL Granatapfelkerne
- 2 EL Olivenöl
- 1 EL Zitronensaft
- 1 TL Honig
- 1 Prise getrockneten Thymian
- Meersalz
- Pfeffer, frisch gemahlen
- ¼ Bund Blattpetersilie
- je 2 Zweige Koriandergrün und Basilikum
- 150 g gegarte Kichererbsen (aus dem Glas)
- 100 g Naturjoghurt
- 1 Bund Rucola

Zubereitungszeit ca. 30 Min.

- Kartoffeln waschen, putzen, in reichlich Wasser ca. 20 – 30 Min. weich garen.
- Inzwischen äußere Radicchio-Blätter entfernen. Restlichen Radicchio halbieren, waschen, Strunk herausschneiden. Radicchio in Streifen schneiden.
- Rote Bete schälen, waschen, grob raspeln, mit Radicchio und Granatapfelkernen vermengen. Öl mit Zitronensaft, Honig, Thymian, Salz und Pfeffer vermischen, unter den Salat mischen.
- Kichererbsen abtropfen lassen, mit Joghurt und Kräutern pürieren, mit Salz und Pfeffer würzen. Rucola waschen, trocken schütteln.
- Kartoffeln längs in der Mitte, nicht ganz bis auf den Boden durchschneiden. Etwas auseinanderdrücken, kurz ausdampfen lassen.
- Rucola in die Mitte zweier Teller geben, Kartoffeln auf den Rucola legen. Auf die Kartoffeln den Radicchio-Salat geben, mit dem Dip beträufelt servieren.

+ ***Variante:*** Bereiten Sie den Salat mal mit Spitz-, Rotkohl, Eisbergsalat, Rucola oder geraspelten Karotten zu. Auch normale Kartoffeln passen gut. Besonders lecker: Streuen Sie 50 g Schafskäsewürfel und ein paar Nüsse über den Salat.

→ ***Macht satt, die Bitterstoffe beugen Heißhunger vor***

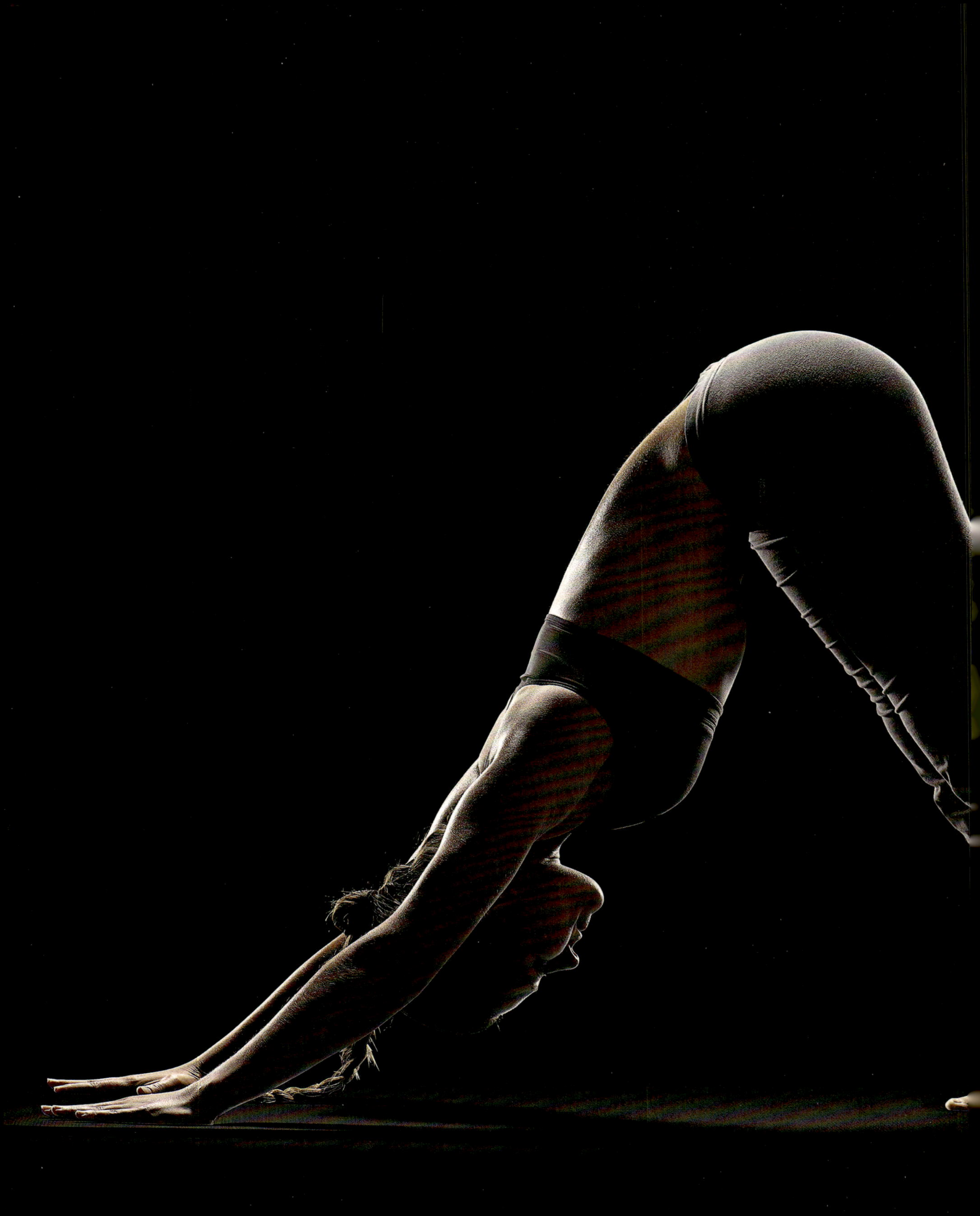

STARKES IMMUNSYSTEM

- WIDERSTANDSFÄHIG
- SELBSTVERTRAUEN AUFBAUEN
- ABGRENZUNG UND STABILITÄT

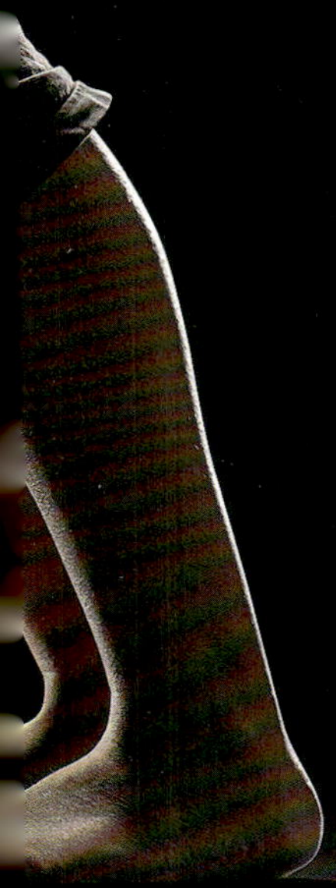

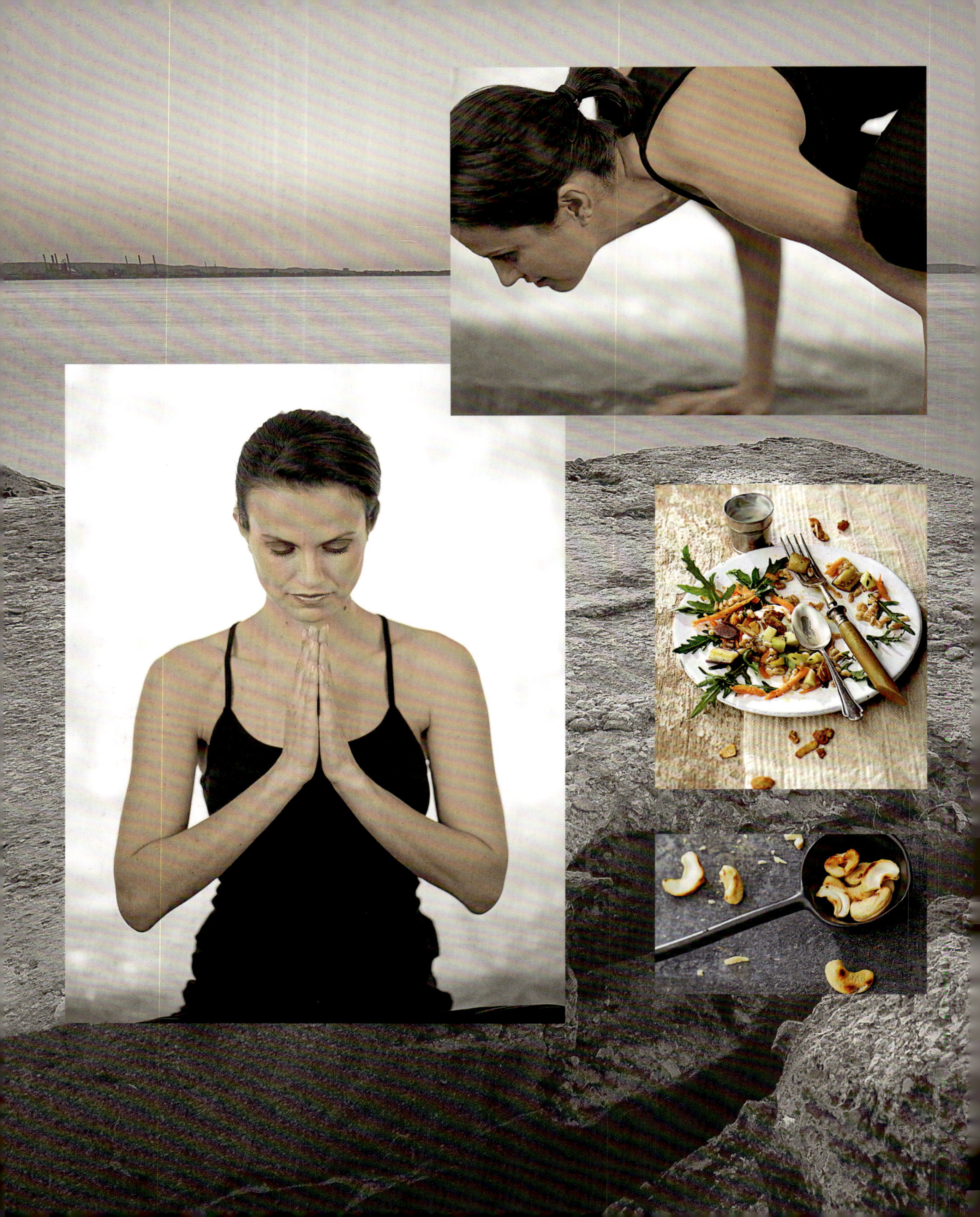

ABWEHRKRÄFTE MOBILISIEREN

Für ein stabiles Immunsystem sind regelmäßige Bewegung, bewusste Atemübungen und ausreichend Entspannung wichtig. Kombiniert mit der richtigen Ernährung ein kraftvolles Rundum-Paket.

Ihr Zustand

Sie nehmen nahezu jede Erkältungswelle in Ihrer Umgebung mit? Sie frieren schnell, haben immer eine laufende Nase, sind blass im Gesicht? Sie haben wenig Appetit? Und dazu noch jede Menge um die Ohren? Alarmstufe Rot fürs Immunsystem!

Ihr Ziel

Ein kräftiges, stabiles Immunsystem! Statt dauererkältet, erschöpft und schlapp zu sein, fühlen Sie sich wieder rundum fit. Und Sie frieren nicht mehr so leicht.

So geht's

Wenn sich Ihr Immunsystem in einem schwachen Zustand befindet, sind Sie anfällig für Infekte und Erkältungen. Um es zu stärken, bringen wir mit den Yoga-Übungen Ihren gesamten Organismus in Bewegung. Das Immunsystem ist auch eng mit dem Nervensystem verbunden. Seelische Belastungen und chronischer Stress können sich körperlich manifestieren. Yoga in Verbindung mit Atemübung und Meditation senkt Ihren Stresspegel. Kombiniert mit der entsprechenden Ernährung, die die Abwehrzellen im Darm stärkt, sorgen Sie dafür, dass Ihr Körper genau die Energie bekommt, die er braucht, um widerstandsfähig und gesund zu sein.

Wenn Sie gerade krank sind, starten Sie mit den vitalstoffreichen Rezepten. Tee und Suppe wärmen von innen und sorgen mit den Vitaminen dafür, dass die Erkältung schnell verschwindet. Auf die Yoga-Praxis sollten Sie bei einer akuten Erkältung lieber verzichten! Üben Sie nicht, wenn Sie krank sind.

Um Ihr Immunsystem zu stabilisieren, praktizieren Sie das Übungsset für mindestens vier Wochen regelmäßig. Behalten Sie die immunstärkenden Lebensmit-

EINKAUFS- UND CHECKLISTE FÜR DIE IMMUN-PHASE

Lebensmittel:

- Zart-Dinkel, Risotto-Reis, Hafer- und Hirseflocken, Vollkornciabatta
- Obst wie Himbeeren, Erdbeeren, Sanddorn- und Apfelsaft, Apfel, Orange, Limette, Zitrone, Mango, Goji-Beeren
- Gemüse wie Spitzkohl, Babyspinat, Karotten, Paprika, Pilze, Rote Bete, Feldsalat, Aubergine, Tomaten, Rucola, Schalotte, grüner Spargel, Frühlingszwiebeln, Selleriestange, Rettich, Gurke, Süßkartoffeln
- Naturjoghurt, Fetakäse, Ziegenfrischkäse, Halloumi-Käse
- Haferdrink oder Mandelmilch, Seidentofu, Sojadrink
- gemischte Nüsse, Leinsamen, Sesamsaat, Pistazien-, Cashew- und Pinienkerne, Mandeln
- Gewürze wie Ingwer, Chili, Kardamom-, Senf-, Fenchel- und Koriandersaat, Pimentkörner, Szechuan- und Cayennepfeffer, Kurkuma-, Vanillepulver; Kräuter wie Petersilie, Thymian, Basilikum, Minze
- Honig, Rohrzucker, Agavendicksaft
- Olivenöl, Sesamöl; getrocknete Tomaten, Senf, Gemüsebrühe
- Grüner Tee, Kräutertees

tel für weitere vier Wochen auf Ihrem Speiseplan. Und bauen Sie in der Erkältungszeit immer mal wieder eine immunstärkende Woche ein!

Tipp: Krankheiten, Erkältungen und Erschöpfungszustände fordern uns oft auf, innezuhalten, aus unserem Rhythmus auszusteigen und unsere derzeitige Situation genauer zu betrachten. Streikt der Körper, sind wir gezwungen, eine Pause einzulegen, um unser Gleichgewicht wiederherzustellen und gesund zu werden. Achten Sie auf Ihren Körper und Ihre Seele, gönnen Sie sich die Auszeiten, die Sie brauchen – bevor Körper und Seele schlapp machen.

Tipps für das Immunsystem

Flüssigkeit. Trinken Sie reichlich, am besten Wasser, Kräuter- und Ingwertee, das schützt die Schleimhäute vorm Austrocknen. Besonders Ingwer wirkt entzündungshemmend, antibakteriell und gegen Viren.

Ruhe und Schlaf. Sorgen Sie für genügend Schlaf und ausreichend Ruhe. Nur so kann Ihr Körper regenerieren und seine Abwehr wieder auf Vordermann bringen.

Aktiv sein. Bewegen Sie sich möglichst an der frischen Luft. Machen Sie kleine Spaziergänge, nehmen Sie die Treppen statt des Fahrstuhls, fahren Sie Rad – und üben Sie regelmäßig Yoga.

Heiß und kalt. Sauna und Wechselduschen regen durch den Wechsel von heiß und kalt den Kreislauf an – das stärkt die Abwehrkräfte und hält Sie fit.

Sauber sein. Regelmäßiges Händewaschen schützt vor neuen Bakterien und Viren. Auch Ihre Nase freut sich über eine Reinigung (Nasenspülung S. 120). So werden Bakterien und Viren rausgespült. Regelmäßig angewendet können Sie mit der Nasenspülung in der Erkältungszeit Schnupfen vorbeugen!

ÜBEN IN DER IMMUN-STÄRKUNGS-PHASE

Asanas, Pranayama und Meditationen bilden die Basis eines gesunden Immunsystems. Beginnen Sie langsam und steigern Sie die Intensität und Länge der Übungen, sobald Sie sich wieder kräftiger fühlen.

Um den Entgiftungsprozess durch das Lymphsystem, das Bakterien und andere Krankheitserreger aussortiert, in Gang zu halten, braucht der Körper regelmäßige Bewegung. Vor allem Übungen, die den Bereich um die Achseln und die Leisten ansprechen, regen den Lymphfluss an, da hier die großen Lymphdrüsen sitzen. Unser gesamtes Drüsensystem, das für unsere kompletten Körpersysteme und die Funktion der Hormone zuständig ist, wird durch die Übungsreihe stimuliert. Hormone beeinflussen unsere Stimmungslage genauso wie unser Energielevel.

In der Yoga-Tradition ist das Immunsystem mit dem vierten Chakra, dem Herz- oder Anahata-Chakra, verbunden. Vor allem Rückbeugen, die auf körperlicher Ebene den Brustkorb und unsere Körpervorderseite weiten, sollen helfen, das „Herz zu öffnen". Uns bewusster und ehrlicher den eigenen Gefühlen gegenüber werden zu lassen und mehr Mitgefühl und Güte zu entwickeln. So kommen wir leichter mit uns selbst in Kontakt, lernen unsere Grenzen zu akzeptieren. Ärger und Aggressionen zu verarbeiten, statt sie in uns hineinzufressen, und zufrieden zu sein mit dem, was ist. Wir entwickeln Gelassenheit – eine der Königsdisziplinen des Yoga-Weges. Und der beste Weg für eine stabile Gesundheit.

Mit der Atemübung stärken Sie Ihre Lungenkapazitäten, wodurch die Sauerstoffaufnahme durchs Blut erhöht wird, was wiederum den gesamten Organismus stabilisiert. Außerdem wirkt die intensive Atemübung ausgleichend auf die Psyche, was die körpereigene Abwehr positiv beeinflusst.

Achtung: Rückbeugen wie das Kamel wirken stark energetisierend. Üben Sie diese Übungsreihe nicht direkt vorm Schlafengehen. Sie sollten noch mindestens zwei Stunden aktiv sein wollen.

Los geht's: Starten Sie mit der Atemübung und Meditation. Steigen Sie behutsam wieder in die Asana-Praxis ein. Machen Sie anfangs längere Pausen zwischen den Übungen, wenn diese Sie noch zu sehr anstrengen. Das gilt auch, wenn Sie sich allgemein einfach schlapp und erschöpft fühlen. Hören Sie auf Ihren Körper!

DIE BIENENSUMM-ATMUNG

{Brahmari}

1. Kommen Sie in eine einfache Sitzposition mit gekreuzten Beinen. Lassen Sie den Atem einige Züge natürlich fließen und spüren Sie dem Atem nach.
2. Verschließen Sie mit den Fingern Ihrer beider Hände die Öffnungen Ihres Kopfes: Legen Sie Ihre Zeigefinger sanft auf die Augen, die Mittelfinger verschließen die Nasenflügel, die Ringfinger kommen auf die Oberlippe, die kleinen Finger auf die Unterlippe. Und am wichtigsten: Die Daumen verschließen die Ohren. Diese Handhaltung wird auch „Das Verschließen der sieben Pforten" genannt.

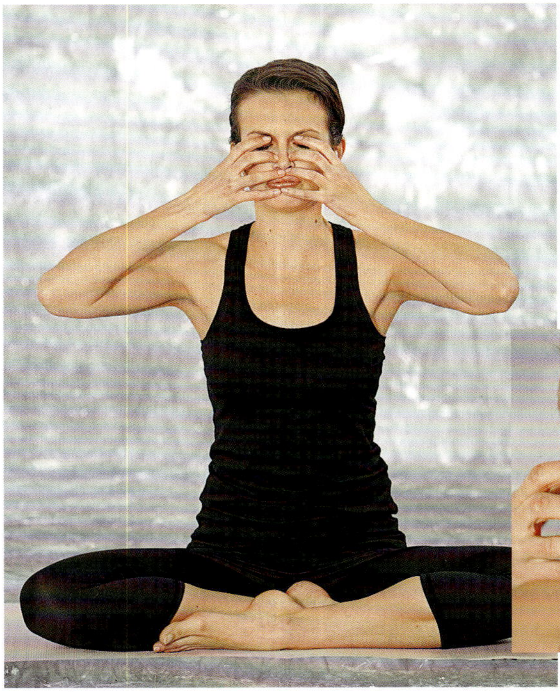

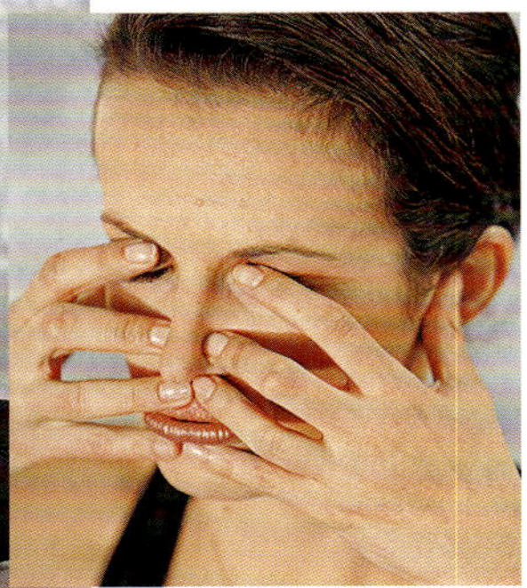

3. Atmen Sie tief durch die Nase ein, lösen Sie die Finger dabei leicht und beginnen Sie mit der Ausatmung, wie eine Biene zu summen. Durch die geschlossenen Ohren ist der Ton, den Sie erzeugen, recht intensiv. Körper und Kopf vibrieren. Wird Ihnen das zu laut, legen Sie die Hände in Ihren Schoß und summen einfach weiter. Mindestens 5 bis 8 Atemzüge, gern auch länger.
4. Lösen Sie die Handposition, wenn die Arme schwer werden. Legen Sie die Arme im Schoß oder auf den Oberschenkeln ab und spüren Sie dem Klang und der Wirkung der Brahmari-Atmung nach.

→ ***Regeneration für Körper, Geist und Nerven***

Das Verschließen der Körperöffnungen des Kopfes sorgt für ein intensives Nach-innen-Gehen: Sie hören nichts und sehen nichts. Die Bienensummatmung wirkt besonders beruhigend und harmonisierend, wenn Ihre Nerven durch zu viel Input überreizt sind. Brahmari vertieft Ihre Atmung, wirkt regenerierend, erfrischend und hilft, neue Energie aufzunehmen. Durch die Vibration im ganzen Körper wird das Körpergewebe intensiver durchblutet, es entsteht eine wohlige Wärme.

MEDITATION FÜR ENERGIE UND ZUVERSICHT

{Prana-Booster}

1. Kommen Sie in eine einfache Sitzposition, die rechte Hand liegt in der linken, die Daumen sind überkreuzt (rechts über links). Beugen Sie die Ellenbogen und halten Sie die Hände auf Höhe des Brustkorbs (ca. 10 cm davon entfernt). Schließen Sie die Augen und konzentrieren Sie sich auf das dritte Auge (Punkt zwischen den Augenbrauen). Mit ein wenig Übung können Sie die Augen einen Spalt öffnen anstatt sie zu schließen und den Blick auf Ihre Nasenspitze ausrichten.
2. Beginnen Sie nun, im folgenden Rhythmus ein- und auszuatmen:
   - Einatmen durch die Nase
   - Ausatmen durch die Nase
   - Einatmen durch den Mund (Lippen spitzen)
   - Ausatmen durch den Mund (Lippen gespitzt)
   - Einatmen durch die Nase
   - Ausatmen durch den Mund (Lippen gespitzt)
   - Einatmen durch den Mund (Lippen gespitzt)
   - Ausatmen durch die Nase
3. Wiederholen Sie diesen Rhythmus für 3 Min. und steigern Sie die Atemmeditation mit der Zeit auf bis zu 11 Min.

→ *Extra Prana-Kick für Körper und Seele*

Die Meditation versorgt uns durch die starke Aufnahme von Prana (die Lebensenergie) mit neuer Energie. Die intensive Atmung kräftigt die Lungen und wirkt ausgleichend auf beide Gehirnhälften, was zu einem Gefühl von Klarheit, Wachheit und Entspanntheit führt. Der intensive Atemrhythmus schenkt uns Kraft und Zuversicht und hilft, die Herausforderungen im Leben klar zu erkennen und zu meistern.

Sie können die Meditation vor oder nach dem Asana-Set machen. Vielleicht fällt es Ihnen abends nach einem langen Tag leichter, direkt mit den Körperübungen zu beginnen als ruhig zu sitzen? Probieren Sie aus, was Ihnen mehr zusagt. Oder praktizieren Sie die Meditation alleine, wenn Ihnen mal weniger Zeit bleibt und Sie einfach einen kleinen „Prana-Kick“ benötigen.

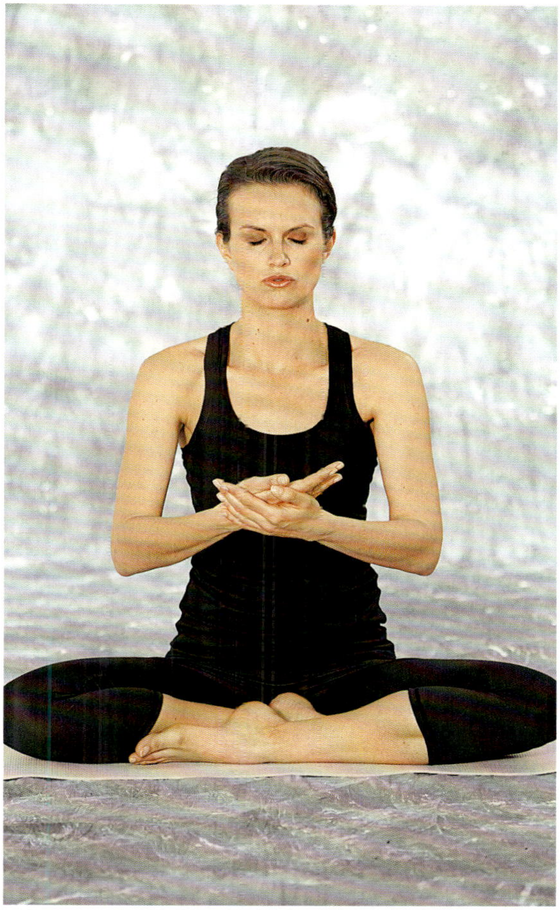

FIT-FLOW – GESUND DURCHSTARTEN

Das Set unterstützt vor allem das Lymphsystem, das für die Abwehr und den Abtransport von Krankheitserregern zuständig ist. Ihre Selbstheilungskräfte werden aktiviert, Ihre Abwehrkräfte mobilisiert.

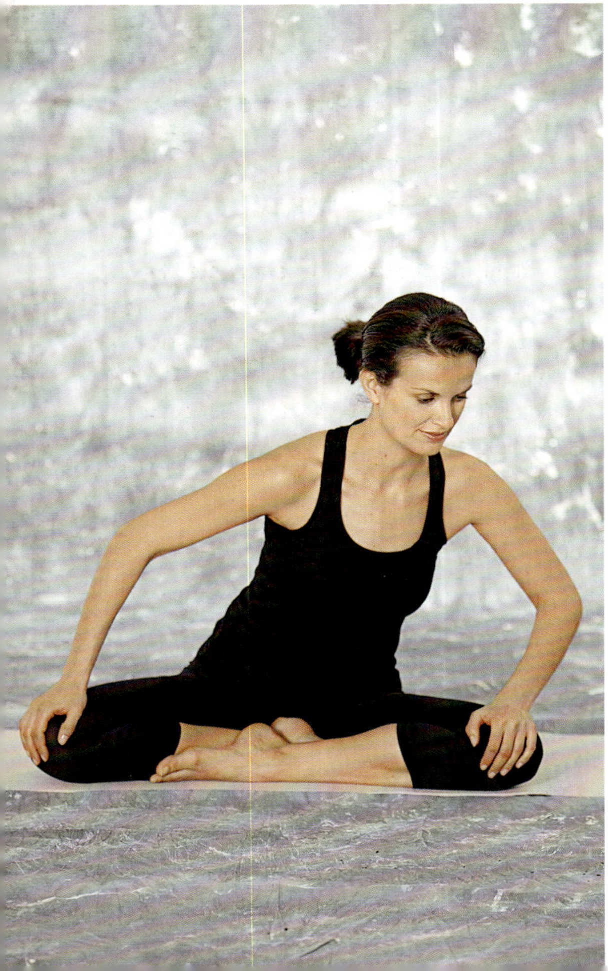

1. OBERKÖRPER KREISEN

{Sufi-Kreise}

Kommen Sie in einen Sitz mit gekreuzten Beinen, Hände auf den Knien. Mit der Einatmung kreisen Sie mit Ihrem Oberkörper nach vorne, ausatmend kreisen Sie Ihren Oberkörper zurück. Halten Sie den Kopf dabei aufrecht! Die Bewegung wird vom Brustbein ausgeführt. Machen Sie große Kreise, um die ganze Wirbelsäule aufzuwärmen. 1,5 Min. pro Seite. Hängen Sie gleich die Variante dran oder üben Sie Asana 2.

+ ***Variante:*** Kommen Sie in eine weite Grätsche. Arme auf Brusthöhe nach vorne ausstrecken, Hände ineinander verschränken. Einatmend schieben Sie mit Ihrem Oberkörper zum rechten Bein, von hier zur Mitte und weiter zum linken Bein. Ausatmend Körper nach hinten und einatmend wieder nach vorne kreisen, als ob Sie mit einen Löffel in einem riesigen Topf rühren. Nach 5 bis 8 Runden Richtung wechseln.

→ ***Weckt den Körper langsam auf, hält die Wirbelsäule beweglich, erdet***

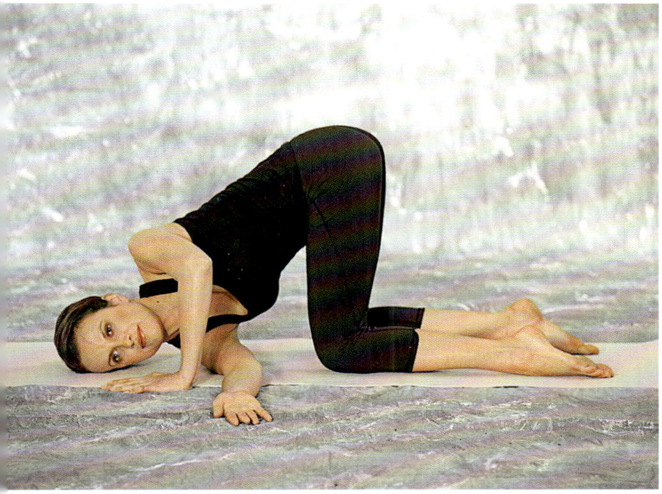

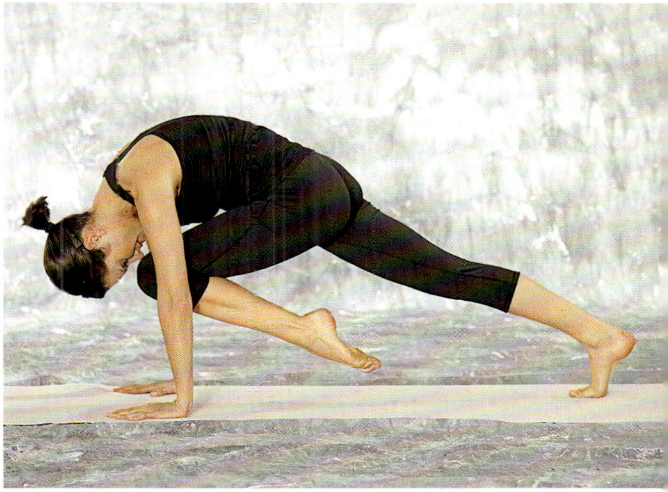

2. GEDEHNTE KATZE

{Urdhva Mukha Pasasana}

Kommen Sie in den Vierfüßlerstand. Einatmend rechte Hand lösen, Oberkörper nach rechts aufdrehen, rechter Arm schiebt in Richtung Decke, Kopf und Blick folgen. Ausatmend zurück zur Mitte drehen, rechten Arm entlang der Brust unter dem linken hindurchfädeln, Arm und Schulter gleiten dabei dicht am Boden entlang. Einatmend erneut zur rechten Seite öffnen. 3 bis 5 Wiederholungen. Nach der letzten Wiederholung rechten Arm, Schulter und Ohr am Boden ablegen. Die linke Hand bleibt aufgestellt. Spüren Sie in die Öffnung des Schulterbereichs und der Wirbelsäule hinein. 5 bis 8 Atemzüge, Seite wechseln.

→ ***Entspannt den unteren Rücken, öffnet die Schultern, aktiviert die Lymphe, harmonisiert***

3. DREIBEINIGER HERABSCHAUENDER HUND

{Adho Mukha Svanasana Variation}

Aus dem Vierfüßlerstand heraus die Hände fest in die Matte drücken, Knie anheben, Beine strecken, Fersen Richtung Boden schieben, Po Richtung Decke (herabschauender Hund). Rechtes Bein heben und nach hinten ausstrecken, Zehen flexen. Einatmend rechtes Knie beugen, ausatmend nach vorne Richtung Stirn ziehen, Oberkörper dabei nach vorn schieben, Schultern über den Handgelenken, der obere Rücken wird dabei leicht rund! Einatmend Bein wieder lang nach hinten schieben. 3 bis 5 Wiederholungen, direkt weiter mit Übung 4.

→ ***Aktiviert den Stoffwechsel, bringt Energie, beruhigt die Nerven, kräftigt den ganzen Körper***

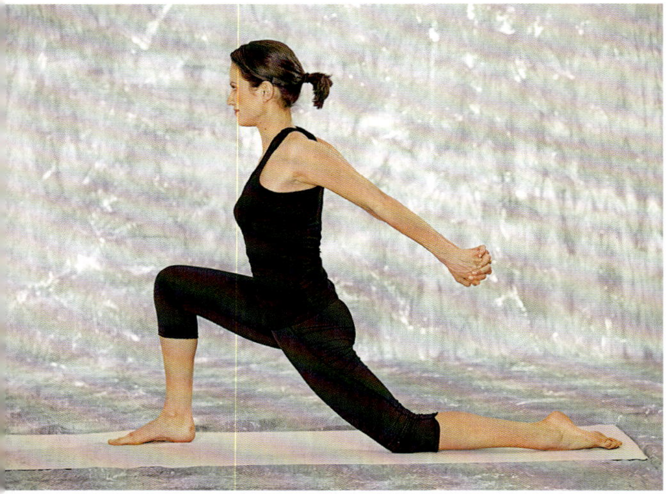

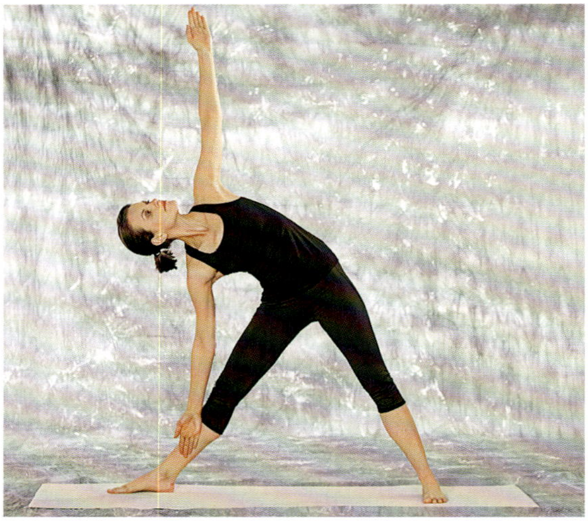

4. HOHER AUSFALL-SCHRITT VARIATION

{Anjaneyasana}

Schwingen Sie Ihr rechtes Bein nach vorne zwischen die Hände und richten Sie Ihren Oberkörper auf. Linkes Knie und Fußspann ablegen und tiefer ins rechte Knie sinken, so dass Sie eine intensive Leistendehnung spüren. Hände hinterm Rücken verschränken, Arme vom Kreuzbein wegschieben – weiten Sie Ihren Brustkorb. 5 bis 8 Atemzüge. Kommen Sie in den herabschauenden Hund und wiederholen Sie die Übungen 3. und 4. auf der anderen Seite.

+ ***Wichtig:*** Nicht ins Hohlkreuz sinken! Ziehen Sie die unteren Rippenbögen nach innen und halten Sie Uddiyana und Mula Bandha aktiv.

→ ***Stärkt die Immunabwehr, dehnt die Leisten, fördert das Gleichgewicht, gibt Kraft***

5. DREIECKSPOSITION

{Utthita Trikonasana}

Kommen Sie in eine weite Grätsche, Beine sind gestreckt. Rechten Fuß 90 Grad nach vorne drehen, den hinteren (linken) ca. 30 Grad nach innen eindrehen. Die Hüfte ist zur langen Seite der Matte ausgerichtet, die untere (rechte) Hüfte unter die linke schieben. Beckenboden aktivieren. Rechten Oberschenkel und Knie nach innen rotieren. Arme auf Schulterhöhe zur Seite ausstrecken. Schieben Sie sich seitlich nach vorne. Rechte Hand von innen sanft gegen das Schienbein legen, linken Arm gerade nach oben strecken. Schultern entspannen, der Kopf dreht zur Decke. 5 bis 8 Atemzüge. Einatmend über die Kraft der Beine und der Körpermitte (Bauchspannung!) nach oben kommen, Seite wechseln.

→ ***Kräftigt die Beine, öffnet die Leiste, dehnt die Körperseiten, löst Verspannungen***

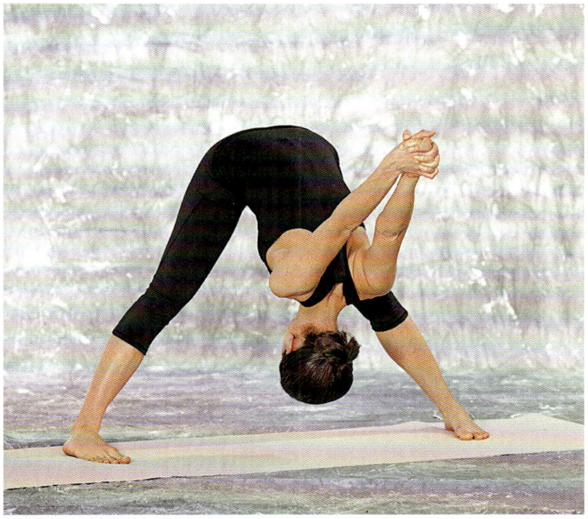

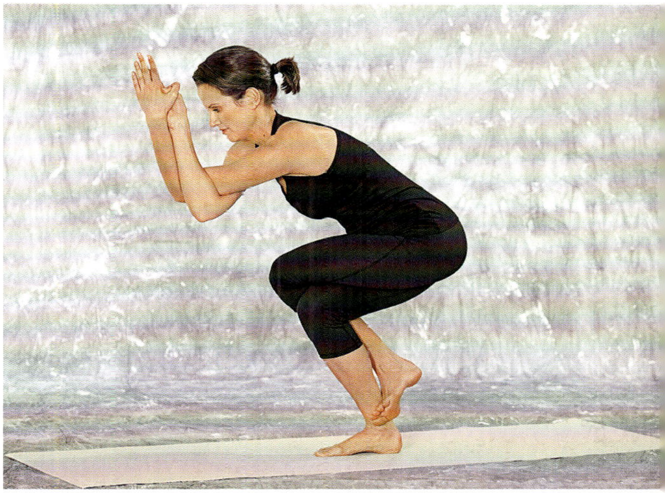

6. STEHENDE GRÄTSCHE

{Prasarita Padottanasana}

Bleiben Sie in der weiten Grätsche. Die Außenkanten der Füße sind parallel ausgerichtet, die Zehen drehen ganz leicht nach innen. Verschränken Sie die Hände hinterm Rücken ineinander, Handflächen möglichst zusammenlegen. (Alternativ können Sie die Ellenbogen greifen.) Einatmend richten Sie Ihren Oberkörper gerade nach oben aus, Schultern leicht zurückziehen. Ausatmend aus den Hüften nach vorne beugen, Scheitelpunkt zum Boden, den Nacken entspannen. Sitzbeinhöcker und Gesäß schieben nach oben. Die Beine sind aktiv und gestreckt. Führen Sie die verschränkten Arme lang über den Kopf Richtung Boden. 5 bis 8 Atemzüge.

→ ***Dehnt die Beine, entlastet den Rücken, intensiviert den Lymphfluss, beruhigt die Gedanken***

7. ADLER

{Garudasana}

Hüftbreiter Stand, linkes Bein um das rechte schwingen, linken Fuß hinter rechte Wade bringen (oder Zehen am Boden aufstellen). Arme auf Schulterhöhe nach vorn strecken, Ellenbogen anwinkeln, linken Unterarm um den rechten wickeln. Handflächen zueinanderbringen, Daumen zeigen zum Gesicht. Schultern ziehen nach unten, Ellenbogen sanft anheben, Hände weg vom Gesicht. Steißbein nach unten ziehen, Wirbelsäule lang aufrichten. Po tiefer schieben, Oberkörper vorbeugen. Blick auf einen Punkt vor Ihnen am Boden heften. 5 bis 10 Atemzüge, langsam aufrichten, Seite wechseln.

→ ***Kräftigt die Gelenke, regt die Lymphe an, schenkt Gelassenheit und stärkt die Konzentration***

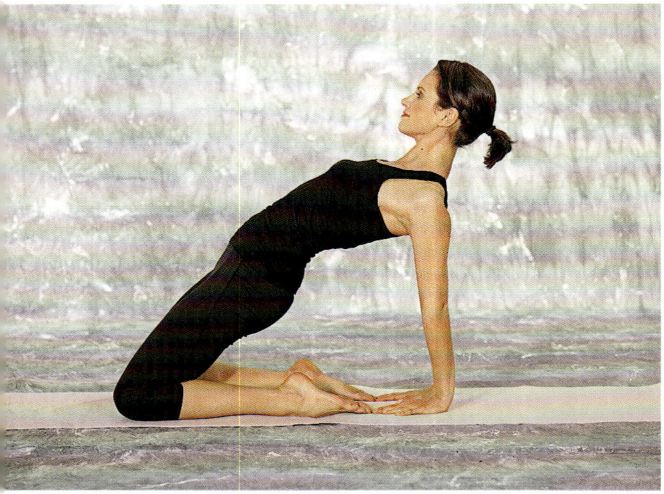

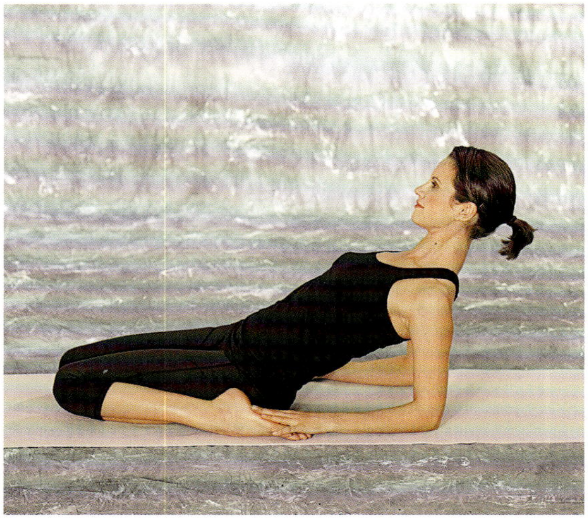

8. DYNAMISCHER HELDENSITZ

{Virasana Variation}

In den Fersensitz kommen. Öffnen Sie Ihre Knie hüftweit und stellen Sie Ihre Hände hinter Ihrem Po am Boden auf, Fingerspitzen zum Körper. Einatmend Becken hochheben, ausatmend absenken. 3 bis 5 dynamische Wiederholungen. Bleiben Sie nach der letzten Runde für 5 bis 8 Atemzüge mit dem Becken oben, ausatmend Po auf den Fersen absetzen, evtl. eine Decke dazwischenlegen. Kommen Sie für einige Atemzüge in die Position des Kindes (S. 157).

Vorsicht: Bei Knieproblemen statt 8. + 9. die Schulterbrücke (S. 44) üben.

Dehnt Ihre Körpervorderseite, stabilisiert die Wirbelsäule, stärkt das Immunsystem

9. LIEGENDE HELDENPOSITION

{Supta Virasana}

Kommen Sie in den Fersensitz, Spann liegt auf der Matte, Fußsohlen zeigen zur Decke. Mit dem Po zwischen die Fersen setzen (ggf. Decke oder Block unter Po). Füße sind dicht neben der Hüfte, Knie möglichst zusammen. Oberschenkel nach innen eindrehen, den Spann in die Matte drücken. Oberkörper gerade nach hinten senken, Hände hinter sich am Boden abstellen oder tiefer auf die Unterarme kommen. Weiten Sie Ihren Brustkorb. Wenn möglich, legen Sie den Rücken komplett am Boden ab, dabei Becken aktivieren und Steißbein vorschieben, um nicht ins Hohlkreuz zu sinken.

Entlastet den unteren Rücken, vor allem nach langem Stehen, zentriert und regeneriert

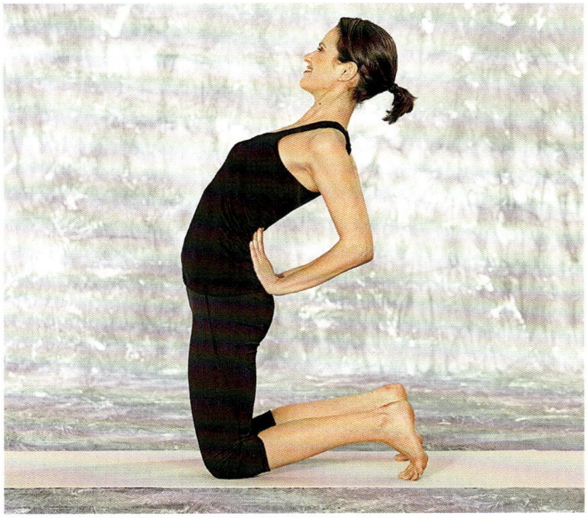

10. KAMEL

{Ustrasana}

Im Fersensitz Knie hüftbreit, Zehen aufstellen. Hände am unteren Rücken auf Höhe des Kreuzbeines aufsetzen, die Finger zeigen zum Boden, Ellenbogen ziehen zueinander und zurück. Einatmend Brustkorb heben, verlängern Sie sich über die Krone des Kopfes. Ausatmend sanft aus der Brustwirbelsäule nach hinten beugen. Becken in einer Linie mit den Knien halten. Blick Richtung Decke, Nacken nicht abknicken lassen, sondern nur sanft zurückbeugen. (Alternativ Kinn zur Brust ziehen.) 5 bis 8 Atemzüge. 3 Wiederholungen, zwischendurch im Fersensitz entspannen.

→ ***Vitalisiert die Wirbelsäule, löst Anspannung, steigert Ihre Energie, stärkt die Abwehrkräfte***

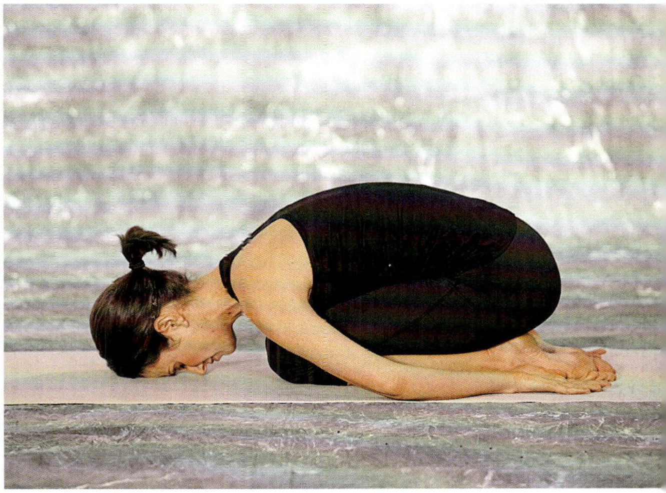

11. POSITION DES KINDES

{Balasana}

Bringen Sie aus dem Fersensitz die Stirn zum Boden und schieben Sie Ihren Po zu den Füßen (Fußspann am Boden). Arme lang neben Ihrem Körper ablegen. Schulterblätter sanft zueinander und Richtung Po ziehen, Becken sinkt zu den Füßen – spüren Sie die Länge im Rücken und atmen Sie direkt dort hinein. 3 bis 5 Min.

+ ***Tipp:*** Kommen Sie danach in Rückenlage, ziehen Sie die Knie zu sich heran und massieren Sie den unteren Rücken.

→ ***Entlastet die Lendenwirbelsäule, schafft Abstand zum Alltag, entspannt Geist und Körper***

ESSEN IN DER IMMUN-PHASE

Viele Inhaltsstoffe haben eine Wirkung auf das Immunsystem. In den Rezepten vereinen sich die zahlreichen Immunstärker. So schmeckt Abwehr besonders gut.

Die Top-Immunstärker:

- Vollkorngetreide
- Joghurt
- Nüsse, Samen
- Vitamin-C-reiches Obst wie Beeren, Sanddorn, Zitrusfrüchte
- Vitamin-Gemüse: Kohl, Paprika, Pilze, Rote Bete
- Omega-3-Fettsäuren-reiche Öle, Honig
- aktivierende Kräuter und Gewürze wie Ingwer, Chili, Kardamom

Die Ernährung unterstützt die Gesunderhaltung. Insbesondere Zink, das in Vollkorngetreide, Milchprodukten, Nüssen und Samen enthalten ist, fördert die Wundheilung und stärkt das Immunsystem.

Vitamin C wirkt antioxidativ gegen freie Radikale. Top-Lieferanten: Paprika, Spinat, Feldsalat, Kohl, Sanddorn, Goji-Beeren, Beerenobst und Zitrusfrüchte.

Auch Vitamin D und Omega-3-Fettsäuren sollen das Immunsystem stärken. Vitamin D ist in Pilzen, Käse, Eiern und Beeren enthalten, jedoch nur in geringen Mengen. Hier ist die Sonne nötig: Durch UV-Strahlung wird Vitamin D in der Haut synthetisiert. Halten wir uns täglich mind. 30 Min. an der frischen Luft auf, können die Speicher gefüllt werden. Die Omega-3-Fettsäuren - reichlich in Nüssen, Leinsamen und pflanzlichen Ölen enthalten - wirken entzündungshemmend und sorgen so für starke Abwehrkräfte.

Ingwer und Honig gelten als natürliche Medizin. Die ätherische Öle im Ingwer wirken entzündungshemmend und antiviral. Honig wirkt zudem antibakteriell und hat antibiotische Wirkung. Bitte nicht erhitzen, das zerstört die Wirkung. Die süßen roten Goji-Beeren liefern Polysaccharide, komplexe Kohlenhydrate, die die Immunabwehr verbessern können.

Besonders wichtig in dieser Phase: Trinken Sie reichlich, damit die Krankheitserreger ausgespült werden und die Schleimhäute angefeuchtet bleiben. Das ist außerdem wichtig, damit das Blut nicht dickflüssig wird, sonst ist der Körper anfälliger für Viren und Bakterien.

No-Go: Verzichten Sie in dieser Phase auf Lebensmittel mit leeren Kalorien, Alkohol und Fast Food.

Los geht's: Schon die Frühstücksvarianten strotzen vor Vitalstoffen. Auch Mittag- und Abendessen sind wahre Vitaminbomben, damit über den Tag verteilt reichlich immunstärkende Inhaltsstoffe aufgenommen werden.

IMMUNKUR-PASTE

Für ca. 100 g Paste:

- 4 getrocknete Tomaten – 1 daumengroßes Stück Ingwer – 1 kleine Chilischote – je ½ TL Kardamom- und Senfsaat – je 1 TL Fenchel- und Koriandersaat – ¼ Bund Blattpetersilie – 1 großer Zweig Thymian – 2 EL Sesamsaat – 1 TL Zucker – 4 EL Olivenöl

Zubereitungszeit ca. 15 Min.

- Tomaten in Wasser einweichen. Ingwer schälen. Chilischote längs halbieren, entkernen, hacken. Gewürze im Mörser zerstoßen.
- Tomaten aus dem Wasser nehmen, klein schneiden. Petersilie und Thymian waschen, trocken schütteln, Thymianblätter abzupfen.
- Alle vorbereiteten Zutaten, Sesam, Zucker und 3 EL Öl mit einem Stabmixer zu einer glatten Paste verarbeiten. Paste in ein Schraubglas füllen und mit dem restlichen Öl auffüllen. So hält es einige Tage im Kühlschrank.

+ ***Tipp:*** Bereiten Sie eine größere Menge zu, dann haben Sie die Immun-Würze immer griffbereit gegen Viren, Bakterien & Co.

→ ***Gewürze, die das Immunsystem pushen***

GRÜNER TEE MIT PEP

Für 2 Personen

- 500 ml Wasser – 2 EL Grüner Tee, lose – 4 Zweige frische Minze – 1 walnussgroßes Stück Ingwer – 1 TL Agavendicksaft – 2 Scheiben Bio-Orange

Zubereitungszeit 5 Min., Ziehzeit 10 Min.

- Wasser in einem Topf erhitzen. Tee in ein Tee-Ei geben, Wasser daraufgießen und ca. 3 Min. ziehen lassen. Tee-Ei herausnehmen.
- Minze waschen. Ingwer schälen, in Scheiben schneiden und auf zwei Holzstäbe stecken. Je einen in ein Glas geben und mit dem Tee aufgießen. Je 1 TL Agavendicksaft und eine Scheibe Orange dazugeben. Weitere 5 Min. ziehen lassen und warm servieren.

+ ***Variante:*** Auch anregend und lecker mit schwarzem Tee oder Kräutertee.

→ ***Wärmt und stärkt die Abwehr von innen***

FRUCHTIGER GUTEN-MORGEN-BREI

Für 2 Personen

– 400 ml Haferdrink oder Mandelmilch – 1 EL Honig – je 50 g zarte Hafer- und Hirseflocken – 1 EL Leinsamen – 150 g frisch Himbeeren – 150 g frische Erdbeeren – 2 EL flüssiger Honig – 1 EL Sanddornsaft – 1 EL Goji-Beeren, getrocknet

Zubereitungszeit ca. 20 Min.

- Haferdrink mit Honig zum Kochen bringen, Hafer-, Hirseflocken und Leinsamen unterrühren und ca. 5 Min. bei kleiner Hitze köcheln lassen. Vom Herd nehmen, ca. 10 Min. quellen lassen.
- Himbeeren vorsichtig waschen, putzen, ggf. klein schneiden.
- Brei warm mit Beeren, Honig, Sanddornsaft und Goji-Beeren servieren.

+ ***Tipp:*** Die vitalstoffreichen Goji-Beeren schmecken auch als Snack zwischendurch lecker und sind super gesund.

+ ***Variante:*** Auch lecker: 100 g Reisflocken, 4 EL Granatapfelkerne, 100 g Ananaswürfel und eine Handvoll blaue Weintrauben.

→ ***Wärmender Start in den Tag***

HIMBEER-SEIDEN-LASSI

Für 2 Personen

– 150 g Himbeeren – 200 g Seidentofu – 100 ml Sojadrink – 2 EL Agavendicksaft – 1 Prise Vanillemark

Zubereitungszeit ca. 10 Min.

- Himbeeren vorsichtig waschen und zusammen mit den übrigen Zutaten in einem Standmixer pürieren.

+ ***Variante:*** Mango, Ananas, Aprikose, Erdbeeren, Heidelbeeren, Pfirsich, Banane … Ihren Ideen sind keine Grenzen gesetzt. Mit 2 EL Haferflocken wird der Lassi ein gut sättigendes Frühstück.

→ ***Fruchtig und voller Vitamine***

AUBERGINEN-TOMATEN-BRUSCHETTA

Für 2 Personen

- 1 kleine Aubergine
- 4 EL Olivenöl
- 1 TL Immunkur-Paste
- Meersalz
- Pfeffer, frisch gemahlen
- 2 Tomaten
- 1 Bund Basilikum
- 6 Scheiben Vollkorn-Ciabatta
- 1 EL Aceto balsamico
- ½ Bund Rucola
- 40 g Ziegenfrischkäse

Zubereitungszeit ca. 20 Min.

- Aubergine waschen, putzen, klein würfeln. 2 EL Öl in einer Pfanne erhitzen und Auberginenwürfel und die Gewürzpaste darin ca. 5 – 8 Min. andünsten. Mit Salz und Pfeffer würzen.
- Tomaten waschen, putzen und in Würfel schneiden. Basilikum waschen, trocken schütteln und hacken. Abgekühlte Aubergine mit Tomaten und Basilikum vermischen. 1 EL Öl und Balsamicoessig vermengen und mit Salz und Pfeffer abschmecken.
- Brotscheiben mit dem restlichen Öl bepinseln und im Ofen ca. 5 Min. knusprig backen.
- Rucola waschen, trocken schütteln und grob schneiden.
- Wenn die Brote fertig sind, je drei auf einen Teller legen. Auberginen-Tomaten auf die Brote geben, je 1 TL Ziegenfrischkäse auf die Auberginen-Tomaten geben und anschließend mit Rucola bestreuen. Am Ende noch etwas Salz und Pfeffer drüberstreuen.

+ ***Variante:*** Eine tolle Variante ist, die Bruschetta mit einem Zucchino, 200 g Pilzen oder 1 Knolle Fenchel zuzubereiten. Statt Ziegenfrischkäse können Sie 1 Mozzarellakugel in 6 Scheiben schneiden und die Bruschetta damit belegen. Diese Kombination enthält Vitamin C und D, der Fenchel wirkt zudem beruhigend auf den Magen-Darm-Trakt.

→ ***Genuss mit der Extraportion Antioxidantien***

PAPRIKA-NUSS-AUFSTRICH

Für 2 Personen

- 1 rote Paprikaschote
- 30 g Nüsse
- ½ Bund Blattpetersilie
- Meersalz
- Pfeffer, frisch gemahlen
- 1 Prise Cayennepfeffer

Zubereitungszeit ca. 10 Min.

- Paprika mit einem Sparschäler schälen, putzen, würfeln. Nüsse anrösten, grob hacken. Petersilie waschen, trocken schütteln, klein schneiden.
- Paprika, Nüsse und Petersilie mit einem Stabmixer zu einer Paste pürieren. Mit den Gewürzen abschmecken.

(+) ***Variante:*** Feiner und cremiger wird der Aufstrich mit Cashewkernen und 1 EL Frischkäse. Der Aufstrich passt gut auf Vollkornbrot, Knäckebrot, Toast oder einfach zum Dippen.

(→) ***Immun-Kick auf's Brot***

GEMÜSESTIFTE MIT KRÄUTER-CASHEW-DIP

Für 2 Portionen

- 30 g Cashewkerne
- je ½ Bund Petersilie und Koriander
- 1 daumengroßes Stück Ingwer
- 300 g Gemüse (Karotten, Selleriestange, Paprika, Rettich, Gurke)
- 2 EL Naturjoghurt
- 1 TL Limettensaft
- 1 EL Sesamsaat
- Meersalz
- Pfeffer, frischgemahlen
- 1 Prise Kurkumapulver und Cayennepfeffer

Zubereitungszeit ca. 10 Min., Einweichzeit ca. 30 Min.

- Cashewkerne in der gleichen Menge Wasser 30 Min. einweichen. Kräuter waschen, trocken schütteln, Blätter abzupfen. Ingwer schälen und fein hacken.
- Inzwischen Gemüse waschen, putzen und in Stifte schneiden.
- Cashewkerne mit dem Wasser, Joghurt, Kräutern, Limettensaft, Sesamsaat und Ingwer mit einem Stabmixer pürieren. Mit Salz, Pfeffer, Kurkuma und Cayennepfeffer würzen.
- Gemüsestifte mit dem Dip servieren.

(+) ***Variante:*** Statt mit Joghurt schmeckt der Dip auch mit Seidentofu oder Quark.

(→) ***Vitalisierender Snack mit Mineralstoffen***

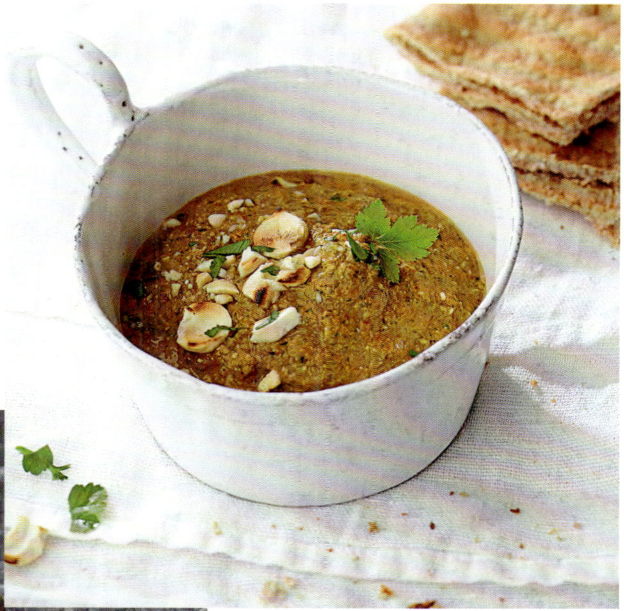

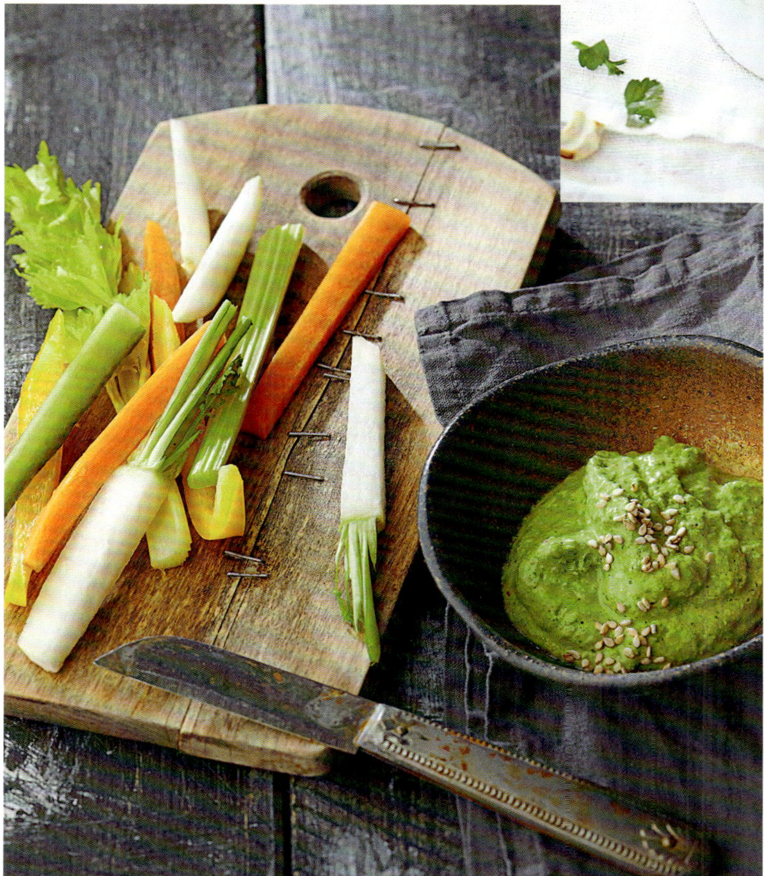

POWER-SALAT MIT GEGRILLTEM HALLOUMI

Für 2 Personen

- ½ Spitzkohl (300 g)
- 1 Handvoll Babyspinat
- 1 walnussgroßes Stück Ingwer
- 1 Bio-Orange
- 2 EL Olivenöl
- 1 TL Senf
- 1 EL Sanddornsaft
- Meersalz
- Pfeffer, frisch gemahlen
- 1 Prise Kurkumapulver
- 200 g Halloumi-Käse
- 20 g Pinienkerne

Zubereitungszeit ca. 35 Min.

- Kohl und Spinat waschen, putzen. Kohl halbieren, Strunk entfernen, Kohl in feine Streifen schneiden.
- Ingwer schälen, fein hacken. Orange heiß abspülen, Schale abreiben, Saft auspressen. Ingwer, Orangenschale und -saft mit 2 EL Öl, Senf und Sanddornsaft vermischen, mit Salz und Pfeffer würzen. Dressing mit Kohl und Spinat gut vermengen. Etwa 10 Min. ziehen lassen.
- Halloumi-Käse in 4 Scheiben schneiden und in einer Grillpfanne goldbraun braten. Pinienkerne trocken anrösten. Halloumi zum Salat servieren, mit den Pinienkernen bestreuen.

→ ***Vitamin-Spritze in einer Schüssel***

RAFFINIERTER DINKEL-APFEL-SALAT

Für 2 Personen

- 150 g Zart-Dinkel
- 2 Karotten
- 1 Bund Rucola
- 1 Zweig Thymian
- 1 Apfel
- 4 EL Olivenöl
- 1 EL Zitronensaft
- 2 EL Apfelsaft
- 1 EL Honig
- Meersalz
- Pfeffer, frisch gemahlen
- 1 Aubergine
- 1 TL Zucker
- 3 EL Mandelhobel
- 100 g Naturjoghurt

Zubereitungszeit ca. 25 Min.

- Dinkel in Salzwasser ca. 15–20 Min. weich garen, abkühlen.
- Karotten schälen, waschen, grob raspeln. Rucola und Thymian waschen, trocken schütteln, grob hacken bzw. Thymianblätter abzupfen. Apfel putzen, würfeln.
- Zitronen- und Apfelsaft, 2 EL Öl, Honig und Thymian vermischen, salzen und pfeffern. Dressing mit Salatzutaten vermengen.
- Inzwischen Aubergine waschen, putzen, klein würfeln. Restliches Öl in einer Pfanne erhitzen, Aubergine ca. 10 Min. braten. Zucker und Mandeln ca. 5 Min. karamellisieren. Mit Salz, Pfeffer würzen, zum Salat mit Joghurt servieren.

→ ***Stärkung von innen***

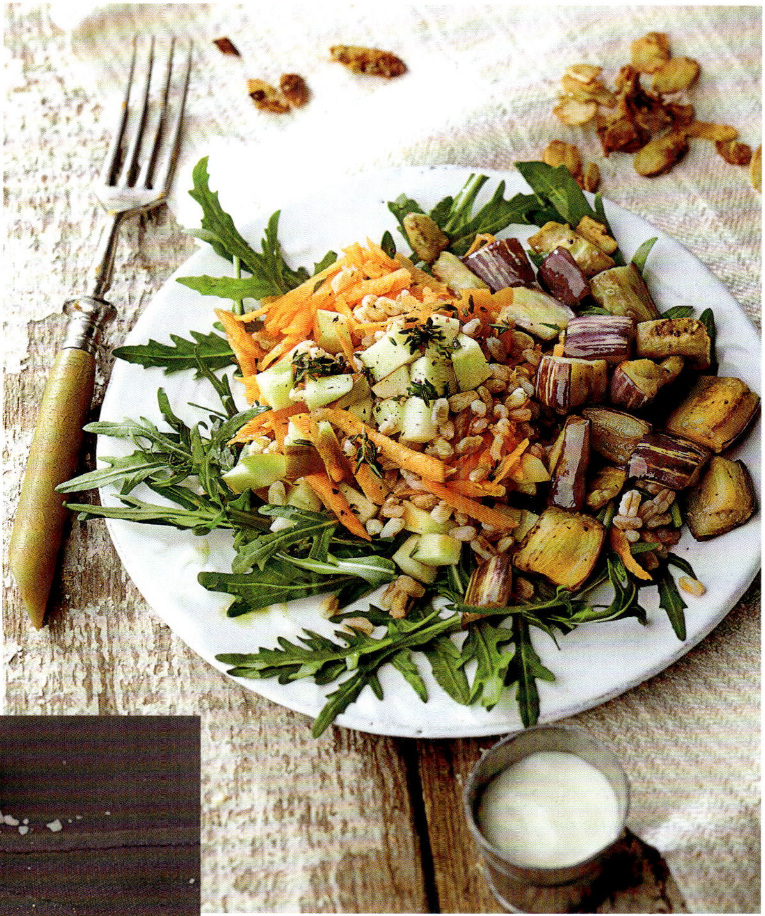

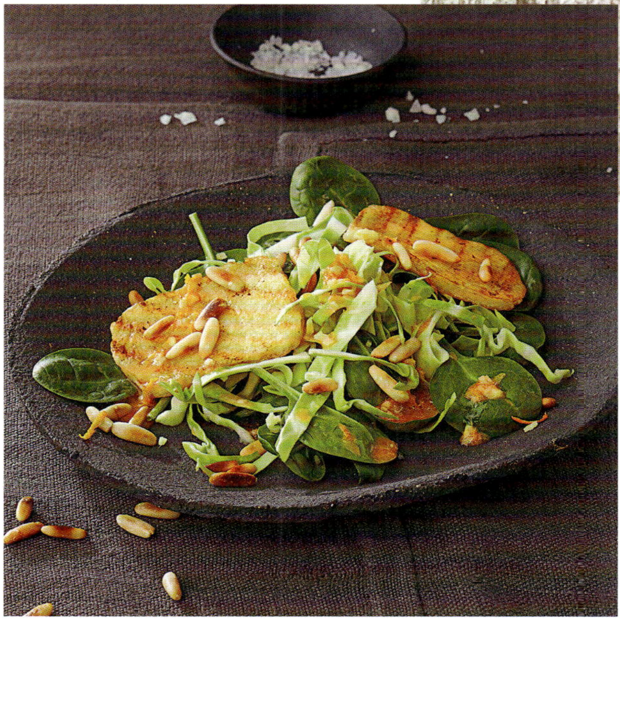

WINTERLICHER VITAL-SALAT MIT GEBACKENEN PIMENT-SÜẞKARTOFFELN

Für 2 Personen

- 2 Süßkartoffeln
- 1 mittelgroße Karotte
- 5 Pimentkörner
- 1 EL Sesamsaat
- Meersalz
- Pfeffer, frisch gemahlen
- 2 EL Sesamöl
- 200 g Fetakäse
- 3 EL Olivenöl
- 1 Prise Thymian, getrocknet
- 100 g Feldsalat
- 1 Bio-Orange
- ¼ Bund Blattpetersilie
- 2 EL Pistazienkerne
- 1 EL Zitronensaft
- 1 TL Honig
- 1 Prise Kurkumapulver

Zubereitungszeit ca. 30 Min.

- Backofen auf 200° C (Umluft 180° C) vorheizen.
- Süßkartoffeln und Karotte schälen. Karotte grob raspeln, beiseite stellen. Kartoffeln längs halbieren, in Scheiben schneiden, in eine Auflaufform geben. Pimentkörner im Mörser zerstoßen. Kartoffeln mit Piment und Sesam bestreuen, mit Salz und Pfeffer würzen, mit Sesamöl beträufeln. Alles miteinander vermengen. Feta halbieren, in eine weitere Auflaufform geben, mit 1 TL Öl beträufeln, mit Pfeffer und Thymian würzen. Beides im Ofen (Mitte) für 20 Min. backen.
- Feldsalat gut waschen, putzen. Orangenschale und weiße Häutchen wegschneiden. Orangenfilets herausschneiden, Saft auffangen. Petersilie waschen, trocken schütteln, hacken. Pistazienkerne grob hacken, mit Petersilie, Orangen- und Zitronensaft, Honig und dem restlichen Öl vermischen. Mit Salz, Pfeffer und Kurkuma würzen.
- Feldsalat auf zwei Teller verteilen. Möhrenraspel und Orangenfilets darüber verteilen. Süßkartoffeln und Feta aus dem Ofen nehmen, auf den Salat geben. Mit der Vinaigrette beträufelt servieren.

→ ***Vitamine-Bombe für kalte Tage***

CREMIGER GEMÜSEEINTOPF

Für 2 Personen

- 2 mittelgroße Kartoffeln
- 2 Karotten
- 1 Knolle Rote Bete
- 1 kleine Stange Lauch
- 1 EL Ghee
- 1 EL Immunkur-Paste
- 700 ml Gemüsebrühe
- 3 EL Mandelmus
- Meersalz
- Pfeffer, frisch gemahlen
- 2 TL Sesamsaat

Zubereitungszeit ca. 25 Min.

- Kartoffeln, Karotten und Rote Bete schälen und in Würfel schneiden. Lauch waschen, putzen und in Scheiben schneiden.
- Ghee in einem Topf erhitzen, Paste und Gemüse zugeben und kurz andünsten. Gemüsebrühe zugeben und zugedeckt ca. 15–20 Min. bei mittlerer Hitze garen.
- Anschließend Mandelmus zugeben und mit einem Pürierstab ganz kurz grob pürieren, mit Salz und Pfeffer abschmecken.
- Eintopf in zwei Suppenschüsseln geben und mit je 1 TL Sesam bestreut servieren.

+ ***Variante:*** Brokkoli, Blumenkohl, Weißkohl, Kohlrabi und Sellerie passen mit dem reichlich enthaltenen Vitamin C ebenfalls wunderbar in diesen Eintopf. Möchten Sie noch eine Eiweißeinlage, können Sie 100 g gekochte Kichererbsen, gegarte Beluga-Linsen oder 50 g Feta-Käse-Würfel in den Eintopf geben.

→ ***Immunstärke zum Löffeln***

LINSEN-NUSS-BRATLINGE MIT STAMPF

Für 2 Personen

- 200 g mehligkochende Kartoffeln
- 200 g Pastinaken
- Meersalz
- 100 g rote Linsen
- ½ Bund Blattpetersilie
- 30 g Nüsse
- 1 Bio-Ei
- 4 EL Haferflocken
- 1 EL Sesamsaat
- Pfeffer, frisch gemahlen
- 1 Schalotte
- 4 EL Olivenöl
- ½ TL Immunkur-Paste
- 200 ml Kokosmilch
- 1 TL Limettensaft
- 1 Prise Kurkumapulver
- 1 EL Ghee
- 1 Prise Muskat, gemahlen

Zubereitungszeit ca. 45 Min

- Kartoffeln und Pastinaken schälen, waschen, in Stücke schneiden. In reichlich Salzwasser ca. 15 – 20 Min. weich garen. Linsen in der doppelten Menge Wasser ca. 15 Min garen. Abkühlen lassen.
- Petersilie waschen, trocken schütteln, hacken. Nüsse grob hacken. Linsen mit Petersilie, Nüssen, Ei, Haferflocken und Sesamsaat vermischen, bis die Masse formbar ist. Mit Salz, Pfeffer und den Gewürzen abschmecken.
- Schalotte abziehen, fein hacken. 1 EL Öl in einem Topf erhitzen, Schalotte und Gewürzpaste zugeben, andünsten. Unter Rühren Kokosmilch zugießen, immer weiter rühren. Soße aufkochen lassen, glatt rühren, mit Limettensaft, Salz, Pfeffer und Kurkuma abschmecken. Wenn die Kartoffeln und Pastinaken weich sind, abgießen, Ghee dazugeben und mit einem Stampfer zerdrücken. Stampf mit Salz, Pfeffer und Muskat würzen.
- Restliches Öl in einer Pfanne erhitzen, Linsenmasse zu Bratlingen formen, in der Pfanne beidseitig anbraten. Bratlinge mit Stampf und Soße servieren.

(+) ***Variante:*** Bratlinge statt mit Linsen mit der gleichen Menge Hirse, Quinoa oder gegarten Kichererbsen zubereiten, diese sind ebenfalls reich an Eisen und Ballaststoffen.

(→) ***Ballaststoffe sorgen für eine gute Verdauung***

MARINIERTER OBSTSALAT MIT JOGHURT-LEINSAMEN-TOPPING

Für 2 Personen

- 2 Bio-Orangen
- 100 g Beeren
- 1 kleine Mango
- 2 EL Goji-Beeren, getrocknet
- 1 EL Sanddornsaft
- 1 EL Agavendicksaft
- 1 Prise Vanillepulver
- 100 g Joghurt
- 2 EL Leinsamen, geschrotet

Zubereitungszeit ca. 15 Min.

- Orangen waschen, schälen und in Würfel schneiden. Beeren vorsichtig waschen und putzen, ggf. klein schneiden. Mango schälen, Fruchtfleisch vom Kern schneiden und würfeln.
- In einer mittelgroßen Schüssel Sanddornsaft mit Agavendicksaft und Vanillepulver vermischen, Obst und Goji-Beeren zugeben und alles miteinander vermengen. Joghurt mit den Leinsamen vermischen und auf dem Salat servieren.

+ ***Variante:*** Der Salat ist auch eine Leckerei mit frischer Ananas, Granatapfelkernen, Äpfeln, Birne oder Pfirsichen für mehr Vitamin-Power. Probieren Sie statt Leinsamen doch mal Chia-Samen. Die kleinen Samen enthalten viel Eisen, Kalzium und Omega-3-Fettsäuren, was Entzündungen entgegenwirken kann.

→ ***Erfrischend lecker und verdauungsregulierend***

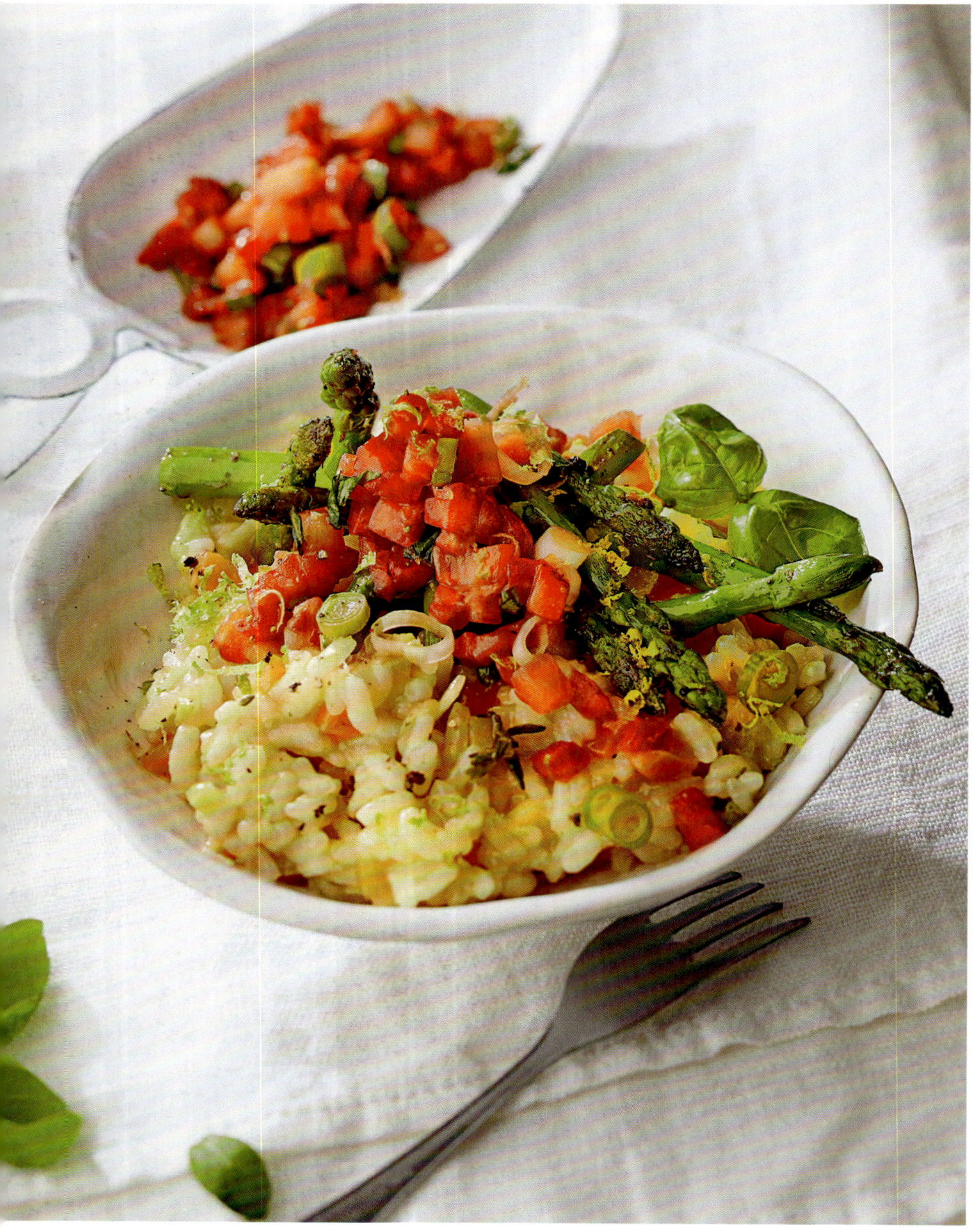

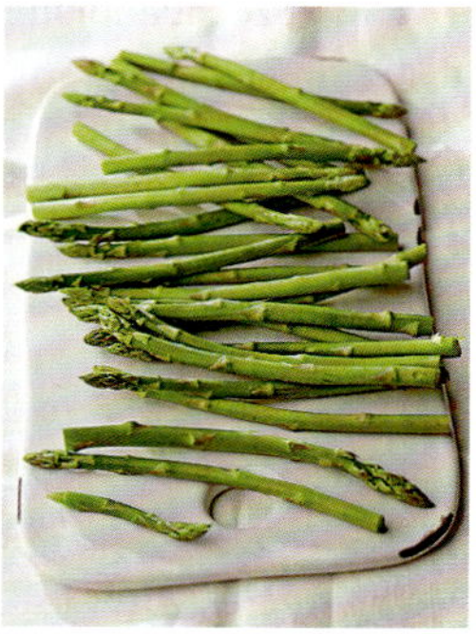

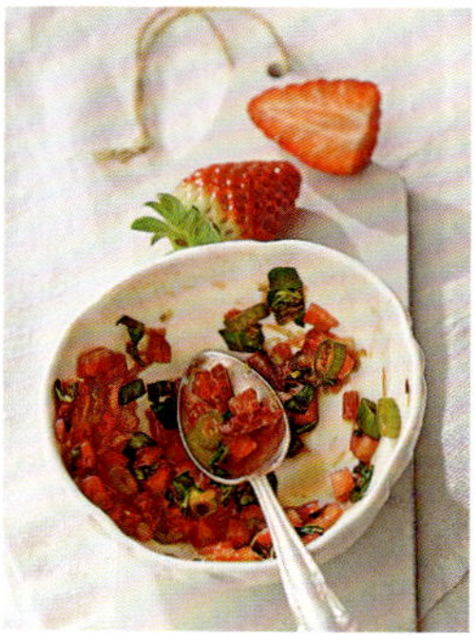

LIMETTENRISOTTO MIT ERDBEER-KRÄUTER-SALSA

Für 2 Personen

- 1 Schalotte
- 1 daumengroßes Stück Ingwer
- 2 Karotten
- 1 Zweig Thymian
- 1 Bio-Limette
- 4 EL Olivenöl
- 150 g Risotto-Reis
- 400 ml Gemüsebrühe
- Meersalz
- Pfeffer, frisch gemahlen
- 1 Bund grüner Spargel
- je ¼ TL Szechuanpfeffer und Kardamomsamen
- 200 g Erdbeeren
- 2 Zweige Basilikum
- 2 Frühlingszwiebeln
- 1 TL Zitronensaft
- 1 TL Sanddornsaft
- 1 TL Honig
- 1 Prise Cayennepfeffer

Zubereitungszeit ca. 45 Min.

- Schalotte, Ingwer, Karotten abziehen bzw. schälen, würfeln. Thymian waschen, trocken schütteln, Blätter abzupfen. Limette heiß abspülen, Schale abraspeln, Saft auspressen.
- 1 EL Öl in einem Topf erhitzen, Zwiebel, Karotten, Thymian ca. 2 Min. andünsten Reis zugeben, 1 Min. unter Rühren dünsten. Mit Limettensaft ablöschen, vollständig einkochen lassen. Nach und nach immer nur so viel Brühe angießen (insg. 400 ml), bis der Reis bedeckt ist, unter Rühren einkochen lassen. Reis bei kleiner Flamme 15 – 20 Min. quellen lassen. Salzen und pfeffern.
- Inzwischen Spargel waschen, ggf. schälen, Enden abschneiden. Spargel in Stücke schneiden. Szechuanpfeffer und Kardamom im Mörser zerstoßen. 1 EL Öl erhitzen, Gewürze anrösten, Spargel zugeben, ca. 5 – 7 Min. dünsten. Salzen und pfeffern.
- Erdbeeren waschen und würfeln. Basilikum waschen, trocken schütteln, grob hacken. Frühlingszwiebeln waschen, in Ringe schneiden. Alles mit restlichem Öl, Honig, Limettenschale, Zitronen- und Sanddornsaft vermischen, mit Salz, Pfeffer und Cayennepfeffer würzen.
- Risotto auf zwei Teller verteilen, Spargel daraufgeben, mit Erdbeer-Salsa beträufelt servieren.

→ ***Erfrischend und vitalisierend***

YOGA

Ausgleichen von Gegensätzen

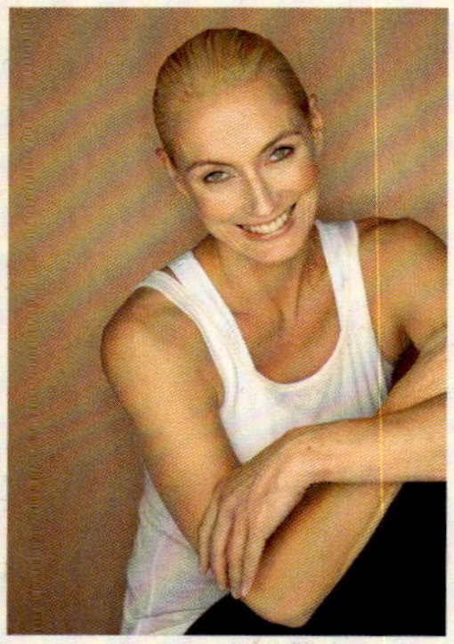

«Ich versuche für das Ausgewogene zu stehen: genussvoll und bewusst zu essen.»

Was ist Yoga für dich?

Yoga ist für mich das Ausgleichen von Gegensätzen. Yoga hilft mir immer wieder aufs Neue, zurück in meine Mitte zu finden – das bedeutet meinen Kopf frei zu kriegen, Verspannungen aufzulösen, mich in meinem Körper wieder heimisch zu fühlen. Wenn ich mich aufgeräumt und wach fühle, bin ich auch in der Lage über den Tellerrand zu schauen. Mit einem immer wieder neu gewonnenen Stück Abstand zum Alltag, erkenne ich wieder mehr, was wirklich wichtig ist und verstricke mich weniger in irgendwelchen Gedanken oder Emotionen. Nachdem ich Yoga praktiziert habe, fühle ich mich frei, voller neuem Tatendrang und von einer größeren Kraft getragen. Um mich bestmöglich zuhause, im Beruf und in der Welt einbringen zu können, empfinde ich es als hilfreich, bei mir zu sein und die Dinge bewusst anzugehen. Yoga unterstützt mich dabei. Yoga bedeutet für mich, eine bewusste tiefe Verbindung zu allem, was mir begegnet, und zu mir selbst zu schaffen – ein inniges Miteinander.

Wie sieht eine ausgewogene Ernährung für dich aus?

Saisonal, Bioqualität, viel Gemüse – und sich Zeit nehmen zum Essen. Das habe ich durch Yoga wirklich gelernt: Das Leben findet nicht nur auf der Überholspur statt. Früher dachte ich immer, dass Essen eher hinderlich ist, das lief so nebenbei und war eher Mittel zum Zweck. Inzwischen hat Essen für mich etwas von einem Ritual. Alleine dieses Sitzen und Schmecken, dabei aus dem Fenster schauen. Das ist etwas Meditatives, Gutes – eine Auszeit. Essen bedeutet im größeren Sinne auch sich „nähren". Das empfinde ich als sehr positiv.

Genau wie Yoga nicht nur körperlich gut tut, geht es auch beim Essen um mehr als nur den Magen zu füllen. Essen ist immer auch Lebenskultur. In dieser sich immer schneller drehenden Welt empfinde ich es enorm wichtig sich um eine gute Essenskultur zu bemühen. Man verpasst etwas, wenn man Cappuccino nur „to go" trinkt – auch wenn der Kaffee fair trade und die Milch aus Soja ist.

Wie ernährst du dich?

Ich esse fast durchweg Bio und das, was mir Energie gibt, wie viel Obst und Gemüse, aber auch mal Fleisch, und eher wenig Nudeln und Co., da ich ein ganz schön hohes Pensum habe: Spirit Yoga, das Unterrichten, die Kinder… Und Ich gönne mir auch kleine genussvolle Extras: Erdbeertorte am Wochenende oder mal ein Glas Wein – alles in Maßen und ausgewogen. Wenn ich das täglich

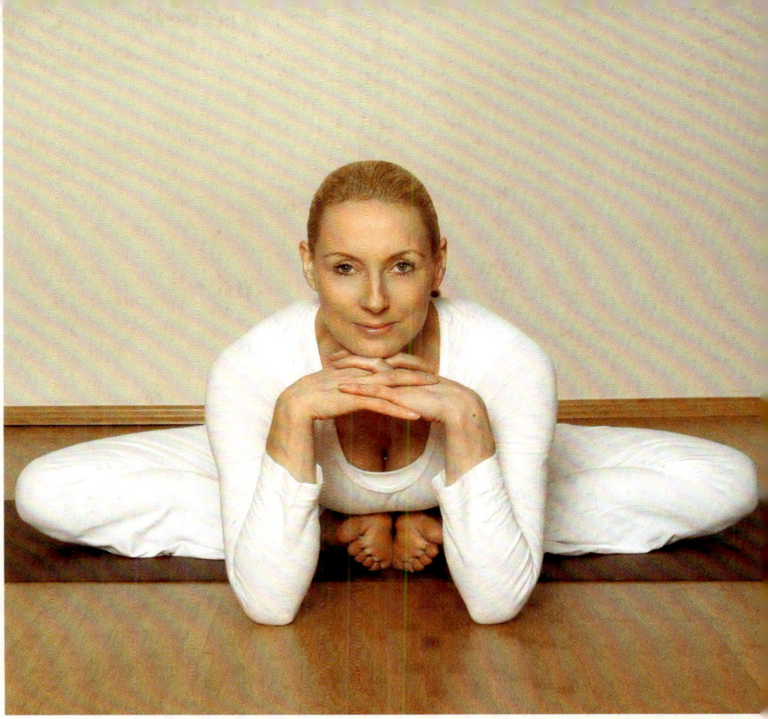

mache, raubt es mir die Energie. Als Yogalehrerin finde ich es oft schwer, überhaupt Zeit zum Essen zu finden. Vorm Unterrichten geht nicht wirklich und danach auch nicht, da ich abends oft zwei Stunden hintereinander unterrichte. Mit vollem Magen Yoga zu praktizieren ist kontra-produktiv. Da kämpft man unnötig gegen den verdauenden Körper an und schlecht wird einem dabei auch.

Abends nicht zu spät zu essen, das bekommt mir am besten. Doch passiert es manchmal, dass ich mir mit meinem Partner zuhause nachts um elf noch Nudeln koche. Ich versuche, das die Ausnahme sein zu lassen.

Was verbindet für dich Yoga und Ernährung?

Was mir negativ auffällt, ist, dass es viele Ess-Kontrollfreaks gibt, die sich von Yoga angezogen fühlen und die Verhaltensregeln des Yoga überziehen, um ihre Essstörungen darüber zu rechtfertigen und sich noch mehr zu kasteien. Ich versuche für das Ausgewogene zu stehen: genussvoll und bewusst zu essen. Sich nicht durch Essensverbote aus der Gesellschaft rauszuziehen, sondern die Ernährung so alltagstauglich wie möglich zu gestalten.

Yoga hat ja auch unterschiedliche Ausprägungen. Ich bin dafür, dass Yoga eine europäische Übersetzung braucht, man sich gar nicht mehr so stark daran orientieren muss, wie es ursprünglich mal war.

Genauso wie wir im Yoga-Unterricht die neuesten Erkenntnisse miteinbeziehen, sollten wir es bei der Ernährung tun und gleichzeitig gucken, was individuell wirklich gut für uns ist. Ich glaube, Maßhalten, es in allem nicht zu übertreiben, ist immer gut – beim Essen wie beim Üben. Das bedeutet nicht, dass man sich sehr einschränkt und das Leben jetzt langweilig ist, ganz im Gegenteil: Es sind darin viele Farben enthalten, auch der Genuss. Im Überfluss verliert der sich wieder.

Also mehr aufs Bauchgefühl hören?

Wenn man nur aus dem Bauch heraus lebt, bleibt alles wie es ist, man lebt unbewusst. Ich glaube schon, dass der Körper die erste Hülle* ist: Wir sind, was wir essen, aber eben nicht nur. Der gesamte Lebenswandel muss angeguckt werden. Wenn man lernt, seine eigenen Grenzen zu erkennen, sich Pausen und Muße gönnt und gleichzeitig aktiv ist, wirkt sich das aufs gesamte Leben aus. Entscheidend ist, eine Regelmäßigkeit in die Dinge zu bringen. Das passiert durch Yoga: Man lebt bewusster, die Dinge verändern sich – so war es jedenfalls bei mir.

---

* Laut der yogischen Philosophie bestehen wir aus fünf Hüllen, den „Koshas“, wovon die erste „Annamaya Kosha“ die körperliche Ebene darstellt. Anmerkung der Redaktion

Patricia Thielemann ist die Gründerin von Spirit Yoga, Berlin und arbeitet als Pionierin konsequent an ihrem aufgeklärten und strukturierten Yogastil. Damit prägt sie entscheidend die Identität des modernen Yoga im deutschsprachigen Raum.

HAPPY-FLOW

SILENT-FLOW

ANTI-STRESS-FLOW

DETOX-FLOW

FIT-FLOW

Rezepte für ...

... Energie & Power

... Entspannung & Gelassenheit

... die Stress-Ade-Phase

... die Detox-Phase

... ein starkes Immunsystem

Rezepte alphabetisch

Bibliografische Information der Deutschen Nationalbibliothek
Die Deutsche Nationalbibliothek verzeichnet diese Publikation in der Deutschen Nationalbibliografie; detaillierte bibliografische Daten sind im Internet über http://dnb.d-nb.de abrufbar.

Programmplanung: Sibylle Duelli

Redaktion: Stefanie Gerhards, München
Bildredaktion: Christoph Frick

Umschlaggestaltung und Layout:
Sandra Gramisci, München

Bildnachweis:
Umschlagfoto: Offset

Fotos im Innenteil: Johannes Némecky: S. 2; Getty Images/Stone Sub: S. 30/31, 58/59, 88/89, 116/117, 144/145; Fotolia, Hintergrundbilder: S. 6, 32, 60, 90, 118, 146; Nela König photodesign, Berlin: S. 172; Melissa Hostetler: S. 173

Meike Bergmann, Berlin: alle Rezeptbilder;
Holger Münch, Stuttgart: alle Übungsbilder

Foodstylistin: Caroline Franke, Berlin

1. Auflage

Printed in Germany

Repro: Repro Ludwig, Zell am See
Satz: L42 Media Solutions, Berlin.
gesetzt in: Adobe Indesign CS6
Druck: aprinta druck GmbH, Wemding

Gedruckt auf chlorfrei gebleichtem Papier

ISBN 978-3-8304-8128-7 2 3 4 5 6

Auch erhältlich als E-Book:
eISBN (PDF) 978-3-8304-8129-4
eISBN (ePub) 978-3-8304-8130-0

Wichtiger Hinweis

Wie jede Wissenschaft ist die Medizin ständigen Entwicklungen unterworfen. Forschung und klinische Erfahrung erweitern unsere Erkenntnisse. Ganz besonders gilt das für die Behandlung und die medikamentöse Therapie. Bei allen in diesem Werk erwähnten Dosierungen oder Applikationen, bei Rezepten und Übungsanleitungen, bei Empfehlungen und Tipps dürfen Sie darauf vertrauen: Autoren, Herausgeber und Verlag haben große Sorgfalt darauf verwandt, dass diese Angaben dem Wissensstand bei Fertigstellung des Werkes entsprechen. Rezepte werden gekocht und ausprobiert. Übungen und Übungsreihen haben sich in der Praxis erfolgreich bewährt. Eine Garantie kann jedoch nicht übernommen werden. Eine Haftung des Autors, des Verlags oder seiner Beauftragten für Personen-, Sach- oder Vermögensschäden ist ausgeschlossen.

Geschützte Warennamen (Warenzeichen) werden nicht besonders kenntlich gemacht. Aus dem Fehlen eines solchen Hinweises kann also nicht geschlossen werden, dass es sich um einen freien Warennamen handelt.

SERVICE

Liebe Leserin, lieber Leser,
hat Ihnen dieses Buch weitergeholfen? Für Anregungen, Kritik, aber auch für Lob sind wir offen. So können wir in Zukunft noch besser auf Ihre Wünsche eingehen. Schreiben Sie uns, denn Ihre Meinung zählt!

Ihr TRIAS Verlag
E-Mail Leserservice: kundenservice@trias-verlag.de
Lektorat TRIAS Verlag, Postfach 30 05 04, 70445 Stuttgart, Fax: 0711 - 8931 - 748